中医运气学解秘

田合禄　田　蔚　著

中国科学技术出版社
·北　京·

图书在版编目（CIP）数据

中医运气学解秘 / 田合禄，田蔚著 . —北京：中国科学技术出版社，2022.1
（2024.4 重印）

ISBN 978-7-5046-9105-7

Ⅰ . ①中… Ⅱ . ①田… ②田… Ⅲ . ①运气（中医）Ⅳ . ① R226

中国版本图书馆 CIP 数据核字 (2021) 第 136071 号

策划编辑	韩　翔　于　雷
责任编辑	方金林
文字编辑	秦萍萍
装帧设计	佳木水轩
责任印制	李晓霖

出　　版	中国科学技术出版社
发　　行	中国科学技术出版社有限公司发行部
地　　址	北京市海淀区中关村南大街 16 号
邮　　编	100081
发行电话	010-62173865
传　　真	010-62179148
网　　址	http://www.cspbooks.com.cn

开　　本	710mm×1000mm　1/16
字　　数	453 千字
印　　张	24.5
版　　次	2022 年 1 月第 1 版
印　　次	2024 年 4 月第 2 次印刷
印　　刷	北京顶佳世纪印刷有限公司
书　　号	ISBN 978-7-5046-9105-7/R·2739
定　　价	49.00 元

内容提要

　　《运气易览》有云："运气者，以十干合，而为木火土金水之五运；以十二支对，而为风寒暑湿燥火之六气。"五运六气在中医整体观念的指导下，以阴阳五行学说为基础，以天干地支等符号作为演绎工具，推论气候变化规律及其对人体健康和疾病的影响。人与自然界是一个动态变化的整体，运气运行所形成的正常气候是人类赖以生存的必备条件。人体各组织器官的生命活动，一刻也不能脱离自然条件，只有顺从自然的变化，及时地做出适应性调节，才能保持健康。

　　运气学涉及天文、地理、历法、医学等多方面的知识，在中医学中占有比较重要的地位。本书共 12 章，从六十甲子历、客主加临、标本中气等多方面进行介绍，同时将天文历法、气化规律及定数等概括于甲子系统中，以解释五运六气对子午流注与灵龟八法的指导作用，以及具体阐述运气学说的内涵及应用价值。全文引经据典，深入浅出，适合广大医易爱好者及中医学者参考阅读。

前　言

天人相应观是《黄帝内经》（以下简称《内经》）的立论基础，《内经》的全部内容都是围绕这一观点进行阐述的。天人相应模式不仅是《内经》的模式，也是整个中医学及未来医学发展的模式，更是中国传统文化的模式。天人相应模式整体系统以天为核心，天之规律显现于天象，反映于历法，所以研究《内经》的理论基础应是天文历法，特别是日月五星运动的天象和六十甲子历。天纲图就是人们所传称的《五气经天图》，我把它解读为日月五星视运动天象图。《内经》生命科学基础理论建立在天文历法自然科学基础之上，《内经》这一整套研究中医的科学方法在理论上自成体系，推理步骤清晰明确，即使用今天的学术标准来衡量，也经得起考验，同样满足今天对一般理论所要求的学术规范。我们阅读《内经》之后，可以很清楚地知道五运六气的推算是怎么来的，这种结果的获得是可以重复的，并不因人而异，谁都可以用五运六气的推算方法，得出相同的结论。正是因为五运六气在理论上的这种明确性，使得后人可以很容易地理解掌握并继承它。由此可知，《内经》的天人相应观是一种体系化的对自然界的认识，目的是探索自然及其对生物的影响，反映了近代科学的重要特点。因此我们说，《内经》医学理论是科学的，中医是科学的。

《内经》的立论基础是天人相应观，天人相应观的核心是天文历法，致使反映《内经》基础理论的五运六气学说成了人们绝少知道的难题。这是因为在中国古代，天文历法是王权的象征，天文历法是通天之学，"掌握通天手段是获取统治权的必要条件，而天学是各种通天手段中最直接、最重要的，所以企图夺取统治权的人必须先设法掌握通天手段以便享有天命，之后方能确立其王权"。一般人是禁止学习天文历法的，学习天文历法的人会招来杀身之祸。由于统治者对天文历法的禁锢，使得《黄帝内经·素问》运气七篇被禁锢不传，直到唐代才被王冰发现并补入，所以以天文历法为立论基础的五运六气学说成了绝学，知者甚少。如今开放的天文历法自然科学知识，人人可以学之，我们应让五运六气学说重放光彩，为人类服务。五运六气学源于天体运动规律，有着深远的天文背景，明白天体运动规律，就能掌握五运六气学的规律。有人称五运六气学是天文医学，我认为这只是其中一方面，因为五运六气理论是灾害学的基本理论，运气推算与灾害年有惊人的吻合率，运气的异常变化与灾害的产生机制暗合，运气学说不只是医学的理论，也对农业、畜牧业、工业、渔业、林业、运输业、航空业等有重大的影响，即对整个国民经济有重大影响，应该说五运六气学是一种天文经济学，与国民经济有重大的利害关系。

　　本书不仅是《医易启悟》的姊妹篇，也是对《周易》灾害学的最好注解。

滑县田合禄
于龙城桃园书屋

目　录

第1章　学习五运六气学说的关键

学习五运六气学说的关键是什么？即《素问·六节藏象论》所说的"正天之度，气之数也"。因为"天度者，所以制日月之行也。气数者，所以纪化生之用也"。天度，指周天的度数。日月是天象，日月的运行规律由天度测之，天度又是制定历法的依据。反过来说，就是由历法可以推算出天度、掌握天象。所以对于医家来说，精熟历法是必要的。由历法可以推知天象规律，可以掌握气位的划分。化生，指万物的化化，是物候。物有生物和非生物，物候包括生物的生理及病理变化。气数，气指气化，数是规律、定数，气数指万物的气化规律和定数。欲知气化规律，首先要知气位划分；欲知气位划分，又要先知道历法。因为历法依天度制定，是气位划分的依据，其中包括天气、地气及人气的划分。由此可知，掌握历法、气化规律及定数，是学习五运六气的关键。

太虚寥廓，肇基化元，万物资始，五运终天，布气真灵，总统坤元，九星悬朗，七曜周旋，曰阴曰阳，曰柔曰刚，幽显既位，寒暑弛张，生生化化，品物咸章。（《素问·天元纪大论》）

这段经文讲述了学习天文历法和气化规律的重要性。第一，"太虚寥廓，肇基化元……九星悬朗，七曜周旋"，讲天体运动，强调宇宙天体运动是气化的根本，只要天体运动不停止，那么自然界万物的气化也就不会停止。日月星天体运动是制订历法的依据，不可不通。从哲学角度讲，这是宇宙本体论系统，其结构形成整体宇宙的架构模式。

第二，"肇基化元，万物资始……生生化化，品物咸章"，讲气化规律为物化的基础，万物统一于气化，学医必须掌握气化规律。从哲学角度讲，这是宇宙生成论系统，春生、夏长、秋收、冬藏就是宇宙的生化系统。

古人为了便于学习运用五运六气理论，建立了甲子六十年系统，将天度历法和气化规律及定数概括于甲子系统中。

天气始于甲，地气始于子，子甲相合，命曰岁立，谨候其气，气可与期。

（《素问·六微旨大论》）

十天干代表天气，十二地支代表地气，"子甲相合"，天地气交，而气化生矣。可知干支系统具有春生、夏长、长夏化、秋收、冬藏的气化规律，《史记·律书》和《说文解字》等书曾对干支的含义做过精辟阐述。又十天干标记月亮视运动位置，十二地支标记太阳视运动位置，甲子结合就具有了调谐日月运动的历法性质（详见后文）。

《素问·气交变大论》说："善言天者，必应于人；善言古者，必验于今；善言气者，必彰于物。"可知《内经》一再强调天体运动规律和气化规律，而这两者皆合于六十甲子系统之中。只要掌握了六十甲子系统，就能知古验今。

由上述而知，掌握学习好六十甲子系统，又是学习五运六气的重中之重。

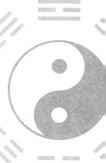

第2章 《内经》的天文历法

《内经》载:"人与天地相参,与日月相应也","天地之大纪,人神之通应","生气通天","阴阳系日月"。所以强调研究中医学要上知天文,下知地理,中知人事。并特别指出日月五星显出的天象,是大地上万物生长化收藏及产生灾害的根本,如《周易·贲·彖》说:"观乎天文,以察时变。""时变"是产生万物化生和灾害的直接原因,但产生"时变"的根源是天体运动。所以近年来人们称中医学为天文医学。而五运六气理论是天文中医学的核心,天文历法知识贯穿其中。因此,只有先精通《内经》中的天文历法,才能学精、学深、学好运气理论,达到事半功倍的目的。

一、古六历

在学习研究《内经》历法之前,必须先了解古六历的知识,才能知道《内经》用的是哪部历法。《汉书·律历志》记载古历有"黄帝、颛顼、夏、殷、周及鲁历"六种。我在《中国古代历法解谜:周易真原》一书中研究得出夏、商、周三代历法的"三正"分别是周正建子,取太阳在南回归线冬至节,天气最冷之时;商正建丑,取时于天地之气相差"三十度而有奇"的地气最冷的大寒节;夏正建寅,取时于冬至后"六十度而有奇"的雨水节。如《尚书大传》说:"夏以日至六十日为正。"三代"三正"的确立,都有其天文背景,即以太阳在南回归线冬至点为基准。这样看来,所谓现行的以立春为年首的夏历,是名不正言不顺的。我当时称之为传世复历,现在看来,还是称之为传世农历为妥。那么,这种传世农历是哪部历法呢?我认为,应是颛顼历。

史书记载,颛顼历为秦始皇所采用,继而颁发于全国,到汉代初的百年间还继续行用颛顼历,直到汉太初元年才改用太初历。

陈美东在《古历新探》中指出,颛顼历的历元在甲寅年正月甲寅朔旦立春,即以立春为年首，合朔时刻在朔旦。并有马王堆出土的帛书天文资料为证。陈美东说："颛顼历每经一元，非但日月回到原来的起始状态，年月日的干支都回到甲寅，而且五星也都回到晨出的位置。即历元时，符合日月合璧，五星连珠的条件，每个元首都是上元。至此为止，我们可以有把握地说，关于颛顼历的历元问题，古人所言在甲寅年正月甲寅朔旦立春，七曜聚于营室附近（立春太阳在营室五度），是大致符合事实的。"

那么，以立春为年首的颛顼历，其天文背景是什么呢？《素问·脉要精微论》说："冬至四十五日，阳气微上，阴气微下；夏至四十五日，阴气微上，阳气微下。"冬至后四十五日是立春，夏至后四十五日是立秋。说明颛顼历正月年首的确立，也以太阳在南回归线冬至点为基准，并以气候为依据。

由上述可以看出中国古代历法的发展。颛顼历年首始于立春，是以气候为主旨。夏历年首始于雨水，万物始生，是以物候为主旨。商历年首始于大寒，是以地气阴极一阳生为主旨。周历年首以冬至为始，是以天气阴极一阳生为主旨。气候物候为末，天道为本，由末及本，由感性认识上升到理性认识，是事物发展的必然规律。这四种历法皆以太阳在南回归线冬至点作为基准，具有了天文学上的真实意义，是科学的历法。

秦代虽也用颛顼历，但不以立春为年首，知改亥月为年首，这是必须明白的问题。

二、《内经》天文体系

《内经》中记载着丰富的天文学知识，如宇宙理论、日月五星、二十八宿、北斗星等。

（一）中国古代宇宙理论——天圆地方说

北宋沈括在《浑仪议》中引用《内经》中的一段话，谓："立于午而面子，立于子而面午，至于自卯而望酉，自酉而望卯，皆曰北面。立于卯而负西，立于酉而负卯，至于自午而望南，自子而望北，则皆曰南面。"

在平面上表示方向，上为南，下为北，面南就具面上，上为天；面北就是面下，下为地。所谓"面子""面午""望酉""望卯"，实际上就是面向于子午卯酉圈内。所谓"负西""负卯""望南""望北"，实际上就是面向于子午卯酉圈外。外为天为圆，内为地为方。《吕氏春秋·圜道》说："天道圆，地道方。圣王法之，所以立上下。"这种天圆地方说，是中国的传统文化观。面向于内，就是面向于地和面向于北，故"皆曰北面"。面向于外，就是面向于天和面向于南，故"皆曰南面"。《内经》的南北政说即源于此。因天寒地热，故"面北"曰南政，"面南"曰北政。天道圆，一半在地上，一半在地下，故六气有司天（在地上之半）和在泉（在地下之半）之分。地道方，故五运有地理东西南北中五方。若以五运言南北政，面向于内为中央，属土，故王冰、张景岳等人以土运为南政，其余四运为北政。但南政是面北，不是面南，北政是面南，不是面北。

"天圆地方"是古人对天和地观察直觉印象的概括。金祖孟说："地方，在字面上是大地是一个四方形的意思，实际上是大地是一个平面的意思。这是因为大地的直觉印象，只能是平的，而不能是方的；大地没有任何渠道可以在人们的头脑中产生'大地是一个四方形'的印象。"

金祖孟认为，天圆地平是浑天说的一个内容。他在讨论《吕氏春秋》宇宙观时说，《有始》篇中的"八风""九野"说法是浑天说的内容。由此而言，《内经》中的"八风""九野"说，也应是浑天说。

《素问·五运行大论》说："夫变化之用，天垂象，地成形，七曜纬虚，五行丽地。地者，所以载生成之形类也。虚者，所以列应天之精气也。形精之动，犹根本之与枝叶也。……地为人之下，太虚之中者也……大气举之也。"又言："寒暑六入，故令虚而生化也。"大地在"太虚"之中，"大气举之"。悬浮在"太虚"中的日月星辰在围绕大地进行周天运动，导致了阴阳昼夜寒暑之变，万物由之而生而化。由"日月周旋"运动说明天是圆的。由"地者，所以载生成之形类"看，地是平的，因平能置物。这正是浑天说的内容。浑天说以观测者为中心，符合《内经》观点。

（二）太阳运动

《素问·生气通天论》说："天运当以日光明。"这说明太阳是天体运动的主宰者。研究人体科学，首先必须研究太阳运动对人体的影响。因此，研究太阳运动规律就成了首要任务。

1. 太阳周日视运动

人们每天看到的太阳东升西落运动，就是太阳的周日视运动，实际是地球的自转运动，其运动轨迹是赤道。《内经》以太阳连续两次平旦的时间间隔为一日。如《灵枢·卫气行》说："常以平旦为纪，以夜尽为始。"据《素问·平人气象论》说，平旦是天地与人体"阴气未动，阳气未散"之时。那么"平旦"在何时辰呢？

王冰注："常起于平明寅初一刻，艮中之南也。"平明，《联绵字典》："犹平旦也。"

《内经》将一日划分为十二个时辰，用十二地支标记之。如《灵枢·卫气行》说："日有十二辰，子午为经，卯酉为纬。"此以子午线分夜半与日中之阴阳，以卯酉线分昼夜之阴阳。以每日太阳中天的时刻为午正，每一时辰约合今日2小时。

一日划分为十二时辰，两个时辰为一气，则合成六位，成为一日六气划分法。

《内经》还用漏壶计量时间，将一日分为一百刻。即太阳日行一周，经历周天二十八宿，历时一百刻。一回归年365日25刻，每年余25刻，四年盈一百刻而满一日。《素问·六微旨大论》说："六十度而有奇，故二十四步积盈百刻而成日。"每年六气为六步，四年二十四步为一纪积百刻而成日。

《内经》又根据每日地球自转一周所受太阳光强弱的不同，即阴阳的消长盛衰将一日划分为四个时段和五个时段。如《灵枢·顺气一日分为四时》说："朝则为春，日中为夏，日入为秋，夜半为冬。"《灵枢·营卫生会》说："夜半为阴陇……平旦阴尽……日中阳陇……日入阳尽……"而《素问·玉机真藏论》说："一日一夜五分之。"《素问·脏气法时论》将一日分为平旦、日中、日跌、下晡、夜半五段。此分法以应五运。

太阳周日视运动，每天从东方升起，经过南方，到西方落下（面南而立），这东、南、西是地球北半球人们观察得到的方位，此外还有一个观察不到的"北方"。在平面上表示就是左为东，上为南，右为西，下为北。加十二时辰，为日出在卯（春分秋分时），日入在酉，日中在午，夜半在子（图2-1）。这是一幅天圆图。从日出到日入为昼为阳，从日入到日出为夜为阴，即卯酉连线将太阳周日视运行的轨道一分为二，昼为阳为明，夜为阴为暗。这是以昼夜明暗把太阳周日视运行的圆道分为阴阳两部分。

又从夜半最冷时到日中最热时，气温由低到高为阳，从日中最热时

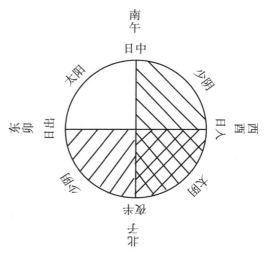

图2-1　太阳周日视运行图（即四象图）

到夜半最冷时，气温由高到低为阴，即子午连线又将太阳周日视运行圆道一分为二。这是以气温的升降，即阴阳的升降把太阳周日视运行圆道分为阴阳两部分。

这种以子午线和卯酉线的分法，见载于《灵枢·卫气行》："岁有十二月，日有十二辰，子午为经，卯酉为纬，天周二十八宿，而一面七星，四七二十八星，房昴为纬，虚张为经。是故房至毕为阳，昴至心为阴，阳为昼，阴为夜"。这样，子午线和卯酉线就是地平的坐标线，将太阳周日视运行的圆道分为四部分，即一日之四时，朝为春，日中为夏，日入为秋，夜半为冬。《素问·金匮真言论》说："平旦至日中，天之阳，阳中之阳也；日中至黄昏，天之阳，阳中之阴也；合夜至鸡鸣，天之阴，阴中之阴也；鸡鸣至平日，天之阴，阴中之阳也，故人永应之。"即为太阳、少阳、太阴、少阴四象。故《系辞传》说："通乎昼夜之道而知。"只有明了太阳周日视运行的"昼夜之道"，才能达到"通知"的境界。

太阳一出一没谓之一日，一日是制订历法的最基本单位。

2. 太阳周年视运动

人们看到太阳南北往来的回归运动，就是太阳周年视运动。实际上是地球绕太阳的公转，其运动轨迹称黄道。地球在绕太阳公转中，地球上的不同位置与太阳发生位移变化，由于地面受日照有直射、斜射的差异，就形成了一年中寒暑温凉移易的四季变动。因此，以年为周期的自然节律主要体现为寒来暑往的四时变化。

从一年看，同样有昼夜阴阳的问题。因为，从春分到秋分，每天都是白天长于黑夜，即光明多于黑暗为阳。从秋分到春分，每天都是黑夜长于白天，即黑暗多于光明为阴。

春分之日夜分，以至秋分之日夜分，极下常有日光（赵爽注：春秋分者，昼夜等。春分至秋分日内近极，故日光照及也）。秋分之日夜分，以至春分之日夜分，极下常无日光（赵爽注：秋分至春分日外远极，故日光照不及也）。春秋分者，阴阳之修，昼夜之象（赵爽注：修，长也。阴阳长短之等）。昼者阳，夜者阴（赵爽注：以明暗之差为阴阳之象）。春分以至秋分，昼之象（赵爽注：北极下见日光也。日永主物生，故象昼也）。秋分至春分，夜之象（赵爽注：北极下不见日光也。日短主物死，故象夜也）。(《周髀算经》)

以上阐述了一年之昼夜，可见于北极。又一年中，冬至白天最短、夜最长，从冬至到夏至白天渐长、黑夜渐短为阳。夏至白天最长、夜最短，从夏至到冬至白天渐短、夜渐长为阴。这样，冬至、春分、夏至、秋分就将太阳周年视运动的黄道一分为四时，即四象。就是说，太阳的周年视运动和太阳的周日视运行一样有四象之分。

冬至……日出巽而入坤，见日光少。夏至……日出艮而入乾，见日光多。

冬至昼极短，日出辰而入申，阳照三，不复九。夏至昼极长，日出寅而入戌，阳照九，不复三。(《周髀算经》)

冬至日出辰而入申，说明辰申连线在南回归线。夏至日出寅而入戌，说明寅戌连线在北回归线。是天之阴——冬至点对应地之阳——南回归线，天之阳——夏至点对应地之阴——北回归线。据此绘图 2-2。

此图的最大特点是：第一，标示了太阳的周年视运动，并把太阳视周年运动轨迹，采用几何图式标示在地面上，而不标示于天空。第二，标示出了天地阴阳的对应关系。

图 2-2　太阳周年视运行图

冬至日出

辰	巳	午	未
卯	巽	坤	申
寅	艮	乾	酉
丑	子	亥	戌

夏至日入

甲图（五行方位图）

冬至日入

巳	午	未	申
辰	巽	坤	酉
卯	艮	乾	戌
寅	丑	子	亥

夏至日出

乙图(六合图)

图 2-3　太阳周年视运动方图

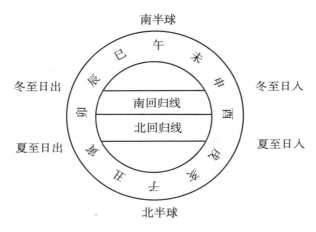

又说冬至日出巽而入坤，夏至日出艮而入乾。结合前图可绘图 2-3。由太阳在南北回归线间的往返运动得知，太阳的周年视运动图是方的。

请注意，巽为冬至日出点，乾为夏至日入点。甲图中，辰戌为太阳，乙图中，巳亥为厥阴。古人以冬至为制定历法的始点，故《素问》六气有时以太阳为六气之始右旋，有时以厥阴为六气之始左旋。辰与巳相差三十度，这正是天地之气相差的度数。《周易·革卦》说："巳，日乃孚""君子以治历明时"，讲的正是这一情况。巽位冬至点，冬至点后太阳由南回归线向北运动，同归春天，故《说卦》说"巽为木为风"，为春卦。冬至点是制历的始点（孚训始化），故曰"巳，日乃孚""君子以治历明时"现将甲图、乙图合为一图，见图 2-4。

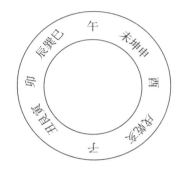

图 2-4 太阳周年视运行纳子图

我认为图 2-4 中的子午卯酉是真地平坐标系，表示地平空间的五方特性，子北、午南、卯东、酉西；辰戌丑未是赤道坐标系，表示地气，故《内经》称辰戌丑未皆属五行之土；巳亥寅申是黄道坐标系，表示天气；巳亥之上，厥阴风气主之，寅申之上，少阳相火主之。而风字主要有两种含义：第一，风是太阳的使者，无孔不入，传送太阳的信息与能量；第二，风随太阳的周年视运动而有八风之别，寒热温凉之分；《说卦传》言"离为火为日"，火是目的代表，故巳亥寅申所主之天气，实乃太阳之气。《素问·六节藏象论》说："凡十一藏，取决于胆"，胆经的募穴取名日月，胆字从日，即寅申少阳有日之义。故《素问·生气通天论》说："阳气者，若天与日……天运当以日光明……"以上所述就是《内经》用来观测天体视运动的参考系统（图 2-5）。这就是我们说的三极之道，真地平坐标系为人道。

在真地平坐标系中，古人用子丑寅卯辰巳午未申酉戌亥十二地支配合五行来标度地平方位，即以地平圈北点为子，然后按十二地支次序，将地平圈等分为十二个方位，表示地气随经度而异。《〈内经〉多学科研究》载："这十二个方位并没有连续度量的性质，因为它所注重的，不是天体位移的空间大小，而是由天体运动引起的天地空间特性的变化，连续度量解决不了这一问题。在现代物理学中，空间的特性，即场的特性，用场方程来表述。《内经》则通过干支与阴阳五行相配，来表达在天体相对运动中，天地空间特性的变化。这样的形式虽然很朴素，但在对空间场的性质的认识上，同样达到了一定的深度。"我国古代天文学所用地平坐标表示地平经度，没有纬度，主要用于天体出没方位的测量。如《周髀算经》所载冬至日出辰而入申、夏至日出寅而入戌。

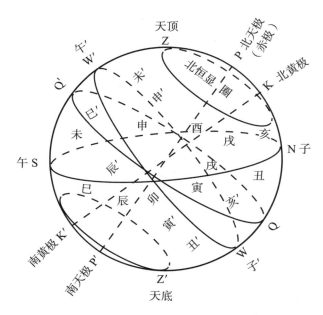

图 2-5　地平、黄赤坐标图

《内经》真地平坐标系，主要用于两种古老的观象授时系统：一种是将天球黄道附近的二十八宿恒星划分为四象，在黄昏时观察升到南方中天的是哪一宿，来确定一年之中的四季。如《尚书·尧典》所说："乃命羲和，钦若昊天，历象日月星辰，敬授人时……日中星鸟，以殷仲春……日永星火，以正仲夏……宵中星虚，以殷仲秋……日短星昴，以正仲冬。"这段文字，记载了上古时代的羲和在春分、夏至、秋分、冬至的黄昏，观测张、心、虚、昴四仲中星上中天于南方午位，以确定四季仲月的情况。古人观测二十八宿不仅仅是用来定四季，主要是用来观察日月五星的运行。如《论衡》说："二十八宿为日月舍。"《灵枢·卫气行》有论述。另一种是用来观察北恒显圈内终年不落、运转不息的北斗星，视其所指地平方位，来确定一日之中的十二时辰与一年之中的十二月，谓之"斗建"。如《史记·天官书》说："斗为帝车，运于中央，临制四乡。分阴阳，建四时，均五行，移节度，定诸纪，皆系于斗。"

斗柄东指，天下皆春；斗柄南指，天下皆夏；斗柄西指，天下皆秋；斗柄北指，天下皆冬。(《鹖冠子·环流》)

《灵枢·九宫八风》记载了这种观察情况。天体的地平高度，随着周日视运动而变化，其变化轨道与天赤道平行，称之为周日平行圈。地球上两极与赤道之间的中纬度地带，天轴与地平成一倾角 A，天赤道和天体周日平行圈也与地平成一倾角 90°。则天赤道与地平五方之位有一定的映射关系，故每一地支都相应代表一定的地平方位。顺理而言，黄道也应在地平五方位上有一定的映射位置。反之，地平经圈上的十二支区划，也可映射到黄道上去。因此我认为，辰戌丑未是天赤道在地平方位上的映射，代表赤道坐标；巳亥寅申是黄道在地平方位上的映射，代表黄道坐标系。赤道上的点也可映射到黄道上。

太阳的东升西落周日黄道视运动，实际上是地球的自转运动，即赤道的左旋顺时针方向运动，它同时带动整个天球的运转。太阳的周日视运动逐日一度的在天空中移动着，是一种左旋螺旋式的运动。而太阳的周年黄道视运动却是右旋的逆时针方向运动，实际上是地球的公转运动，是一种右旋螺旋式运动。这就是说，太阳黄道视运动，可分为周日和周年两种，但两者的运动方向却完全相反，是一种双螺旋运动。中国天文学与中医学称之为"天气右行""上者右行"与"地气左行""下者左行"。按顺时针方向运行的周日黄道视运动称"地气左行"，按逆时针方向运行的周年黄道视运动称"天气右行"。

太阳的左旋和右旋运动，是自然界普遍存在的现象。如现代动物机体蛋白质水解后可产生 20 多种氨基酸，称为蛋白氨基酸，均为逆时针方向右旋体结构。当动物死后，有机体在自然条件作用下，氨基酸右旋体结构慢慢地向顺时针方向左旋体转化。这说明动物体在活着时体内产生的是右旋体氨基酸，而当死亡后就会逐渐转化为左旋体氨基酸。氨基酸是一切动物体生命的主要组成部分——蛋白质的基本单位。因此，右旋体氨基酸就是动物体生命的基础。再如植物体内所含淀粉，都是以逆时针方向右旋糖为单位连在一起的。所有的淀粉，只有右旋糖链长度的不同和排列组合的不同。右旋糖是在植物生长发育过程中大量生成的。植物死后，在酶的作用下转化为顺时针方向的左旋糖。这说明淀粉是一切植物生命体的主要组成部分。而右旋糖则是淀粉的基本单位。由此可知，右旋糖的产生是植物生命存在的基础，右旋糖的减少使植物生命走向死亡。而左旋糖的生产过程，就是植物走向死亡的过程。

这就是说，无论是动物，还是植物，一切生物体都受着天体运动左旋和右旋的影响，"天气右旋"运动主宰着一切生物的生长，"地气左旋"运动主宰着一切生物的死亡。因为天气为阳，阳主生；地气为阴，阴主死。《内经》认为，万物的生长壮老死过程，皆取决于太阳的右旋与左旋视运动。

从上述可知，生物的生命运动规律，有生必有死，生与死是生命现象的统一体。故《系辞》说："是知幽明之故，原始反终，故知死生之说。"这就是万事万物的运动规律，有生必有死，有正向必有反向，正反两向运动共同组成运动的周期规律。这就是五运六气周期循环运动的奥秘。如十天干年中有五年与五年的正反运动周期，十二地支年中有六年与六年的正反运动周期，甲子六十年中有三十年与三十年的正反运动周期。

图2-4中辰为冬至日出点，即把太阳视周年运动轨迹标示在地面上，表示地气。巳为太阳运行在黄道上的冬至点，表示天气。辰与巳相差三十度，这正是天地之气相差的度数。地球自西而东逆时针方向的自旋转，即按辰卯寅丑子亥方向旋转，表示地气，所以《素问·六元正纪大论》阐述六气布政的次序是先太阳辰戌之纪，次阳明卯酉之纪，次少阳寅申之纪，次太阴丑未之纪，次少阴子午之纪，终厥阴巳亥之纪。受地球自西向东逆时针方向自转的影响，会使大气产生顺时针方向的旋转，即按巳午未申酉戌方向旋转，这也是太阳周日视运动自东而西的旋转方向，表示天气，所以《素问·六元正纪大论》阐述六气"十二变"的次序为先厥阴，次少阴，次太阴，次少阳，次阳明，终太阳。地球的自转会使气流获得逆时针方向的运动，即自西向东运动，并将地面上大量的暖湿空气沿逆时针方向向内盘吸引，然后上升到高空（地气上升），被那里的冷空气包围，形成积雨云，然后形成雷雨。雨后天晴，地面水分受太阳光热作用而蒸发，地面暖湿气流又形成新的低气压中心，产生新的降雨。这一过程周而复始，循环不已。而旱灾、涝灾就是在天气和地气的复杂运动中形成的。

图2-3甲图的辰戌为太阳寒水，丑未为太阴湿土。乙图的巳亥为厥阴风木，寅申为少阳相火。辰巳（巽）、丑寅（艮）、未申（坤）、戌亥（乾）四点，是天道规律的特殊点，即黄道上的冬至点、春分点、夏至点、秋分点，是宇宙的生命节律，即生物钟，主宰着万物的生死。太阳之水，太阴之土，厥阴之风，少阳之火，土（地）、水、风、火不正是佛家倡言的"四大"吗？水唯土用，火唯风用；水性润下，火性炎上，水火既济而物生。所以佛家认为地、水、风、火是广大，能够产生一切事物和道理，是万事万物的本源。看来此说是有天文背景的。孙思邈在《千金要方·诊候》中说："地、水、火、风和合成人。凡人火气不调，举身蒸热；风气不调，全身僵直，诸毛孔闭塞；水气不调，身体浮肿，气满喘粗；土气不调，四肢不举，言无音声。火去身冷，风止则气绝，水竭则无血，土散则身裂。"中西汇通派医学家王宏翰接受四大说，撰著《医学原始》，对四大说大加发挥，其说甚辨。在六气中，辰戌太阳与丑未太阴互为司天在泉，巳亥厥阴与寅

申少阳互为司天在泉，子午少阴与卯酉阳明互为司大在泉。

图 2-3 中的生命规律，《周髀算经》已有论述，谓："冬至之日……成物尽死。夏至之日，去北极十一万九千里，是以知极下不生万物。北极左右，夏有不释之冰"。"中衡左右（赤道带），冬有不死之草，夏长之类。此阳彰阴微，故万物不死，五谷一岁再熟。凡北极之左右，物有朝生暮获"《素问·至真要大论》说："两阴交尽，故曰幽。两阳合明，故曰明。幽明之配，寒暑之异也。"寒在冬至点，暑在夏至点，寒死暑生，故《周易·系辞传》说："知幽明之故，原始反终，故知生死之说。"

从图 2-3 可以看出，巽、艮、乾、坤四点就是太阳运行的时间节律和宇宙的生物钟，巽位黄道冬至点，乾位黄道夏至点，艮位黄道春分点，坤位黄道秋分点。

地气按逆时针方向旋转，天气按顺时针方向旋转。分而言之，地气逆时针方向旋转的生物钟是图 2-3 甲图中的辰、丑、戌、未四点，天气顺时针方向旋转的生物钟是图 2-3 乙图中的巳、申、亥、寅四点。

人类生活在自然界中，自然界必定会对人类产生影响。所以《灵枢·岁露》说："人与天地相参也，与日月相应也。"《素问·宝命全形论》说："人以天地之气生，四时之法成……夫人生于地，悬命于天，天地合气，命之曰人。"因此，人体的生物钟是与宇宙生物钟、天地生物钟相应的。《紫微斗数》中所用的十二宫推算图就是图 2-3 的乙图，《大六壬》中十二支地盘定局用的也是图 2-3 乙图，四柱预测中常用的手指推算法也是图 2-3 乙图。

《奇门遁甲》术是建立在天干、地支、星相、历法、八卦、九宫、阴阳、五行等基础理论之上的。用的是后天八卦，实际上是将宇宙生物钟的巽、艮、乾、坤二分为八，遵循的还是宇宙生物钟节律。《奇门遁甲》历法用的就是《内经》六十甲子周期历，以每年冬至到第二年冬至为一个循环，总共是 360 日，十八局，阳遁九局，阴遁九局。阳遁次序循图 2-3 乙图的天气顺时针方向排列，阴遁次序循图 2-3 甲图的地气逆时针方向排列。阳遁从冬至到夏至主上半年，阴遁从夏至到冬至主下半年，就是遵循的宇宙生物钟节律。九宫也是宇宙生物钟巽（辰巳）、艮（丑寅）、乾（戌亥）、坤（未申）二至二分点，加子、卯、午、酉四立点（立春点、立夏点、立秋点、立冬点）组成的。其中子、卯、午、酉、辰、戌、丑、未位五方正位，《内经》称岁会年。由此推论，后天八卦图当与岁会年有密切关系。

综上可知，图 2-3 和图 2-4 有多层含义，具体如下述。

第一，从天圆地方说图2-4为天圆图，图2-3为地方图。图2-3地方甲图对应太阳周年视运动右旋的黄道圆。图2-3地方乙图对应太阳周日视运动左旋的黄道圆。《内经》以太阳连续两次平旦的时间间隔为一日，如《灵枢·卫气行》说："常以平旦为纪，以夜尽为始。"平旦为日出的时候。王冰说："常起于平明寅初一刻，艮中之南也。"平明，《联绵字典》：犹平旦也。由图2-4可以看出，寅在艮之南。《内经》以日出寅为一日之始，其实是取春分点昼夜平分时的平旦时间为准。因为太阳的春分点在寅位，对应立春，故寅申足少阳胆经之胆字从旦。旦，日出之象。

第二，在图2-3中，甲图为赤道坐标系，表示地气；乙图为黄道坐标系，表示天气；子午卯酉则为地平坐标系，表示五方化生之人气。

第三，图2-3乙图寅巳申亥顺时针左旋代表一日生物钟节律或天气生物钟节律；甲图丑戌未辰逆时针右旋代表一年生物钟节律或地气生物钟节律。

第四，太阳视运动左右旋双螺旋运动是动植物，即生物生命运动的基本形式。

第五，在图2-4中，子表示天气始点冬至节，丑表示地气始点大寒节，寅表示人气始点雨水节。

太阳主寒温，古人往往依据太阳周年视运动的南北往返情况，预测水旱灾。如《汉书·天文志》说："若日之南北失节，暑过而长为常寒，退而短为常燠……暑长为潦，短为旱。"

众所周知，太阳有黑子活动周期。科学家发现，人类的创造智慧是由太阳孕育而成的。列宁格勒科学家马克西莫夫和扎夫季奇证实了这一发现。他们先从百科全书中摘录近400年来的名人诞生年代，然后编制成图表，从中可清楚地看到，科学、艺术、文学、政治方面天才人物的出世呈现一种周期性。如在400年中有18次杰出人物诞生高峰，两次高峰之间平均间隔22.7年，即太阳黑子活动的周期。

《〈内经〉多学科研究》载："通过以上分析可以看到，《内经》以真地平坐标系作为主要参考系，并使赤道、黄道坐标系与之形成特定的对应关系，目的是以人类生存的真地平空间为中心，观测各种天体相对于它的视运动，以及对真地平空间特性的影响。《内经》中的天象，是非惯性参考系下的天象。由于日月星辰在各种天文节点上的相变，会引起气候、物候及五脏阴阳的突变，故《内经》广泛地应用了五行、六气、十天干、十二地支等多种节点系统，来标度各种坐标系，考察各种天文因素对生命活动的影响。因此，《内经》的坐标系堪称医学天文参考系。"

3. 朔望月周期

人们看到的月相晦朔弦望循环运动，就是朔望月周期。如《素问·八正神明论》记载："月始生则血气始精……月廓满则血气实……月廓空则肌肉减……"《灵枢·岁露论》说："月满则海水西盛……月廓空则海水东盛。"此处"月始生""月廓满""月廓空"，就是指月相的变化。当月球运行到太阳与地球之间，表现为与太阳同起落时，地球上见不到月光，为一月之始，称朔。当月球与地球的连线和太阳与地球的连线成直角时，地球上见到半月，称弦。当地球运行到太阳、月球之间，地球上的人见到满月时，称望。回复到周期的最后一天称晦。月相由朔而弦，而望，而弦，而晦的整个周期，称太阴月。

《内经》阐述朔望月，只重视"月有大小"的月相变化，而无精确的阴历日期，但在针刺疗法时用到了较精确的朔望月阴历日期。如《素问·缪刺论》说："邪客于臂掌之间，不可得屈，刺其踝后，先以指按之痛，乃刺之，以月死生为数（按：望日以后，月向缺为月死，朔日以后，月向圆为月生），胜一日一痏，二日二痏，十五日十五痏，十六日十四痏""胜一日一痏，二日二痏，渐多之，十五日十五痏，十六日十四痏，渐少之"。

现据《灵枢·岁露论》《素问·八正神明论》《素问·缪刺论》《素问·刺腰痛论》，将月相变化周期同传世农历日期对照列表 2-1。

表 2-1　月相变化日期表

月相变化周期	月相满空（大小）变化节律			月相生死节律	
	月　生	月廓满	月廓空	月　生	月　死
月相	新月、上弦	凸月、望、凸月	下弦、残月、朔	由朔变望	由望变朔
传世农历日期	约初二至初九	约初十至二十	约二十一至初一	初一至十五	十六至二十九、三十

一个朔望月长约 29 5305 天，《内经》还提到了月份大小，积气余而盈闰与日月食的问题（《灵枢·痈疽》《素问·六节藏象论》）。

另外，《灵枢·岁露论》《灵枢·九针论》《素问·六元正纪大论》等篇还多次提出朔日的问题。朔日指朔望月的初一日。正月朔日一般在立春节前后。古人为什么重视朔日呢？《古历新探》说："一个历法什么时候测制，并不是利用节气，而是利用月朔的差别。"看来重"朔"的目的是重视历法。

古人将其观察到的月亮视运动规律记载于《周易参同契》之中，并将朔望月视运动周期规律绘制成月体纳甲图（图2-6）。

三日出为爽，震受庚西方，八日兑受丁，上弦平如绳；十五乾体就，盛满甲东方。蟾蜍与兔魄，日月无双明。蟾蜍视卦节，兔魄吐生光。七八道已讫，曲折低下降。十六转受统，巽辛见平明。艮直于丙南，下弦二十三。坤乙三十日，东方丧其朋。节尽相禅与，继体复生龙。壬癸配甲乙，乾坤括始终。七八数十五，九六亦相应，四者合三十，易象索灭藏。八卦布列曜，运移不失中。（《周易参同契》）

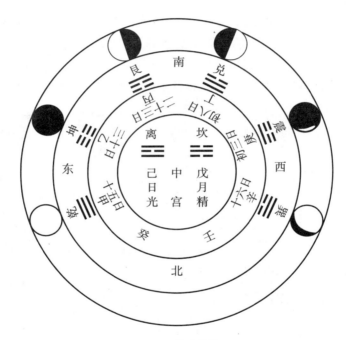

图 2-6　月体纳甲图

朔望月初一到十五，上半月是黄昏观月，从初一在西方而南，到十五黄昏出现在东方。十六到三十，下半月是清晨观月，从十六在西方而南，到三十清晨出现在东方（图2-7）。

从图2-7可以看出，每一朔望月的上半月与下半月的月相盈缩方向相反，与太阳的周年视运动南北往返相同，这是一条很重要的自然规律现象，却不被人注意。从一年看，上半年与下半年的朔望月运动也有此规律。大到两年、四年、五十四年、一百零八年等亦然。如五十四年分成两半，每半二十七年，前二十七年与后二十七年就各为一子周期。这是以朔与望连线分成阴阳两部分，称子午线法。若

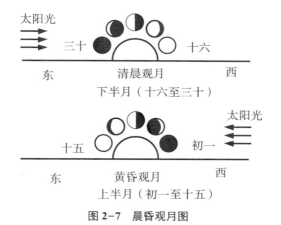

图2-7 晨昏观月图

以上弦与下弦连线分成阴阳两部分，称卯酉线法。这样子午线和卯酉线就把月相周期划分成了四部分，似太阳之四时季节，称四象，以朔、上弦、望、下弦为四象始点，这四点称朔望月的特殊点。古人观察月亮运动规律强调的就是四象的四特征点。《周易参同契》说："晦至朔旦，震来受符。"震象应归属于晦朔月范围内。《周易参同契》又说："十六转受统，巽辛见平明。"巽象应归属于望月范围内。

对月体纳甲说的真实科学内涵，今人知者鲜矣。现从以下三个方面加以阐释。

第一，月体纳甲说以十天干和八经卦立论，将十天干和八经卦分别与月相方位相配，以离坎两经卦表征日月之本相，以另六经卦分别表征月相的初出、上弦、圆月、初亏、下弦、晦月。朔望月的形成，是日月地三体运动的结果。人站在地球上观察日月的视运动，有方位之不同，故又以十天干表示以上特定月相所处空间方位：甲、乙位东方，丙、丁位南方，戊、己位中央，庚、辛位西方，壬、癸位北方。而甲与乙、丙与丁、戊与己、庚与辛、壬与癸各方的天干表示的都是月亮在对点位的月相，相配之卦也为夫妻卦，如乾甲十五月相与坤乙三十的月相为对点月，艮丙二十三下弦月与兑丁上弦月为对点月等。如果我们按照月亮逐日运行的月相变化顺序：晦朔→上弦→满望→下弦→晦明，即按邻点月相将八卦卦象和天干排出后，自震而兑而乾，表征月相自晦而明直至盈满，即从初一到十五，可视为阳长阴消的过程，这一过程在黄昏时可以观察到。自巽而艮而坤，表征月相自盈满而消退直至丧失光明隐晦，即从十六到三十，可视为阴长阳消的过程，这一过程在清晨时可以观察到（图2-8）。就十天干所配言之，甲、丙、戊、庚、壬五阳干顺次序配乾、艮、坎、震四阳卦，乙、丁、己、辛、癸五阴干顺次序配坤、兑、离、巽四阴卦。这个卦序：乾、艮、坎、震、坤、兑、离、巽，正是帛书《周易》的卦序。而在月体纳甲图中，按五方五行木、火、土、金、水相生的规律，乾坤列东，艮兑列南，坎离列中，震巽列四的次序，正是帛书《周易》六十四卦的下体卦序。可知月体纳甲说用的卦序是源于帛书《周易》卦序的。也证明八卦卦序象取象于日月运行之象。虞翻在诠释"月体纳甲"时说："乾坤列东，艮兑列南，震巽列西，坎离在中""乾坤生春，艮兑生夏，震巽生秋，坎离生冬"。言"坎离在中"，是戊己属土，在木火土金水五行之中。言"坎离生

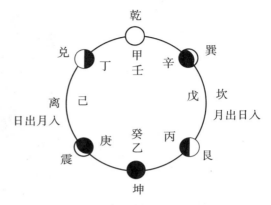

图 2-8　月相盈亏图

冬"，是取日月晦日相交会于北方壬癸。说明《说卦传》乾坤、艮兑、震巽、坎离的卦序，是依据"月体纳甲说"反映春、夏、秋、冬四季次序的，此说自有其源。月体纳甲图的卦象若按相邻月相排列就成为先天八卦方位图。所以邵雍在《皇极经世书》中解释先天八卦方位图时说："乾坤定上下之位，离坎列左右之门，天地之所阖辟，日月之所出入，是以春夏秋冬，晦朔弦望，昼夜长短，行度盈缩，莫不由乎此矣。"而与邻点月相相配的天干却组构成了五运：朔月乙与初三庚组成金运，上弦丁与望月壬组成木运，十六辛与下弦丙组成水运，东升之日离己与望月甲组成土运，西升之月坎戊与晦月癸组成火运。

第二，我在《中国古代历法解谜——周易真原》中说，月体纳甲说不是汉代人的作品，在《周易》问世时代已经有了。

第三，朔望月的盈亏周期对地球生态万物的生长发育影响巨大，特别是在朔月、上弦月、满月、下弦月四特征位相时候，生物体往往与之有共振现象发生。

人与天地相参也，与日月相应也。故月满则海水西盛，人血气积，肌肉充，皮肤致，腠理郄（闭），烟垢著。当是之时，虽遇贼风，其入浅不深。至其月廓空则海水东盛，人气血虚，其卫气去，形独居，肌肉减，皮肤纵，腠理开，毛发残，膲理薄，烟垢落。当是之时，遇贼风则入深，其病入也卒暴。（《灵枢·岁露论》）

月始生则血气始精，卫气始行。月廓满则血气实，肌肉坚。月廓空则肌肉减，经络虚，卫气去，形独居。（《素问·八正神明论》）

人与月相应也，月满血气过实，则血气扬溢，络有留血而成"血气积"之病。月空血气虚，容易受邪得急暴之病。这说明在朔月和望月之时，易给地球上的生物带来灾难。如海水的潮汐现象和妇女月经变化就是典型的实例，行经期多在朔

月前后。就动物来说，如望月蟹黄丰满，朔月反之，所以《本草纲目》说："腹中之黄，应月盈亏。"牡蛎（蚌蛤）的活动、迁移、附着及开合，都按照月相的规律进行。乌龟、老鼠的新陈代谢，也受朔望月周期的影响。植物中的胡萝卜也受月相盈亏的影响。

潮汐有两种周期，一是一日两度潮，每天推迟 50 分钟，恰恰是月亮两次上中天的时间。二是朔望月潮汐周期，包括了太阳的引潮力。太阳、月亮对地球都有一定的引力，而发生潮次，称作太阳潮或太阴潮。太阳或月亮对地球上同一点所产生的引潮力，与太阳或月亮的质量成正比，而与它们同地球之间的距离的立方成反比。因此，太阳的质量虽然是月壳质量的 2700 万倍，但月亮同地球的距离只有太阳同地球距离的 1/390，所以月壳的引潮力为太阳引潮力的 2.25 倍。当朔月与望月时，日地月三体一线，日月对地球的引力合在一起时引潮力最大，发生的潮汐最大，称之"大潮"，对生物影响最大。在上弦月与下弦月时，日月引潮力有相抵消的因素，合力最小，潮汐为"小潮"，对生物影响相对较小。对生物影响大者产生的灾害就大。

朔月发生于月亮运行到日地连线上，望月发生于月壳运行到日地连线的延长线上（图 2-9）。所谓月亮在日地连线上，只有在朔望点与升降交点重合时才是

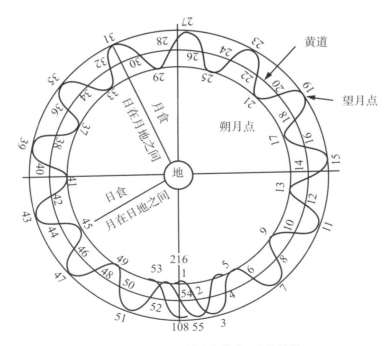

图 2-9　月亮运行轨迹在黄道面上的投影

正确的。通常说月亮在日地连线上（朔点），是指月亮与太阳处于同一黄经。交点月与朔望月调谐（346.6 天），就可能出现日食或月食。

白道与黄道的交点在黄道面上是西退的（与黄道方向相反），每一交点月退行 1.442°，约 250 交点月退行一周天，时间为 18.67 天象年。发生于朔月和望月的特殊日子是日食、月食。

日食只发生在朔，月食只发生在望。日食、月食发生时，日月地三者恰好或几乎在一条直线上，这时日月对地球的引力影响最大，所以自古以来，人们对日食、月食这种天象反应最大。两者相比，发生在朔月时的日食，因月亮离地球近，且日月地在一直线上，对地球的引力最大，故古人最怕日食。日食既然是容易发生灾害的凶险不祥的征兆，所以古人特别重视提前对日食提前预报。《尚书·胤征》就记载古代天文学家羲和因酗酒误事，没有及时预报日食，而遭杀身之祸。

日全食平均每 18 个月会发生一次，但不是每个地区的人都能看到。只有看到日全食的地区，日月地才在一直线上。

"海水东盛""海水西盛"之说，使我想起了钱塘江一带的观潮之事。太平洋的"海水东盛"和"海水西盛"，当与带有破坏性天气现象的厄尔尼诺和拉尼娜有关。厄尔尼诺现象发生，使太平洋西部发生严重旱灾和太平洋东海岸发生水灾。拉尼娜现象则与之相反，使太平洋西海岸发生水灾和太平洋东海岸发生旱灾。

澳大利亚国立大学高级研究所的环境历史学家理查德·格罗夫博士研究厄尔尼诺时发现，厄尔尼诺与重大历史事件息息相关，通过造成旱灾粮食歉收的饥荒，引发社会暴乱，促成了法国大革命；引发了 14 世纪 40 年代末期的黑死病（腺鼠疫）；还有爱尔兰的马铃薯饥荒。由此可知，中国历代统治者都十分重视日食的原因了。关于日食有"亡国"之灾的记载，也是有一定历史根据的，这比格罗夫的发现要早得多。

第四，《汉书·天文志》载"月有九行"，谓："月有九行者，黑道二，出黄道北；赤道二，出黄道南；白道二，出黄道西；青道二，出黄道东。立春、春分，月东从青道；立秋、秋分，西从白道；立冬、冬至，北从黑道；立夏、夏至，南从赤道。然用之，一决房中道。青赤出阳道，白黑出阴道。若月失节度而妄行，出阳道则旱风，出阴道则阴雨……月为风雨……月出房北为雨为阴……出房南为旱……"

古人认为，朔望月黑道是凶险不吉利的日子，对地球生物有巨大影响。月行九道用纳甲图中天干所在方位记之，则青道二用甲乙记之，赤道二用丙丁记之，白道二用庚辛记之，黑道二用壬癸记之，中道用戊己记之。而十五望月纳甲壬，三十朔月纳乙癸，于是知月亮在朔、望之际为黑道。尤其是日食月食时。

月亮的运动行程由二十八宿标记之。壬癸黑道配北方的七宿斗牛女虚危室壁。

在唐代历注中有《杨公忌日》之注，谓农历的正月十三、二月十一、三月初九、四月初七、五月初五、六月初三、七月初一和二十九、八月二十七、九月二十五、十月二十三、十一月二十一、十二月十九日为忌日。张巨湘在《三象年历》中对此绘制了一幅天象图（图 2-10）。

注意：第一，杨公忌日均在单日。第二，1—6 月忌日均在望月之前，7—12 月忌日均在望月之后。望前为阳，望后来阴。即 1—6 月忌日在阳，7—12 月忌日在阴。

由图 2-10 可以看出，黑道凶日所在的井——轸和斗——壁诸宿是在朔月和望月左右，证明不用回归月而用朔望月也可得到黑道凶日与二十八宿对应的结果。古人是以朔望月为主的。

下面再将张巨湘统计台湾 1990 年 1 月到 1991 年 7 月军用飞机失事之月宿情况列于表 2-2。

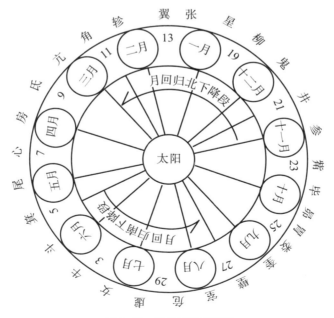

图 2-10　杨公忌日天象图

表 2-2 飞机失事日期表

公历时间	农历时间	星 宿			
		朱 雀	玄 武	苍 龙	白 虎
1990 年 1 月 16 日	十二月二十	轸			
3 月 24 日	二月廿八		危		
3 月 29 日	三月初三		室		
3 月 24 日	二月廿八		室		
4 月 3 日	三月初八	井			
5 月 16 日	四月廿二		虚		
7 月 23 日	六月初二	星			
8 月 7 日	六月十七		危		
8 月 21 日	七月初二	翼			
9 月 6 日	七月十八				奎
10 月 2 日	八月十四		室		
12 月 5 日	十月十七	鬼			
12 月 21 日	十一月初五		虚		
1991 年 5 月 24 日	四月十一			角	
5 月 8 日	四月十五				
7 月 8 日	五月廿七				
7 月 12 日	六月初一	鬼			
7 月 26 日	六月十五		女		

　　以上统计飞机失事 18 次，发生在晦朔前后 5 天内的有 7 次，发生在望月前后 5 天内的有 9 次，其中只有农历三月初八和四月廿二两次出现在弦月，却也在黑道凶日宿中，准确率占 88.89%。以朔望日前后 2 天内者计有 8 次，准确率占 44.45%。以朔望日前后 3 天内者计有 11 次，准确率占 61%。以朔望日前后 4 天内者计有 13 次，准确率占 72%。按农历月份计，从二月到六月有 12 次，七月到十二月有 6 次。前半年约占 66.67%，后半年只占 33.33%。

　　1995 年 10 月 4 日，《并州老年报》转摘《上海科学生活》之文，说：我国在 1979 年至 1985 年期间共发生重大车祸 411 起，竟有一半以上发生在朔日和望日或朔望两日前后。全世界在 1976 年至 1985 年间共发生重大火车事故 11 次，发生在朔日、望日及其前后各一天的占 76.9%。

为什么以晦朔月和望月为黑道凶日，容易出事故呢？因为人与月球的关系十分密切。精神病学家指出，人体约有 80% 是液体，月球引力也能像引起海洋潮汐般对人体中的液体发生作用，形成人体的"生物高潮"和"生物低潮"。满月的时候，生物潮处于高峰，月亮对人体行为的影响比较强烈。这时人体头部和胸部的电位差比较大，人容易激动，情绪最不稳定，最易出事。美国伊利诺斯州立大学教授毛雷斯甚至指出，人类的谋杀、毒害、抑郁和心脏病等与月亮的盈亏有一定的关系。他认为，由月亮产生的阳离子能诱发人们产生反常行为。

再比如众所周知的地震，也多发生在农历朔日和望日前后，如唐山大地震发生于 1976 年 7 月 28 日，即农历七月初二；印度地震发生于 1993 年 9 月 30 日，即农历八月十五；日本神户大地震，发生于 1995 年 1 月 17 日，即农历腊月十七……进一步研究还发现，地震多发生在夜间。有人统计，1950—1980 年间，全球发生的 240 次 7 级地震中，夜震比例接近 48%；1894—1980 年间，全球大于 7.5 级地震中夜震比例占 44%。1303—1985 年，中国有关大地震的统计，夜震比例高达 67.5%，另据 20 世纪 80 年代中后期中国地震统计分析证明，发生在夜间的地震比例达 80%。

若以朔日对应冬至，望日对应夏至，则地震多见于冬至（大寒）和夏至（大暑）时的黑夜。栾巨庆先生据《气象与地震》所载梅世蓉统计的我国约 1000 个历史强震案例的发震月份统计曲线指出，我国的强地震主要发生在夏至后的 7、8 月份和冬至后的 12 月到次年 3 月份。

又如旱涝之灾，栾巨庆指出，特大暴风雨多发生在朔望前后，充分肯定了月球对旱涝灾情的影响。近年来科学家指出，月亮有影响大气潮的能力。大气潮是大气中类似海洋潮汐的运动，它由万有引力或一日间的温度变化所引起。科学家说，大气潮在某种程度上与月相惊人的同步影响着云层的厚薄及下雨与否，甚至与飓风的形成有关。科学家认为，月亮可调节地球大气层的温度。满月晚上向地球反射阳光最多，晦月晚上无反射，所以晦朔日和望日前后影响大气潮的能力最大。

佛教以每月八日、十四日、十五日、二十三日、二十九日、三十日为四天王察人善恶之日，称"六斋日"。众所周知，初八为上弦，十四、十五在望，二十三日为下弦，二十九、三十在朔。上弦、下弦与朔、望四特征点月相时，是发生灾情的时间，所以四天王多往察之。

4. 五星运动

《素问·天元纪大论》说："太虚寥廓……七曜周旋……"七曜，指日月与金、木、水、火、土五大行星。《内经》称木星为岁星，火星为荧惑星，土星为镇星，金星为太白星，水星为辰星。

五星是太阳的行星，与地球一样围绕太阳在公转。若以地球为参照物，那么五星也伴随太阳绕地球做右旋运动，而对地球产生影响。因此，《内经》认为五星与岁候的变化有很密切的关系。

夫子之言岁候，其太过不及，而上应五星。……帝曰：其应奈何？岐伯曰：各从其气化也。

帝曰：其行之徐疾逆顺何如？岐伯曰：以道留久，逆守而小，是谓下；以道而去，去而速来，曲而过之，是谓省遗过也；久留而环，或离或附，是谓灾与其德也；应近而小，应远则大。芒而大，倍常之一，其化甚，大常之二，其眚即也；小常之一，其化减；小常之二，是谓临视，省下之过与其德也。德者福之，过者伐之，是以象之见也，高而远则小，下而近则大，故大则喜怒迩，小则祸福远。岁运太过则运星北越，运气相得则各行以道。故岁运太过，畏星失色而兼其母，不及则色兼其所不胜。肖者瞿瞿，莫知其妙，闵闵之当，孰者为良，妄行无征，示畏候王。

帝曰：其灾应何如？岐伯曰：亦各从其化也。故时至有盛衰，凌犯有逆顺，留守有多少，形见有善恶，宿属有胜负，征应有吉凶矣。

帝曰：其善恶何谓也？岐伯曰：有善有怒，有忧有丧，有泽有燥，此象之常也。必谨察之。（《素问·气交变大论》）

东方色青……其应四时，上为岁星。

南方色赤……其应四时，上为荧惑星。

中央色黄……其应四时，上为镇星。

西方色白……其应四时，上为太白星。

北方色黑……其应四时，上为辰星。（《素问·金匮真言论》）

《素问·五常政大论》和《素问·六元正纪大论》还论述了六气与五星的关系，见表2-3。

表2-3　六气配五星

六气	厥阴	少阴少阳	太阴	阳阴	太阳
五星	上应岁星	上应荧惑星	上应镇星	上应太白星	上应辰星

《内经》认为，五星向前的视运动称为"顺"，向后的视运动称为"逆"，迟缓的运动称为"徐"或"迟"，意外的快速运动称为"疾"，停在某处视之不动称为"留"，停留超过 20 天称为"守"，逆行转为顺行，在轨道上画出一圈称为"环"。五星的亮度可分为常、常一倍、常二倍、小常一倍、小常二倍五个等级。这种亮度变化与五星离地球的远近有关，因此，对气候与人也有"过"与"德"的不同影响。并说五星运行离大地的远近，能影响人们的情感与祸福，荧惑星主喜，镇星主忧思，太白星主悲，辰星主忧裴，岁星主怒。

从五大行星的视运动看，可分为外行星和内行星。金星、水星为内行星，离太阳的距离比地球近，总在太阳附近徘徊，运行轨道在地球轨道之内（图 2-11 甲），晨出时最大角距离为"西大距"，昏出时最大角距离为"东大距"，与太阳同黄经时称为"合"。在"上合"时，内行星与地球分别位于太阳两侧，在此前后最亮，对地球引力小，即对地球的影响小。而"下合"时，内行星位于地球和太阳之间，在此前后最暗，对地球引力大，即对地球的影响大。由于内行星与地球同绕太阳公转，它们的轨道面又都有一定夹角，因此从地球上看去，内行星在恒星中间出现了顺行→守→逆行→又守→又顺行的现象。

火星、木星、土星为外行星，离太阳的距离比地球远，与太阳的角度没有任何限制。外行星的轨道在地球外面，所以不会有下合，而只有上合（图 2-11 乙）。外行星的公转周期比地球长，当地球公转一周时，外行星仅在轨道上走了一段弧。外行星与地球赤经差 180° 时，称为"冲"。由于地球轨道速度比外行星轨道速度大，所以从地球上看去，在"冲"前后外行星逆行，而在"合"前后外行

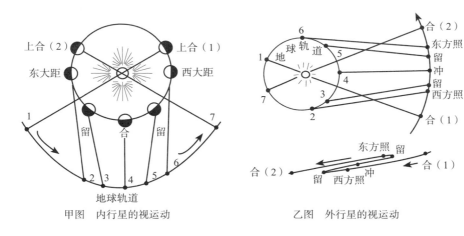

甲图　内行星的视运动　　　　　乙图　外行星的视运动

图 2-11　五星视运动图

星顺行，顺行与逆行之间转变经过"守"，在"上合"前后，外行星最亮。五星在"留"时对地球的影响时间长。

另外，五星还有一套名称，有在天与应地之分，谓天柱、天蓬、天冲、天英、天芮、地晶、地玄、地苍、地彤、地阜。《内经》认为，它们在天与应地的升降失常，可以导致气候失常。如《素问·刺法论》说："升降不前，气交有变，即或暴郁……"又说："升之不前，即有甚凶也。木欲升而天柱窒郁之……；火欲升而天蓬窒抑之……；土欲升而天冲窒抑之……；金欲升而天英窒抑之……；水欲升而天芮窒抑之。"又说："既明其升，必达其降也，升降之道，皆可先治也。木欲降而地晶窒抑之……；火欲降而地玄窒抑之……；土欲降而地苍窒抑之……；金欲降而地彤窒抑之……；水欲降而地阜窒抑之……"《素问·本病论》说："辰戌之岁，木气升之，主逢天柱，胜而不前……；巳亥之岁，君火升天，主窒天蓬，胜之不前……"可知五星运动对地球的影响很大。

五星的在天应地之分，张景岳《类经图翼》载有"天地五星图"，谓："木星在天曰天冲，在地曰地苍。火星在天曰天英，在地曰地彤。土星在天曰天芮，在地曰地阜。金星在天曰天柱，在地曰地晶。水星在天曰天蓬，在地曰地玄。"

《类经图翼》引《天元玉册九星》注："天蓬一，水正之宫也。天芮二，土神之应宫也。天冲三，木正之宫也。天辅四，木神之应宫也。天禽五，土正之宫也。天心六，金神之应宫也。天柱七，金正之宫也。天任八，土神之应宫也。天英九，火正宫也。九星有位，以应九州之分野。"又载《唐会要九宫九星》说：天蓬（太乙，坎水白），天芮（摄提，坤土黑），天冲（轩辕，震木碧），天辅（招摇，巽木绿），天禽（天符，中土黄），天心（青龙，乾金白），天柱（咸池，兑金赤），天任（太阴，艮土白），天英（太乙，离火紫）。其与洛书、后天八卦方位图的配应关系如图2-12和图2-13。

若按五运天地阴阳数配应则如表2-4。

经过这样的整理可以看出，《奇门遁甲》《大六壬》及各种太乙式盘，皆与洛书有关，即与五星月亮运动规律有关。

何谓"岁运太过，则运星北越"？我们知道，运化于十干，而十干表示月相的变化，那么按照月相的时间变化图就可以得出以上结论。

前文叙述过，震应属于坤，巽应属于乾。又《内经》说"太过年为阳干"。这样从月相

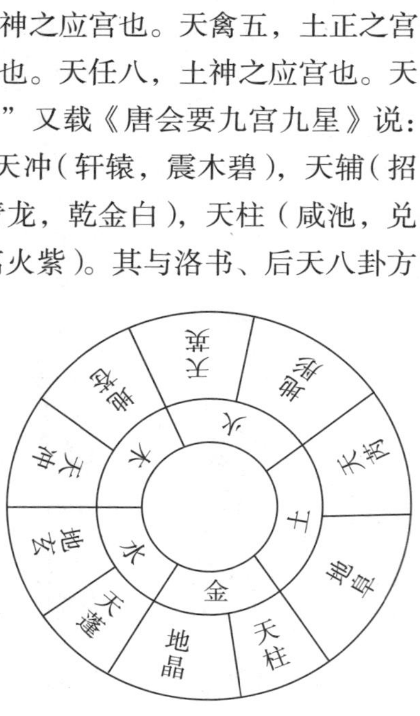

图2-12 天地五星图

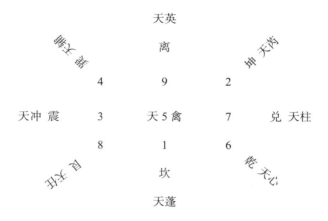

图 2-13 九星配洛书八卦图

表 2-4 五运九星配洛书

五运	木		火		士		金		水	
天地阴阳	天	地	天	地	天	地	天	地	天	地
洛书数	3	8	9	4	5	5	7	2	1	6
《刺法论》	天冲	地苍	天英	地彤	天芮	地阜	天柱	地晶	天蓬	地玄
《天元玉册》《唐会要》	天冲	天任	天英	天辅	天禽	天禽	天柱	天芮	天蓬	天心

的时间变化图可以看出，五阳干壬、甲、戊、丙、庚分散在十五到三十日间的月相变化上，十五乾在南，三十坤在北，故曰"岁运太过，则运星北越"。如此，则还有"岁运不及，运星南越"也（图 2-14）。

《内经》认为，五星的运行影响着地球上的目然火害。栾巨庆先生在《星体运动与长期天气地震预报》一书中，对行星影响气象做了大量深入探讨，读者可参阅之。

5. 二十八宿

月亮围绕地球公转，而地球围绕太阳公转。但对居住在地球上的人来说，地球是静止的，人们看到的是太阳、月亮五星在围绕地球转。日月在大天空运转一周为 360°，这 360° 称作天度。故《素问·六节藏象论》说："天度者，所以制日月之行也……日行一度，月行十三度而有奇焉。"然而，天度是无形的，何以

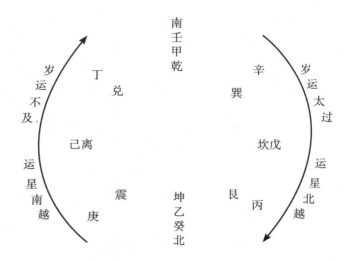

图 2-14　运星南北越图

划分？于是古人在实际观测中又发明了用日月运行轨道上的星辰作为标识，度量日月的行程。如《素问·八正神明论》说："星辰者，所以制日月之行也。"那些度量"日月之行"的星辰在日月运行轨道上，应有相对稳定的位置，因此，它们应是恒星而非行星。它们就是分布在黄道附近的二十八宿。所以，王充《论衡》说："二十八宿为日月舍。"《吕氏春秋·圜道》说："月躔二十八宿，角与轸属，圜道也。"有了二十八宿量度日月运行的标尺，那么，偕日出、偕日没的论点，冲日法的论点，昏中旦中测定太阳位置的论点等，就全部囊括在内了。

　　由于日月对地球的影响很大，所以《内经》非常重视对日月的观测，曾反复将日月并论，反复论及其对人体的影响。《素问·上古天真论》说："……有贤人，法则天地，像似日月……"《灵枢·岁露论》说："人与天地相参也，与日月相应也。"这是论述天人相应之道，与"日月"要"象似"。《素问·移精变气论》说："余欲临病人……欲知其要，如日月光，可得闻乎？……色以应日，脉以应月……"这是说察色验脉，要以日之光明以望色，月之盈虚以验脉。《素问·八正神明论》说："愿闻法往古者。岐伯曰：法往古者，先知针经也。验于来今者，先知日之寒温，月之虚实，以候气之浮沉，而调之于身，视其立有验也。"为什么法往古者，要"先知针经"呢？因为针刺疗法要如《素问·缪刺论》所说，"以月死生为数"，必须按朔望月虚实日期。

　　既然《内经》如此重视日月运行，就必然重视量度日月之行的二十八宿。因此有关二十八宿的内容就记载到了《内经》中。

岁有十二月，日有十二辰，子午为经，卯酉为纬。天周二十八宿，而一面七星，四七二十八星，房昴为纬，虚张为经。是故房至毕为阳，昴至心为阴，阳主昼，阴主夜。(《灵枢·卫气行》)

众所周知，二十八宿恒星即角亢氐房心尾箕、斗牛女虚危室壁、奎娄胃昴毕觜参、井鬼柳星张翼轸。一面七星，四面即青龙、朱雀、白虎及玄武四象。二十八宿的排列顺序是逆时针右旋，其运动方向是顺时针左旋。那么，《灵枢经》的"房昴为纬，虚张为经"，是如何确定的呢？是据《尚书·尧典》天象定的(图 2-15)。

乃命羲和，钦若昊天，历象日月星辰，敬授人时……日中星鸟，以殷仲春……日永星火，以正仲夏……宵中星虚，以殷仲秋……日短星昴，以正仲冬。(《尧典》)

这里的房昴、虚张、四仲、中星，位于东西南北四方正位，分别在子午卯酉点上。

用二十八宿坐标系，观测日月的运行规律，见载于《素问·五运行大论》所引《太始天元册》，如下所述。

丹天之气，经于牛女戊分；黅天之气，经于心尾己分；苍天之气，经于危室柳鬼；素天之气，经于亢氐昴毕；玄天之气，经于张翼娄胃。所谓戊己分者，奎壁角轸，则天门地户也。夫候之所始，道之所生，不可不通也。(《素问·五运行大论》)

据龙伯坚先生考证，王冰所补运气七篇大论的"著作时代大概不会晚于东汉以后""大概是公元二世纪"的作品。由此看来，《素问·五运行大论》所引古天文著作《太始天元册》应是公元二世纪以前的作品。

我们只要把图 2-4 太阳周年视运行纳子图和图 2-6 月体纳甲图的天干方位装在二十八宿坐标系中，就可得到经文所述的日月五星视运行图(图 2-16)。

对于图 2-16，有人称作"五天气图"，有人称作"五天五运图"，有人称作"五气经天化五运图"，有人称作"天干化五运图"，还有人称作"五运六气生成图"。有人称其五色为云色，有人称其五色为极光。这些说法均未得经文原意。《素问·五运行大论》说这是"黄帝坐明堂，始正天纲，临观八极，考建五常"时，所描绘的一幅天象图，是为了了解自然界的变化作用。所以正文接着说："夫变化之用，天垂象，地成形，七曜纬虚，五行丽地。地者所以载生成之形类也；虚者，所以列应天之精气也；形精之动，犹根本之与枝叶也，仰观其象，虽远可知也。"七曜，指日月五星。虚，指太虚，即宇宙。七曜纬虚，指日月五星在太空的运行。所以图 2-16 应是日月五星视运动天象图。

据赵定理先生考证，把此图直接与郑玄易图(郑玄爻辰值 28 宿图)、《尧典》仲春昏时中星图对照，立可得出三图天象相同。为《尧典》时代历元天象。冯时认为，张宿和危宿于二分日位于南中天的时间约为公元前 4000 年，距今 6000 年。

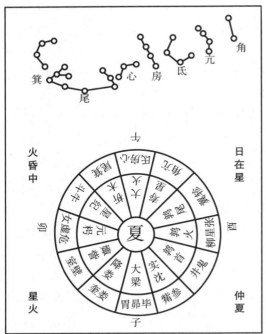

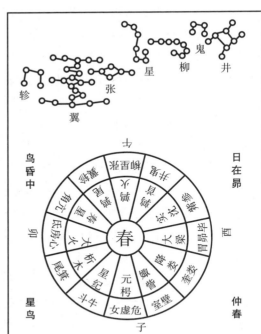

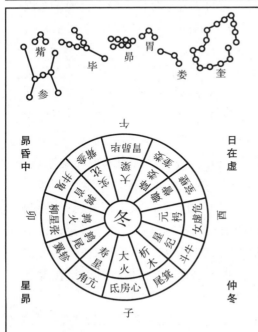

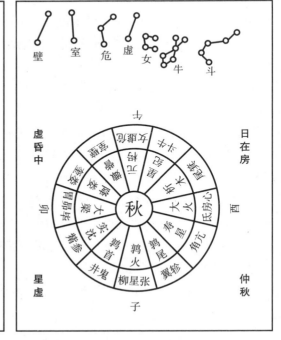

图 2-15 《尧典》四仲中星图

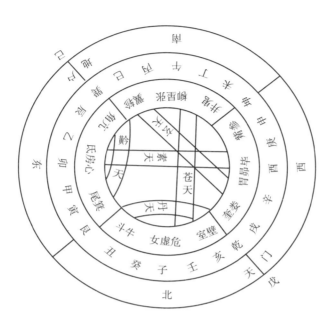

图 2-16　日月五星视运动天象图

研究《五运行大论》这段古天文，要明白以下几个问题。

(1) 候之所始，道之所生说

"候之所始，道之所生"，是对日月五星视运动天象图的概括性论断。《说文解字》："候，伺望也。"《字汇》："候，证候。"由此而言，候，是观察事物客观征象的意思。观象察候是古人研究自然、总结客观规律的根本方法，正如《素问·五运行大论》所说："天地阴阳者，不以数推，以象之谓也"。知此天象图是观察自然界千变万化的本源，即强调此天象是万象之本、道训规律。说明自然界的规律只能以天体之象进行推测，决非臆测而来。老子说"道法自然"，只有明白了自然规律，才能明道、入道。《系辞传》说："一阴一阳之谓道。"日为阳，月为阴，日月的运行规律就是道。太阳纳于地支化为六气，月亮纳于天干化为五运，五运六气来源于天体之象的运动变化，天体之象是其客观基础，"天垂象，地成形……仰观其象，虽远可知"，反映了五运六气的科学性。

五运六气规律来源于古人的观察实践，其把岁候、气化、气候、物候、病候、自然灾害统一起来，统统归之于天体之象的变化，执简驭繁，正如《系辞传》所说："天下之动，贞夫一者也。"

日月五星视运动天象图的含义包括：①巧妙简要地将太阳视周年运动和月

亮视周月运动及五星视运动规律安排在一幅图中；②展示了天圆地方的宇宙观；③阐释北斗建月的规律；④标示出天地阴阳相反规律；⑤展示地平、赤道、黄道三大坐标系；⑥突出生命规律。

《内经》认为天地之间万象纷纭，但日月星辰对地球的作用并非千头万绪，而有着统一的环节和原理，这就是日月，月化五运，日化阴阳。所以《内经》反复强调"五运阴阳者，天地之道也，万物之纲纪，变化之父母，生杀之本始，神明之府也"，并以此为纲，阐述了天地关系、日地关系、月地关系及五星等天文因素对地球的影响，描绘出一个主宰生命活动的天地日月星辰巨大的宇宙系统，那就是日月五星视运动天象图。

(2) 天门地户说

对于"天地之门户"的解释，王冰说："戊土属乾，己土属巽。《遁甲经》曰，六戊为天门，六己为地户，晨暮占雨，以西北、东南，义取此。雨为土用，湿气主之，故此占焉"。指出西北奎壁二宿乾位戊为天门，东南角轸二宿巽位己为地户，这一说法可能源于《易纬》。《乾凿度》说："乾为天门，巽为地户。"《河图括地象》说："天不足西北，地不足东南，西北为天门，东南为地户。天门无上，地户无下。"张景岳说："天门为春分，地户为秋分"，后世学者多宗之。近年来有人提出天门为立春点，地户为立秋点的观点。其实这两种观点都是可商探的，他们没有理解戊己分的真正来源，又为什么称为天门地户？

我们从太阳纳子图得知，西北乾位是夏至日入处（在北回归线上），东南巽位是冬至日出处（在南回归线上），所以天门应为夏至点，地户应为冬至点。冬至点太阳行黄道最低位置，故曰地户。夏至点太阳行黄道最高位置，故曰天门。太阳从西北夏至日点，即北回归线开始右行，到东南冬至日出点，即南回归线的旅程，是从夏至到冬至，由秋到冬，为阴道。太阳从东南冬至日出点，即南回归线右行，到西北夏至日入点，即北回归线的旅程，是从冬至到夏至，由春到夏，为阳道。太阳夏至点位于奎壁，冬至点位于角轸。一般是以太阳在冬至点的位置为回归年，即岁的开始与终结，故二十八宿就从角宿始，顺从日月右行的方向排列，而终于轸宿，从而量度日月的行程（图2-17）。

何谓夏至点为天门，冬至点为地户？因为夏至点天气最热，阳极一阴始生，日就阴道，进入雨季，雨下降如门之开，故曰天门。此后天气有降无升，故曰"天门无上"。冬至点天气最冷，阴极一阳始生，日就阳道，大地阳气渐升如门之开，故曰地户。地气有升无降，故曰"地户无下"。而坤位秋分点，秋主刑杀，故称坤为"鬼门"。艮位春分点，春主生，故称艮为"人门"。若按地道左旋说，

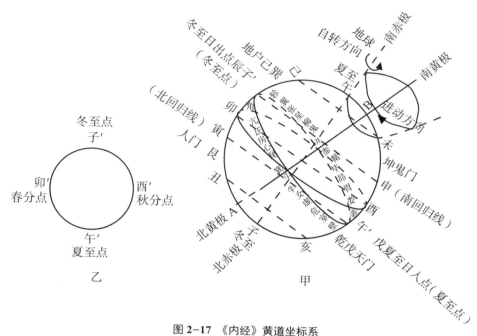

图 2-17 《内经》黄道坐标系

则坤位为人门，艮位为鬼门。

由图 2-17 可以看出，太阳夏至点对应北回归线，在地球的北半球，北属阴。太阳冬至点对应南回归线，在地球南半球，南属阳。即天阳——太阳夏至点对应地阴——北半球，天阴——太阳冬至点对应地阳——南半球。天阳对地阴，天阴对地阳。此南北指地球的南北。不明此，不可言医与易。

冬至从坎，阳在子，日出巽而入坤，见日光少，故曰寒……

夏至从离，阴在午，日出艮而入乾，见日光多，故曰暑。(《周髀算经》)

这里的阴阳指天之阴阳，冬至（子）夏至（午）指地气的冬至夏至，即地气之阴（冬至）阳（夏至）。阳对冬至子，就是天阳对地阴，阴对夏至午，就是天阴对地阳。所以，夏至点戊配后天八卦北坎水，称坎戊。冬至点己配后天八卦南离火，称离己。如是就出现了夏至点与冬至的对应，冬至点与夏至的对应。太阳在冬季到达星宿，而星宿属夏宫。太阳在夏季到达虚宿，而虚宿属冬宫。可知冬宫与夏宫的位置发生了对调。

经过冬至日出点巽和夏至日入点乾的太阳周年视运动黄道圈，以戊乾和己巽连线，即天门地户连线分为两半部分，为上下半年。

另外，还有经过冬至日入点坤和夏至日出点艮的黄道圈,《内经》为什么不将艮位作戊分、坤位作己分呢？因为《内经》以太阳连续两次日出（平旦）的时间间隔为一日，以太阳连续两次过冬至的时间间隔为一回归年，《内经》称作岁。一岁之始当从冬至日的日出算起，夏至日入点为其半。所以《内经》只定黄道圈上的乾位为天门戊分、巽位为地户己分，没有艮坤戊己分。乾巽天地门户之分很重要，凡天人相应之理皆以此为基础，详见下文。

从日月运行图可以看出，井宿在冬至日入处，牛宿在夏至日出处。故东汉刘向著的《五记论》中说："日月循黄道，南至牵牛，北至东井。"此南北指天之南北，非地之南北。《周髀算经》说："日夏至在东井……日冬至在牵牛"，此处夏至、冬至属地气，不是夏至点、冬至点。

《素问·五常政大论》说："天不足西北，左寒而右凉；地不满东南，右热而左温。……东南方，阳也。阳者，其精降于下，故右热而左温。西北方，阴也。阴者，其精奉于上，故左寒而右凉。"左右指地的方位言，西北之右方是西方，属秋金，气凉；西北之左是北方，属冬水，气寒。东南之左是东方，属春木，气温；东南之右是南方，属夏火，气热。西北为天门，天阳（夏至点）对地阴。东南为地户，天阴（冬至点）对地阳。这就是《内经》对天地门户的论述。

角宿是二十八宿之首，又是青龙之头，位在辰，这大概就是辰为龙的原因吧！从辰为冬至点，即回归年之首，知岁首起于青龙也。

《春秋汉含孳》说："房心为明堂，天王布政之宫。"房心二宿，古称大火。大火昏见东方地平线，为什么为君王开始"布政之宫"？因为房心对应的是立春点，为新一年的开始。

这也让我想起了构成史学、考古学与文字学上至今不解的"子巳之谜"。如今解开了冬至点在巽之谜，而巽在天气巳位（见太阳纳子图），所以古人就把"巳"写成了"子"，使甲骨文中的十二地支中有两个"子"或两个"巳"。

《周易·革卦》载"巳日乃孚""天地革而四时成""君子以治历明时"。注家对"孚"之解多非本义。孚训始。《太玄经·戾》："阳气孚微，物各乖离而触其类。"司马光集注："卵之始化谓之孚，草之萌甲亦曰孚，然则孚者，物之始化也。"冬至点后一阳始生，万物始化，故曰孚。《说文解字》："孚，卵孚也。从爪，从子。"从子者，天之子时也。天之子时对地之巳时，地之子时对天之巳时，时在冬至，阳气始生，万物始化，故曰"巳日乃孚"。冬曰藏伏，故孚又通伏。冬至为治历的依据始点，故曰"君子以治历明时"，成天地四时。

《说文解字》："包，㔾象人裹妊。巳在中，象子未成形也。元气起于子。子，人所生也。男左行三十，女右行二十，俱立于巳。为夫妇，裹。巳为子，十月而生。男起巳至寅，女起巳至申。故男年始寅，女年始申也。"男为阳，女为阴。太阳在冬至点巳时，阴极一阳生，如夫妇，故曰"裹妊于巳，巳为子"。从日月五星视运动天象图看，阳从子起，左行数三十恰到巳。阴从子起，右行数二十也恰到巳，故曰"男左行三十，女右行二十，俱立于巳"。若从巳起，阳左行十数到寅，阴右行十数到申，故曰"男起巳至寅，女起巳至申"。即阳起始于寅，阴起始于申。寅者，夏至日出之所，故曰阳始于寅。申者，冬至日入之所，故曰阴始于申。可知"巳为子"是有双重含义的。"子巳"说出于殷商甲骨文六十干支表中，说明戊己分说可能在殷商时代就有了。就是说日月五星视运动天象图可能产生于殷商时代或更早。

因现代天文学中地球的"进动"说与岁差有关系，又与五运六气的演变关系密切，故做一简略介绍。

从黄道坐标系可看出，地球除了周日自转与周年公转运动之外，还有环绕垂直黄道面的轴线，即黄极方向做缓慢的圆锥运动。运动的方向与地球自转方向相反，周期约 25 776 年。地球运动，造成了赤道与黄道的交点（二分点）向东移动，对于黄道太阳视运动来说，即"日渐差而东"，相对于赤道来说，便是"天渐差而西"。这就叫作两分点的岁差。其每年移动的平均速率是 50.26″，每隔71.6 年移动 1° 我们知道黄赤的交角是 23°27′，所以赤极绕黄极运动的圆的直径，就是黄赤交角的一倍，约为 46°54′。又考虑到地球的极移变化，其平均直径约为45°。这是否为黄道圆周八节分的依据呢？

徐子评在《中医天文医学概论》中说，在商代总是指向大火的斗柄左行十二次，与取代"日月之会"右行十二辰的岁星，只在辰位（冬至日出点的地户）和戌位（夏至日入点的天门）重合，六年一合，称为六合。郑军说，通过月亮升交点与黄道的关系，推算出每过一回归年，升交点与远地点之间相距 60°。以回归年周期为参考，以冬至点为升交点和远地点重合时的始点，则三年后升交点与近地点相会，6 年后升交点与远地点再次重合，地点与第一年的始点相反，即总是在天门地户处。

月体纳甲法为什么说戊己在中属土？因为月循黄道运行，月行九道，其一为中道，所谓"中道"者，即黄道，一曰光道。戊己在黄道上，戊己是黄道的代表，黄为土色，故曰戊己属土。日月缠黄道，故用离日配己、坎月配戊作代表。

现在我将月体纳甲与太阳纳子分开装在二十八宿坐标系中，并配上二十四节气和十二次及对应地区，绘成图 2-18 以供读者参考。

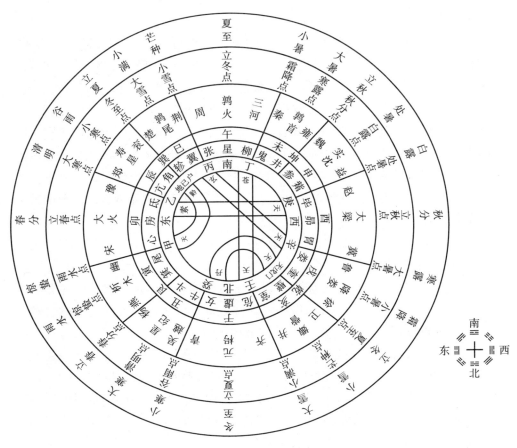

图 2-18　十二次对应地区图

注：最外圈为地气左旋二十四节气，外数第二圈为天气右旋二十四节气，外数第三圈为十二次及所对地区。内为日月五星视运动天象图

(3) 天干化运说

依据日月五星视运动天象图，《内经》提出甲己合化为土、乙庚合化为金、丙辛合化为水、丁壬合化为木、戊癸合化为火的命题，这是为什么？这和《太始天元册》说的"五天之象"有什么关系？这是因为日月运行均有四象四特征点的规律，日月运行每年均超前一特征点，四年为一调谐点，太阳四年后天数整数化（即地球自转与公转四年后天数整数化，0.25 天 × 4=1 天），朔望月四年后相位复原。但并未回到初始出发点，到第五年才能回到初始出发点，形成一个封闭完整的日月形象周期。这就是五运形成的真正原因（表 2-5）。到此才能明白甲己合化、乙庚合化、丙辛合化、丁壬合化、戊癸合化的真谛原来是日月回归原点的周

表 2-5　日月回归原点周期表

1. 甲子	2. 乙丑	3. 丙寅	4. 丁卯	5. 戊辰
6. 己巳	7. 庚午	8. 辛未	9. 壬申	10. 癸酉
11. 甲戌	12. 乙亥	13. 丙子	14. 丁丑	15. 戊寅
16. 己卯	17. 庚辰	18. 辛巳	19. 壬午	20. 癸未
21. 甲申	22. 乙酉	23. 丙戌	24. 丁亥	25. 戊子
26. 己丑	27. 庚寅	28. 辛卯	29. 壬辰	30. 癸巳

期，即五年周期。我们称月相四特征点周期为四象周期或四时周期，回归原点的五年周期为五运周期或五行周期。第六年又从初始点开始新的周期，如此周而复始，循环不已。有人将五天之气解释为云气或极光，那是欠妥当的。五天之象与五运土、金、水、木、火有关。五运虽本源于月亮运动，但月亮无五色之分。五运既然合天象之五色，那么在天象中呈现五色的天体是什么呢？我认为应该是上应五运的五星，即镇星、太白星、辰星、岁星、荧惑星。镇星应中央黄色，太白星应西方白色，辰星应北方黑色，岁星应东方青色，荧惑星应南方红色。

五星与五运关系最密切的就是行星的颜色。五星之色应五方之色为常色，不应五方色则为灾变色。司马迁在《史记·天官书》中说："五星，白色为丧、旱，赤色为兵，青色为水，黑色为疾，多死，黄色为吉。"将行星分成五种颜色，以什么为标准呢？古人的办法是先选定天上的五颗恒星作为颜色标准星，这样做从现代天文学角度来看很有道理，因为各恒星处在不同的演化阶段，表面温度也不相同，所以它们的颜色确实会有所不同。

司马迁《史记·天官书》所记五颗恒星颜色标准分别为：白色，狼（天狼星，大犬座 α）；赤色，心（心宿二，天蝎座 α）；青色，参右肩（参宿五，猎户座 υ）；黄色，参左肩（参宿四，猎户座 α）；黑色（实即暗红色），奎大星（奎宿九，仙女座 β）。

五大行星颜色标准既已确立，古人就据此进行行星预测。如《开元占经》卷四十五引《荆州占》说："太白色黄，国吉；色赤，有兵；色白，岁熟；色黑，有水。"又引石氏说："太白青角，有木事；黑角，有水事。"

关于天干合化五运的天文背景请参见第 3 章。

至此可知，《太始天元册》所记载的日月五星视运动天象图，是以地心为参考，以黄道二十八宿为轨道驿舍，是日、月、五星运动变化的预测理论系统。栾巨庆说："太阳是维持地球上各地带季节正常循环的天体，只是由于行星和月亮位置的变化而使正常循环的季节受到干扰，从而出现雨季的提早或推迟，奇旱或大涝，奇寒或酷热等反常天气或异常气候。"又说："日、月、行星虽是互相影响，但似乎还有较明显的分工，各自都担当了天气变化的不同角色。太阳担任蒸汽的制造者，行星担任旱、涝的指挥者，月亮是行星的助手""黄道是天文气象预报的重要区域，经验对应区的中轴线就是黄道圈。行星、月亮的视赤经、视赤纬对'对应区'的影响是否集中，就看它是靠近黄道还是远离黄道。如果行星、月亮靠近黄道，则其影响就集中，特别是行星、月亮的轨道与黄道相交时，赤经、赤纬的作用就完全重合，这时对应区的作用较大，降雨量当然也更大"。

(4) 年首说

古籍记载，夏正建寅，商正建丑，颛顼历以立春为年首，这是为什么？除了天地的差别外（详见下文），我们从日月五星视运动天象图可以看出，丑、寅皆位于春分点处。前文我们已经阐述过，春分点和秋分点的连线将一年分为阴阳昼夜两部分，若按地左旋说，从春分点到秋分点为昼、为阳，从秋分点到春分点为夜、为阴，故古人多以丑寅处为年首，以立春到立秋为上半年、为阳，以立秋到立春为下半年、为阴。

综上所述，可知《太始天元册》所述的内容，确实是五运六气理论的客观基础，为"候之所始，道之所生，不可不通也"。

(5) 宇宙间最完美最和谐的系统

日月五星视运动天象图，是十天干、十二地支、八卦及二十八宿相结合组成的系统图，内含五行，可知该图含有 5、8、10、12 四个数字。

1991 年陈继元先生在《数字 5，8，10，12 与阴阳循环现象》一文中通过数学方法论证发现，只有 5、8、10、12 这 4 个数字是具有 2 条对称循环回路的特殊数字，其他数字都不具备这一性质，他称之为"5，8，10，12 状态系统"（"状态"的概念相当于"部分"）。他说"5、8、10、12 状态系统是宇宙间宏观上存在着的最完美最和谐的系统"。因为这种状态系统与其他非 2 条对称循环回路系统相比，具有每条变化路径固定、虚实 2 条回路间隔对称一致的特性，形成了内、外循环线路差异而对称回环的格式，体现了既对立又统一的有规律的循回、径固、对称的属性。这种属性与宇宙间一切事物变化发展的规律不谋而合，因而为中国传统文化的阴阳五行、八卦、天干、地支学说提供了和谐结合的最佳模式。那么，"5、8、10、12 状态系统"是如何与阴阳五行、八卦、十天干、十二地支和谐完美地结合起来的呢？黎照标先生在《五行、八卦、天干、地支的内在结构是"5、8、10、12 状态系统"》一文中，通过分析证明五行、八卦、天干、地支，具有每个元素的物质、时间、空间的统一和相生、相克两种运动循环回路、变径固定、对称稳定的属性，因而与 "5、8、10、12 状态系统" 的模式一拍即合，达到了和谐完美的统一。黎先生说："阴阳五行、八卦、天干、地支学说是 '5、8、10、12 状态系统' 的扩展丰富内容，后者是前者的结构和表现方式。两者和谐结合是具有共同属性的结果。阴阳五行、八卦、天干、地支学说运用对称、平衡、稳定的 '5、8、10、12 状态系统'，反映了宇宙间物质、时间、空间的关系和对立统一、量变、质变和新陈代谢规律。五行、八卦、天干、地支状态系统是一个有机的综合体系，在运动之中互补长短，发生综合效应。阴阳五行、八卦、天干、地支学说从内容和形式上都是合理的，较好地反映了事物发展的规律。"由此可知，陈继元先生首次从阴阳平衡角度科学地揭示了五行、八卦、天干、地支理论的独特含义，为日月五星视运动天象提供了难得的理论依据。

其实天干、地支、八卦及五行只是日月运动变化的代表符号，"5、8、10、12 状态系统"是天干、地支、八卦、五行代表符号的结构和表现方式，宇宙间存在着的、真正的、最完美、最和谐的系统是日月五星视运动天象图系统。古人把日月五星视运动的天象装在二十八宿坐标系中，具有天圆地方的属性，天圆在外，地方在内。这就是说，天象图的变化规律，有内部与外部的区别，即有内、外循环线路之别。外部是天气，内部是地气，天气右旋，地气左旋，是内、外 2 条对称循环回路系路。还有地球南、北半球季节相反的情形，也具有上述属性。所以我说，日月五星视运动天象图才是宇宙间最完美最和谐的系统。

虽然古今天象有着重大变化，但此日月视运动天象图却是古今不变的。天象的变化是变易，此图是不易，变中有不变。

(6) 宇宙钟节律

日月五星视运动天象图是宇宙间一切事物变化发展规律的最佳模式图。图中冬至日出点巽、日入点坤和夏至日出点艮、日入点乾，就是太阳运行的时间节律和宇宙钟的节律。这巽、艮、乾、坤四个特殊点，将黄道划分为四象，将一年划分为四季，是自然界四元系统划分的客观依据。我将其称之为四时周期。

金日光先生在《模糊群子论》中提出的四数群子在自然界的表现等，证明了宇宙钟节律存在的普遍性。他指出自然数有四种类型：单偶数，即 2、6、10、14、18（不可用 4 除尽）；复偶数，即 4、8、12、16、20（可用 4 除尽）；奇数，即 1、3、5、7、11（纯素数）；复奇数，即 9、15、21、25、27（非素数）。

可见（1、2、4、9）（3、6、8、15）（3、4、6、15）（5、6、8、15）等成为自然数 "四数群子"，其中复偶数和复奇数是一种过渡型数群。金日光在以上讨论和分析的"四数群子"中存在的问题，是自然界"数"的规律。根据易学象数原理，象可数化，数也可象化。有了"四数群子"的数，就必有其自然象，他指出自然界"四数群子"的表象有：①四类化学键，即共价键、配位键、金属键、离子键；②四种类型的原子核衰变反应，即负电子（β）衰变、正电子（β、κ）衰变、α粒子衰变、γ光子衰变；③四种化学反应，即合成反应、交换反应、异构化反应、分解反应；④DNA核酸中遗传四基群子，即胸腺嘧啶（T）、腺嘌呤（A）、鸟嘌呤（G）、胞嘧啶（C）；⑤人类生活中亦有不少"四基群子"，如按肤色可分为白色人种、黄色人种、棕色人种、黑色人种。按人体结构型可分为发育不良型、无力型、矮胖型、运动型。

这说明金日光以"四数群子"和"四类表象"的规律，从现代科学证明了自然界四元系统划分的客观真理性。前文已阐述过佛家提出的风、地、水、火四元素划分规律，就是以宇宙钟节律为理论基础。宋代大易学家邵雍在《皇极经世书》中提出的元会运世、日月星辰、阴阳刚柔、水火土石四元素划分系统，也是以宇宙钟节律为理论基础。《系辞传》说："位天之道曰阴与阳，位地之道曰柔与刚。"说明天地阴阳刚柔四元素，是人与万物生成变化的根本原因。故《系辞传》又说："在天成象，在地成形，变化见矣"，"阴阳合德而刚柔有体，以体天地之化"。体，指有形之物，是阴阳合化而生成。

伏羲先天八卦以坤艮坎巽和乾兑离震四卦划分，用的也是宇宙钟节律。

(7) 后天八卦图

前文阐述过，宇宙钟节律点巽、艮、乾、坤是赤道节律点辰、未、戌、丑和黄道节律点巳、寅、亥、申的互相映射重合，它与地平圈上的四方点震（东）、离（南）、兑（四）、坎（北）就构筑成了后天八卦方位图。说明后天八卦方位图是以地平圈为基础创立的，而地平圈是以人，即以观测者为中心，观测之人为万物之灵，代表万物生成之道，万物划分五行，故可称后天八卦方位图为五行图，反映了地有四面八方及中央，于是可定出天下——四面八方及中央之象。万物附于地，因此后天八卦方位图（图2-19）的五行反映的是地气左旋规律，而不是天气右旋规律。从后天八卦方位图可以看出，图中八卦仍按天门地户连线分阴阳。乾为天门，巽为地户，在这条天门地户连线的左下方布列的是震、艮、坎、乾四阳卦，连线的右上方布列的是兑、坤、离、巽四阴卦。因为从地户天道右旋为春夏之阳，故配布四阳卦；从天门天道右旋为秋冬之阴，故配布四阴卦。阴卦在上，阳卦在下，是天地阴阳交泰之象。阴阳交泰，万物才能化生焉。

那么上下卦之阴阳是如何相交的呢？这从图2-19中也可以看清楚。离与坎

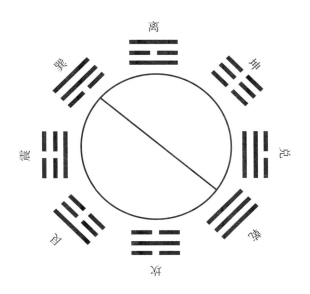

图 2-19　后天八卦方位图

互对，离三爻全变为坎，坎三爻全变为离。坤与艮互对变上爻，坤上爻变为艮，艮上爻变为坤。兑与震互对变中爻，兑中爻变为震，震中爻变为兑。巽与乾互对变下爻，巽下爻变为乾，乾下爻变为巽。这种阴阳爻交变方式很有规律，若按逆时针方向天道右旋依次为下、中、上爻变，然后是三爻全变；若按顺时针方向地道左旋依次为上、中、下爻变，然后是三爻全变。这完全反映了天气下降、地气上升的自然规律。下爻变者为阴阳气始生之所，中爻变者为阴阳气平等的春秋分时，上爻变者为寒暑之极变，三爻全变者阴阳之盛时。

对于后天八卦方位图，《易纬》中亦有解说。

立乾、坤、巽、艮四门。

乾为天门，圣人画乾为天门，万灵朝会，众生成，其势高远，重三三而九，九为阳德之数，亦为天德，天德兼坤数之成也，成而后有九。《万形经》曰：天门辟元气，《易》始于乾也。

坤为人门，画坤为人门，万物蠢然，俱受荫育，象以准此。坤能德厚迷远，含和万灵，资育人伦，人之法用，万门起于地利，故曰人门。其德广厚迷体无首，故名无疆。数生而六，六者纯阴，怀刚杀，德配在天，坤形无德，下从其上，故曰顺承者也。

巽为风门，亦为地户。圣人曰：乾坤成气，风行。天地运动，由风气成也。上阳下阴，顺体入也，能入万物，成万物，扶天地生散万物，风以性者。圣人居天地之间，性禀阴阳之道，风为性体，因风正圣人性焉。《万形经》曰：二阳一阴，无形道也，风之发洩，由地出处，故曰地户。户者牖，户通天地之元气，天地不通，万物不蕃。

艮为鬼冥门，上圣曰：一阳二阴，物之生于冥昧，气之起于幽蔽。《地形经》曰：山者艮也，地土之余，积阳成体，石亦通气，万灵所止起于冥门。言鬼，其归也，众物归于艮。艮者止也，止宿诸物，大齐而出，出后至于吕中。艮静如冥暗，不显其路，故曰鬼门。

庖牺氏画四象立四隅，以定群物发生门，而后立四正。四正者，定气一，日月出没二，阴阳交争三，天地德正四。

立坎、离、震、兑四正。

月，坎也，水魄。圣人画之二阴一阳、内刚外弱，坎老者，天地脉，周流无息，坎不平，月，水满而园，水倾而昃，坎之缺也。月者阙，水道。圣人究得源脉，利涉沧涟，上下无息，在上曰汉，在下曰脉，潮为浍，随气曰濡，阴阳礴礤为雨也。月，阴精，水为天地信，顺气而潮。潮者水气，来往行险而不失其信者也。

日，离，火宫，正中而明，二阳一阴，虚内实外，明，天地之目。《万形经》曰：太阳顺四方气。古圣曰：烛龙行东时肃清，行西时瘟暐，行南时大暇，行北时严杀。顺太阳实元煖，煤万物形以鸟离，烛龙四方，万物响明，承惠煦德，实而迟重。圣人则象，月即轻疾，日则凝重，天地之理然也。

雷木，震，日月出入门，日出震，月入于震，震为四正，德形鼓万物不息。圣人画二阴一阳不见其体，假自然之气顺风而行，成势作烈，尽时而息，天气不和，震能翻息，万物不长，震能鼓养。《万形经》曰：雷，天地之性情也，情性之理自然。

泽金水，兑，日月往来门，月出泽，日入于泽，四正之体，气正元体。圣人画之二阳一阴，重上虚下实，万物燥，泽可及，天地怒，泽能悦，万形恶，泽能美，应天顺人，承顺天者不违，拒应人者泽滋万业，以帝王法之，故曰泽润天地之和气然也。(《乾坤凿度》)

门者，往来出入之道。冬至日出巽入坤，夏至日出艮入乾，知四隅卦巽、艮、乾、坤都在黄道上，为太阳往来之门户，故称之四门。"太阳顺四方之气""万灵朝会，众生成"，故曰"四隅以定群物发生门"，阐述的是太阳周年视运动。四正者，地平圈之四方点，离位正南，坎位正北，震位正东，兑位正西。东方为每天太阳升出和月亮降落的地方，西方为每天太阳降落和月亮升出的地方，阐述的是太阳周日视运动。南方热如日，北方寒如月。四正为夏至、冬至、春分、秋分，故能"定气"。二至阴阳极则争，二分阴阳平而交。四正立，四象四季成，故曰"天地德正"。由此可知，后天八卦方位图反映的是日月出入往来的视运动天象图，与日月五星视运动天象图有异曲同工之妙。

有人会问，为什么用乾、坤、巽、艮作四维四门之卦呢？

孔子曰：岁三百六十日而天气周，八卦用事各四十五日方备岁焉。故艮渐正月，巽渐三月，坤渐七月，乾渐九月，而各以卦之所言为月也（郑康成注：乾御戌亥在于十月，而渐九月也）。乾者，天也，终而为万物始，北方万物所始也，故乾位在于十月。艮者，止物者也，故在四时之终，位在十二月。巽者，阴始顺阳者也，阳始壮于东南方，故位在四月。坤者，地之道也，形正六月。四维正纪，经纬仲序度毕矣（郑康成注：四维正四时之纪，则坎离为经，震兑为纬，此四正之卦为四仲之次序也）。孔子曰：乾坤，阴阳之主也。阳始于亥，形于丑，乾位在西北，阳祖微据始也。阴始于巳，形于未，据正立位，故坤位在西南，阴之正也。是以乾位在亥，坤位在未，所以明阴阳之职。（《周易乾凿度》）

原来用乾、坤、巽、艮作四门之卦，是为了明阴阳之道。阴气始于巳，巽卦（☴）一阴在下，象征阴气之始。阴气成形于未，坤卦（☷）三爻皆阴，象征阴气已成。阳气始于亥，从天而降，故乾天卦。阳气成于丑，天道光明而下济，故用艮卦。巳亥为二至点，故为阴阳二气之始。丑未为二分点，故为阴阳二气之成形。

阴阳之"始""形"有矣，阴阳之消长缺焉。于是又有后天八卦次序图（图2-20）标示出阴阳之消长。《说卦传》说："乾，天也，故称乎父。坤，地也，故称乎母。震一索而得男，故谓之长男。巽一索而得女，故谓之长女。坎再索而得男，故谓之中男。离再索而得女，故谓之中女。艮三索而得男，故谓之少男。兑三索而得女，故谓之少女。"理解这段传文的关键在于对"索"字的训释上，注家多训索为求，欠妥。其实，索字在此处应训为独。《广雅·释诂三》："索，独也。"乾卦因其三爻独阳无阴，故为纯阳卦，称为父。震卦因其独初爻为阳爻，故为阳卦，称长男。坎卦、艮卦的二爻、三爻独为阳爻，故坎艮为阳卦，称中男、少男。坤卦因其三爻独阴无阳，故为纯阴卦，称为母。巽、离、兑分别因其初爻、二爻、三爻独为阴爻，故均为阴卦，分别称为长女、中女、少女。这与《系辞传》阐述经卦分阴阳及以"少统多"的原则，"阳卦多阴，阴卦多阳""阳一君而二民，阴二君而一民"相符合。所以，这段传文中的"一索""再索""三索"便确定了阴卦、阳卦及其次序，如下所示。

☰　☶　☵　☳　☷　☱　☲　☴
乾　艮　坎　震　坤　兑　离　巽

可以看出，阴卦和阳卦的卦序次按阴阳爻由初爻到二爻，再到三爻依次排

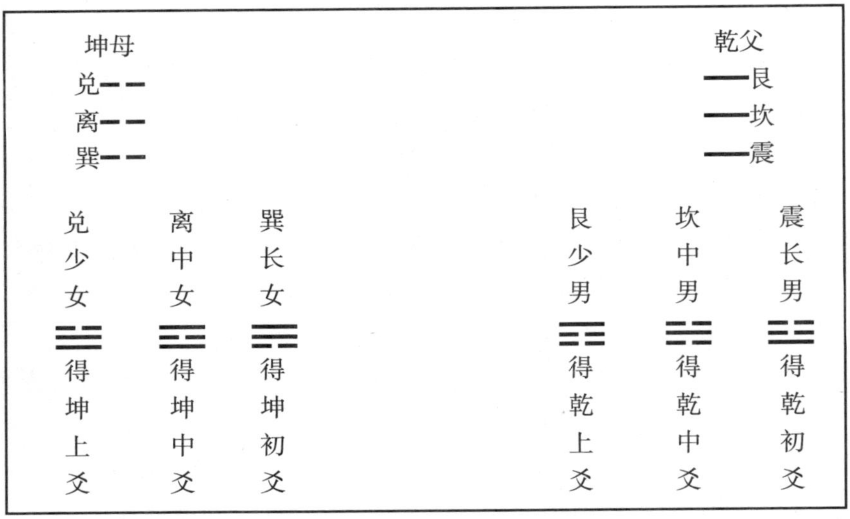

坤母   乾父

兑 — —　　　　　　　　　　　　　　　 —— 艮

离 — —　　　　　　　　　　　　　　　 —— 坎

巽 — —　　　　　　　　　　　　　　　 —— 震

兑　　　 离　　　 巽　　　　　　 艮　　　 坎　　　 震
少　　　 中　　　 长　　　　　　 少　　　 中　　　 长
女　　　 女　　　 女　　　　　　 男　　　 男　　　 男

得　　　 得　　　 得　　　　　　 得　　　 得　　　 得
坤　　　 坤　　　 坤　　　　　　 乾　　　 乾　　　 乾
上　　　 中　　　 初　　　　　　 上　　　 中　　　 初
爻　　　 爻　　　 爻　　　　　　 爻　　　 爻　　　 爻

图 2-20　后天八卦次序图

列，次序井然，有确然不易之数理，阳爻定阳卦，阴爻定阴卦，有统一成卦规则，有科学性。按伦理长幼排列，又有客观性。这种成卦规则既保证了规则的统一性、客观性和科学性，又判定了每个卦的性质。如震卦独阳在初爻为长男，又表征一阳初生。这种排列方法，既符合《说卦传》开宗所讲"观变于阴阳而立卦"的原则，又符合自然界四时阴阳消长的变化现象。此排列次序正是《帛书周易》上体卦的八卦次序。我们将上之横排次序按顺时针方向变成圆排式则为图 2-21。

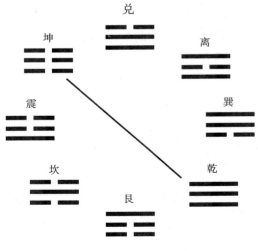

图 2-21　帛书八卦图

从图中可知，乾在天门夏至点，坤在地户冬至点。根据"夏至一阴生，冬至一阳生"的自然规律，冬至点后一阳生为震之象，至坎阳气上升到中爻，至艮阳气上升到上爻，至乾阳气盛则三爻皆为阳爻。夏至点后一阴生为巽之象，至离阴气上升到中爻，至兑阴气上升到上爻，至坤阴气感则三爻皆为阴爻。如此循环不已，终而复始。这种阴阳的消长变化，正是太阳周年视运动造成的。

6. 北极星和北斗星

《灵枢·九宫八风》记载的"太一"，即太乙，就是古北极星。由于岁差的原因，北极星古今在不断地变换着，现代的北极星是小熊星座 α，即勾陈一。

《素问·天元纪大论》记载的"九星悬朗"，其"九星"就是北斗九星。《后汉书·天文志》也谓"玉衡者，谓斗九星也"，即现在的北斗七星，再加上玄武、招摇二星。所以《灵枢·九宫八风》中的九宫图，中央是招摇星。

中国古代有两套观象授时系统，《内经》全有记载：其一，以分布在黄道近旁的二十八宿为坐标系，在昏旦时观测谐日出或谐日没及升到南方中天的星辰是哪一星宿，来确定季节及日月的位置。其二，观测北恒星显圈内终年不落、回转不息的北斗星，视其斗柄所指方位，来确定时辰季节。如《史记·天官书》说："斗为帝车，运于中央，临制四乡，分阴阳，建四时，均五行，移节度，定诸纪，均系于斗。"《鹖冠子·环流》说："斗柄东指，天下皆春；斗柄南指，天下皆夏；斗柄西指，天下皆秋；斗柄北指，天下皆冬。"以斗柄所指方位而定时令，正是历法中"斗建"的起源。这一方法在《内经》中的具体应用，见载于《灵枢·九宫八风》中，如下所示。

太一常以冬至之日，居叶蛰之宫四十六日，明日居天留四十六日，明日居仓门四十六日，明日居阴洛四十五日，明日居上天四十六日，明日居玄委四十六日，明日居仓果四十六日，明日居新洛四十五日，明日复居叶蛰之宫，日冬至矣。

太一日游，以冬至之日，居叶蛰之宫，数所在日，从一处，至九日，复反于一，常如是无已，终而复始。（《灵枢·九宫八风》）

这里记载的是太阳回归年的闰年 366 天，反映的是太阳回归年视运动和北斗视运动（图 2-22）。

前文我们说过，冬至对应夏至点，夏至对应冬至点。《九宫八风》讲太一出游始于冬至日，然后左转一周回到原位，如此周而复始，如环无端。《五运行大论》讲二十八宿始于位于冬至点的角宿，然后右旋一周分布二十八宿，也是周而复始，如环无端。这说明中国古代的两套观象授时系统，是依据日月天右旋和地

立夏 阴 4 弱 洛 巽 风 宫	夏至 上 9 大 天 离 弱 宫 风 占在百姓	立秋 玄 2 谋 委 坤 风 宫
春风 仓 3 婴 门 震 儿 宫 风 占在相	招 5 摇 占在吏	秋分 仓 7 刚 果 兑 风 宫 占在将
立春 天 8 凶 留 艮 风 宫 	冬至 叶 1 大 蛰 坎 刚 宫 风 占在君	立冬 新 6 折 洛 乾 风 宫

图 2-22　九宫八风图

左转而分的。天右旋的中心轴是黄极轴，地左转的中心轴是赤极轴，而赤极轴又依 23°27' 的夹角围绕黄极轴运转。所以《素问·生气通天论》说："天运当以日光明。"最终还是以太阳的黄极为主宰。这个结果极为重要，它说明以赤道地气为基础的五运，是以黄道天气为基础的六气运动为主宰，即大地上的万物——包括生物和非生物，都以运行在黄道上的日月五星为主宰。所以《五运行大论》引述《太始天元册》之文，说明日月运行为"候之所始，道之所生"的基础。

另外，北斗星的左行视运动，与二十八宿的左行视运动相一致。而日月五星的右行视运动，则与二十八宿的右向排列方向一致。所以，两套观象授时系统，又以二十八宿为中介联系在一起。

三、《内经》历法体系

《内经》历法制定的依据是古代天文学的观测结果和气象规律，其制订的方法是：其一，黄道二十八宿系统，在昏旦观测谐日出和日没的星宿，夜里观测南方中天的星宿，白天则立竿测日影。如《素问·六节藏象论》说："天度者，所以制日月之行……立端于始，表正于中，推余于终，而天度毕矣。"《素问·八正神明论》说："因天之序，盛衰之时，移光定位，正立而待之……星辰者，所以制日月之行也。"及《五运行大论》的日月五星运行图。其二，九宫系统，夜里观测北斗星斗柄所指方位，白天观测风向，见于《灵枢·九宫八风》。

《内经》历法的基本内容有六，如下。

第一，日，指地球自转一周的时间，详见前文太阳周日视运动。

第二，月，指朔望月运动周期。朔望月分大小月，一年有十二个朔望月，积气余而盈闰。如《灵枢·卫气行》说："岁有十二月。"《素问·六节藏象论》说："大小月三百六十五日而成岁，积气余而盈闰矣。"参前文朔望月运动。另一分法是据初昏时北斗星斗柄所指的二十八宿方位，将一回归年 365.25 日划分为十二月，月初为节气，月中为中气，共二十四气，形成斗建历月法（《灵枢·卫气行》）。

第三，季，有四季、五季、六季之分。四季的划分法是以立春、立夏、立秋、立冬作为四季的开始，每季 3 个月，合 90 天。性质属四时周期。《内经》五季的划分法是从立春开始将一年划分成五季，每季 72 天。如《素问·阴阳类论》说："春，甲乙青，中主肝，治七十二日。"性质属五运周期。《内经》六气六季划分法是从立春开始将一回归年划分成六季，每季 60.875 天。每季又分为初气、中气，成为十二气月（《素问·六微旨大论》）。原于《山海经》山头历，我称其为六气周期。而另外一些古籍记载的五季是从冬至开始将一年划分为五季。如《管子·五行》说："日至，睹甲子，木行御……七十二日而毕。睹丙子，火行御……七十二日而毕。睹戊子，土行御……七十二日而毕。睹庚子，金行御……七十二日而毕。睹壬子，水行御……七十二日而毕。"《春秋繁露·治水五行篇》说："日冬至，七十二日木用事……七十二日火用事……七十二日土用事……七十二日金用事……七十二日水用事……"这是以天气定五季，《内经》以人气定五季，相差 45 天。

第四，《内经》有岁和年之分。岁，用回归候；年，即地球绕太阳公转一周，长度为 365.25 日。《内经》以太阳两次连续过冬至点的时间间隔为一岁。如《灵枢·九宫八风》太乙游就是始于冬至。如《素问·六节藏象论》说："大小月三百六十五日成岁，积气余而盈闰矣。"《素问·六微旨大论》说："日行一周（指一回归年），天气始于一刻；日行再周，天气始于二十六刻；日行三周，天气始于五十一刻；日行四周，天气始于七十六刻；日行五周，天气复始一刻。""二十四步积盈百刻而成日",回归年的闰日每过 25 刻为一象,四年成四象,四象有 1 刻、26 刻、51 刻、76 刻四个特征点。也就是太阳周日视运动的平旦、日中、黄昏、夜半四特征点。一回归年分为六季,一季是一气,长度为 60.875 日。《素问·六微旨大论》说六气有早晏。一回归年分为八节法,如《灵枢·九宫八风》说,叶蛰节 46 日,天留节 46 日,仓门节 46 日,阴洛节 45 日,上天节 46 日,玄委节 46 日,仓果节 46 日,新洛节 45 日。八节的长度为 366 日,实际上是闰年长度。八节划分法,是将冬至、立春、春分、立夏、夏至、立秋、秋分、立冬作为八节的开始。岁首在冬至。

第五,年,一般指从正月朔(初一)到下一年正月朔称一年,长度是 354 日,闰年长 384 日。但《内经》运气以 360 日为一年,用六十甲子历法。如《素问·六节藏象论》说:"天有十日,日六竟而周甲,甲六复而终岁,三百六十日法也。"《素问·阴阳离合论》说:"天为阳,地为阴。日为阳,月为阴。大小月三百六十日成一岁,人亦应之。"我认为,这应是朔望月绕太阳一周的时间,可称之为公度年。从日月五星视运动天象图得知,《内经》是以太阳两次连续过春分点的时间间隔为一年。春分点对应立春节,所以王冰注《素问·六节藏象论》"求其至也,皆归始春"时说:"始春,谓立春日也。"一年分为四时,一时分六个节气,一节气分三候,一候约五日。如《素问·六节藏象论》说:"五日谓之候,三候谓之气,六气谓之时,四时谓之岁。"

第六,视太阳运行一度,视月亮运行十三度有奇。如《素问·六节藏象论》说"行有分纪,周有道理,日行一度,月行十三度而有奇焉"。

第七,以干支纪年纪日及以数字配十二支纪月。

(一)太阴历

《内经》的月用朔望月,并有大小之分,虽无一个朔望月为 29.53 日的精确记载,但可以从《素问·缪刺论》"十五日为半月"的望月记载中推知,大月为 30 日,小月为 29 日,一年 12 个月为 354.368 日。这一阴历年长度,《内经》没有明确记载,但从《内经》月有大小之分的记载推断,历月显然是以朔望月为准的。

(二)太阳历

《内经》的岁用太阳回归年,长度为 365.25 日。如《灵枢·九宫八风》记载:一周天为 366 日(《尚书·尧典》载"期三百有六旬有六日")。《素问·六节藏象论》

说：“三百六十五日而成岁。”

一法将一回归年分为六气六季，每气“六十度而有奇”，为 60 875 日。每气又分为初气、中气，成为十二气月，每月“三十度而有奇”，为 30 4375 日。如《素问·六节藏象论》说：“天以六六之节，以成一岁。”

又一法将一回归年分为八节，以冬至、立春、春分、立夏、夏至、立秋、立冬为纪《灵枢·九宫八风》所载回归年长度为 366 日。这一历法是太阳视运动年历与北斗视运动年历相结合的历法，包括斗纲建月及太阳运行，并和八卦方位及洛书数相结合，有其独特之处。

（三）阴阳合历

阴阳合历是一种把太阳历和太阴历相结合的历法，《内经》中有两种。

第一种是采用太阳回归年与朔望月相结合的历法。历月以朔望月为准，历年以太阳回归年为据，阴历大小月 12 个，长 354 日，阳历回归年长 365.25 日，为使阴历与阳历相一致，则用置闰的方法，闰年有 13 个月长 384 日。这一“大小月成岁，积气余置闰”的历法，往往与气候的实际变化有一定误差，最大者前后约达 1 个朔望月的时间。

《内经》历法有置闰法。《内经》所谓的“正天之度，气之数”就是要不断进行校正天度，从而保证气数的准确。其方法是“积气余而盈闰”及“立端于始，表正于中，推余于终，而天度毕矣”。所谓“立端于始，表正于中”，是为了“正天之度”而校正节气。所谓“积气余而盈闰”，是为了协调朔望月与回归年的会合周期。

岐伯曰：夫气之生，与其化，衰盛异也。寒暑温凉盛衰之用，其在四维，故阳之动，始于温，盛于暑；阴之动，始于清，盛于寒，春夏秋冬，各差其分。故大要曰：彼春之暖，为夏之暑，彼秋之忿，为冬之怒。谨按四维，斥候皆归，其终可见，其始可知，此之谓也。帝曰：差有数乎？岐伯曰：又凡三十度也。（《素问·至真要大论》）

春温、夏暑、秋凉、冬寒的四季分界线在四维，四维者，四立，即立春、立夏、立秋、立冬四节气。寒暑温凉为什么候在“四维”？因为“四维”分为黄道上的冬至点、春分点、夏至点、秋分点。一年 12 个月，分成春夏秋冬四季，每季，3 个月。那么，为什么春夏秋冬有时会差“三十度”呢？笔者认为，这是积余气而闰造成的。凡有闰月的一季，则多出 1 个闰月“三十度”。故其时则“动不当，或后时而至”。

60年有22个闰月。有人计算了以冬至点为参考系的日、月、地三体运动最小相似周期为742.1个朔望月，即约60年零3天，认为这就是甲子60年准周期产生的机制。

在历元年，年首始于立春节，由于余气渐积之故，以后年首就逐渐离开了立春日，或在立春日之前，或在立春日之后，最长可相差半个月之久，前后就相差1个月"三十度"了。所以，有的年份有2个立春日，有的年份没有立春日，这也是天之常。每过19年，则年首就又合于立春日了。

第二种阴阳合历是五运六气甲子六十年历法，见载于附录：运气七篇之中，全部历法是用天干地支系统推算出来的。这一历法全年为360日。对这部历法的天文背景及周期机制的研究成果将另辟一章以详细介绍。

（四）伏羲六十四卦历

一年有12个朔望月，约354天（29.53×12=354.36），闰年有13个朔望月，为384天。伏羲据此发明了六十四卦历，一天用一爻，六爻为一卦，384天为六十四卦。太阳周日视运动是由东而南而西，太阳的周年视运动是由西而南而东，再加上一个观察不到的北方，就形成了圆环的天圆运动。天圆运动轨迹，就是我们说的黄道。这就是伏羲六十四卦圆图的来源。冬至到夏至的时间，太阳由南回归线往北回归线运行，用复卦到乾卦的三十二卦表示；夏至到冬至的时间，太阳由北回归线往南回归线运行，用姤卦到坤卦的三十二卦表示。故其相对应的复卦与姤卦阴阳爻相反，互为颠倒相覆。余卦皆如此（图2-23）。

伏羲六十四卦方图来源于太阳周年视运动南北往来的规律。方图的坤卦为冬至日出点，否卦为冬至日入点，泰卦为夏至日出点，乾卦为夏至日入点。就是说，坤卦为冬至点，泰卦为春分点，乾卦为夏至点，否卦为秋分点。外第一层二十八卦对应二十八宿，谦、师、升、复、明夷、临、泰七卦对应东方苍龙七宿，大畜、需、小畜、大壮、大有、夬、乾七卦对应北方玄武七宿，履、同人、无妄、姤、讼、遁、否七卦对应西方白虎七宿，萃、晋、豫、观、比、剥、坤七卦对应南方朱雀七宿。每边七卦数七，七乘七得四十九，正是朔望月运行一回归年的大衍用数。著名的十二月消息卦复、临、泰、大壮、夬、乾、姤、遁、否、观、剥、坤，即在这外层中，表示阴阳的消长。第二艮、损、兑、咸层二十四卦对应二十四节气，第三坎、既济、离、未济层十二卦对应十二月，第四巽、益、震、恒层四卦对应四时季。由此而知，伏羲六十四卦高度概括地反映出日月视运动规律，较客观地显示了六十四卦的实质和本源。

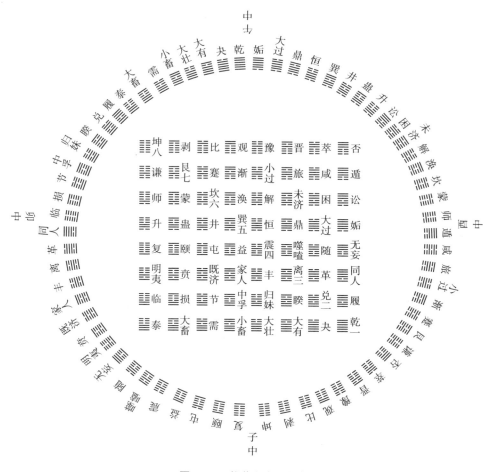

图 2-23 伏羲六十四卦方位图

　　伏羲六十四卦圆方图是采用天圆地方宇宙观绘制而成的，内涵日月五星二十八宿组成的自然世界，是一个天人合一的体系。

　　六十四卦天圆图是以地心为参考，太阳周日视赤经图，与太阳周年视赤经图方向相反。六十四卦地方图也是以地心为参考，为太阳周年视运动图，地方图以泰否为横轴，以坤乾为纵轴，组成直角坐标系，反映出太阳视赤纬位置，弥补了太阳周日视赤经图的不足。坤在泰否横轴的上方，代表北半球，乾在横轴下方，代表南半球。

　　地方图中的地阴——冬至（坤），对应天圆图中的天阳——夏至（乾）。地方图中的地阳——夏至（乾），对应天圆图中的天阴——冬至（坤）。圆图阳在南而阴在北，方图阳在北而阴在南。圆图象天为阳，方图象地为阴。故邵康节在《皇极经世书》说："天之阳在南，天之阴在北""地之阳在北，地之阴在南"。

从日月运行图和黄道坐标图可以看出，地方图中的坤卦正在冬至日，乾卦正在夏至日，泰卦正在春分日，否卦正在秋分日。说明六十四卦先天图符合日月运行规律。

圆图上为南、下为北、左东、右西。乾为南在午中，一阴生于午中，阳极生阴。坤为北在子中，一阳生于子中，阴极生阳。一阳始于复卦而终于乾卦，为升，所以左三十二卦为阳。一阴始于姤卦而终于坤卦，为降，所以右三十二卦为阴。而且左右三十二卦相错。圆图左旋象天上的太阳周日视运动在不断地运行，为动；方图象地，为静。一方一圆、一动一静、一阳一阴，组成了天地、万物。因此，天地、万物的变化也就包罗在了其中。

方图中，坤为地户己在冬至，乾为天门戊在夏至，在这条戊己线上分布着坤、艮、坎、巽、震、离、兑、乾八卦，此排列次序正是先天八卦次序图的次序。

方图坤、艮、坎、巽四阴仪卦所属三十二阴卦居上四行，震、离、兑、乾四阳仪卦所属三十二阳卦居下四行。

太阳一年行 4 特征点，两年行 8 特征点，四年行 16 特征点，八年行 32 特征点，十六年行 64 特征点，对应六十四卦。以上这些数字不正是伏羲六十四卦次序图中的数字吗？

四、《内经》面南北解析

前文我们详细讨论了《内经》日月五星视运动天象图的形成，其源于《太始天元册》。《内经》在引文之下对六气做了阐释。

论言天地者，万物之上下，左右者，阴阳之道路，未知其所谓也。岐伯曰：所谓上下者，岁上下见，阴阳之所在也。左右者，诸上见厥阴，左少阴，右太阳；见少阴，左太阴，右厥阴；见太阴，左少阳，右少阴；见少阳，左阳明，右太阴；见阳明，左太阳，右少阳；见太阳，左厥阴，右阳明，所谓面北而命其位，言其见也。帝曰：何谓下？岐伯曰：厥阴在上，则少阳在下，左阳明，右太阴；少阴在上，则阳明在下，左太阳，右少阳；太阴在上，则太阳在下，左厥阴，右阳明；少阳在上，则厥阴在下，左少阴，右太阳；阳明在上，则少阴在下，左太阴，右厥阴；太阳在上，则太阴在下，左少阳，右少阳；所谓面南而命其位，言其见也……

帝曰：动静何如？岐伯曰：上者右行，下者左行，左右周天，余而复会也……天地动静，五行迁复……夫变化之用，天垂象，地成形，七曜纬虚，五行丽地。地者，所以载生成之形类也；虚者，所以列应天之精气也；形精之动，犹根本之与枝叶也，仰观其象，虽远可知也。（《素问·五运行大论》）

在上为司天，在下为在泉（图 2-24）。此图若统一以地面为参考，司天在泉是讲天道的，司天主三之气在夏至，对北半球，是天阳对地阴。在泉终之气在冬至，对南半球，是天阴对地阳。故上北为天阴应冬至点，下南为地阳应夏至点，知上北下南代表的是天道起始点。上南为天阳应夏至点，下北为地阴应冬至，知上南下北代表的是地道起始点。因为天道、地道都以冬至为起始点。天之阴对地之阳，天之阳对地之阴，这正是日月五星视运动天象和伏羲六十四卦圆方图具有的含义。这种上北下南和上南下北的天地之道说，起源很早。据李零先生考证，可见于商代甲骨文中，《管子》《山海经》《淮南子》等书中都有记载，他认为，"似乎上北下南主要是天文、时令所用，上南下北主要是地形所用"，这一观点是正确的。

若与式盘比较，上北下南的天道属天盘，其中有客气客运之运动。上南下北的地道属地盘，其中有主运主气之静候。

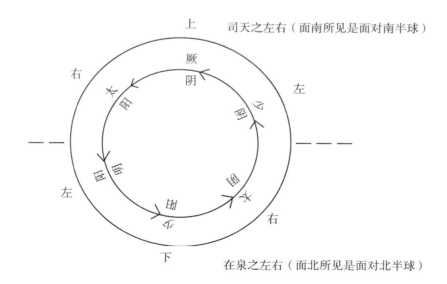

图 2-24　面南北图

注：1. 图中以地平面为参考，南北左右是固定的，代表地静
　　 2. 上司天下在泉三阴三阳是运动的，代表天动

　　按：为什么研究天文历法？为了研究"天度""气数"。天度者道，定历元；气数者候，定化生。《系统传》说："天地之德曰生""阴阳合德而刚柔有体，以体天地之撰（帛书作'化'），以通神明之德"。何谓阴阳？"阴阳之义配日月"，可知"阴阳合德"，就是日月合德。日月合者朔，知生化之德在朔。日月会合谓之辰，知辰为月朔。故《说文解字》释辰为"物皆生"。《周易参同契》则称晦朔之交，"原始反终"为产丹时刻，谓"晦至朔旦，震来受符。当期之际，天地媾其精，日月相撢持，阳雄播玄施，阴化黄包。混沌相交接，权舆树根基。经营养鄞鄂，凝神以成躯。众夫蹈以出，蠕动莫不由"。万物莫不由此生。"原始反终，故知死生之说"，这就是医之大道，贵在知"辰"。此"辰"规律全在六十甲子中，天地生人研究者，知此否？

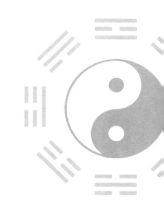

第3章　六十甲子历

六十甲子历是五运六气学说的灵魂，要想精通五运六气学说，必须先精通六十甲子历，故列专章加以讨论。

前文我们已经讲过，天干是记述朔望月视运动特征的符号，地支是记述太阳视运动特征的符号。而日月运动是制定历法的依据，所以古人就用天干地支来记年、月、日、时，众所周知年、月、日是历法三要素，我国古代对此三要素的记录从最早的古六历，到清朝的时宪历，所有历法皆通用干支纪年法。干支是贯穿我国古代历法的一根红线，所以应认真对待、着重研究。

一、天干地支的特征

十天干、十二地支相合，组成六十种符号，称为"六十甲子"。因为天干地支是日月运动的代表符号，所以六十甲子的排列，就代表了日月运动不同时间阶段的特性，包含有天文知识和生物生、长、化、收、藏的意义，并且具有阴阳五行、时间、空间、方位的特性。于是《内经》就把它与脏腑经络性能、治疗方法等密切联系起来，按照同构原则加以排列组合。这些思想不仅反映在《素问》运气七篇之中，在《内经》其他许多篇章中也有记载。如《素问·脏气法时论》说："肝主春，足厥阴少阳主治，其日甲乙，肝苦急，急食甘以缓之。心主夏，手少阴太阳主治，其日丙丁，心苦缓，急食酸以收之。脾主长夏，足太阴阳明主治，其日戊己，脾苦湿，急食苦以燥之。肺主秋，手太阴阳明主治，其日庚辛，肺苦气上逆，急食苦以泄之。肾主冬，足少阴太阳主治，其日壬癸，肾苦燥，急食辛以润之。"《灵枢·阴阳系日月》说："寅者，正月之生阳也，主左足之少阳；未者，六月，主右足之少阳。卯者，二月，主左足之太阳；午者，五月，主右足之太阳。辰者，三月，主左足之阳明；巳者，四月，主右足之阳明；此两阳合于前，故曰阳明。申者，七月之生阴也，主右足之太阴；丑者，十二月，主左足之少阴。酉者，八月，主右足之太阴；子者，十一月，主左足之太阴。戌者，九月，主右足之厥阴；亥者，十月，主左足之厥阴；此两阴交尽，故曰厥阴。甲主左手之少阳，己主右手之少阳。乙主左手之太阳，戊主右手之太阳。丙主左手之阳明，丁主右手之阳明，此两火并合，故为阳明。庚主右手之少阴，癸主左手之少阴。辛主右手之太阴，壬主左手之太阴。"于是，我们可以将干支的特性概括如下（表3-1至表3-3）。

由上表可知，天干、地支的每个元素（即单个干支）都是物质（五行）、时间、空间的统一体，物质包含了时间、空间，而且物质具有循环性的相生相克关系和新陈代谢发展关系。循环性的新陈代谢发展关系，不仅表现在天干、地支的元素排列顺序关系上，还表现于物质在时间、空间的运动变化上。物质在时间、空间上循序渐进，才能保持自身平衡；短时间跳跃移位，则会遭到相克而失衡。

表 3-1　天干特性归纳表

天　干	时间 （四季）	空间 （方位）	五行 （物质）	五　脏	生旺衰死	阴　阳
甲乙	春	东	木	肝	生	阳
丙丁	夏	南	火	心	长	阳
戊己	长夏	中	土	脾	化	阴阳交
庚辛	秋	西	金	肺	收	阴
壬癸	冬	北	水	肾	藏	阴

表 3-2　天干与五脏病理关系

五脏	肝	心	脾	肺	肾	五行生克
五行	木	火	土	金	水	
起	甲乙	丙丁	戊己	庚辛	壬癸	本行
愈	丙丁	戊己	庚辛	壬癸	甲乙	我生
持	壬癸	甲乙	丙丁	戊己	庚辛	生我
甚	庚辛	壬癸	甲乙	丙丁	戊己	克我

表 3-3 地支特性归纳表

地 支	五行（物质）	时 间		空间（方位）	阴 阳
		月 份	四 季		
寅	木	一月	春	东	阳
卯		二月			
辰	土	三月			
巳	火	四月	夏	南	
午		五月			
未	土	六月			
申	金	七月	秋	西	阴
酉		八月			
戌	土	九月			
亥	水	十月	冬	北	
子		十一月			
丑	土	十二月			

二、六十甲子历的天文背景

从 20 世纪 80 年代以来，部分学者通过对近点月的研究，发现 15 近点 =1 月亮远地点回归周，1 近点月有 4 特征点，15 近点月就有 60 特征点。即在 1 月亮远地点回归周内，月亮在周天将留下 60 个特征点位置，这 60 个位置点将周天划分为 60 段。这些位置点不是人为规定的，而是月亮运行留下来的，这就是六十进制的起源。15 个近点月对应着 14 个朔望月。于是认为，60 年是朔近月会合周期与回归年的会合周期。不过我国在东汉时才有近点月周期的记载，而六十甲子周期却远在殷商时期就已经存在了。所以我认为，还是从朔望月研究比较符合实际。

《内经》中多处提到了六十甲子历，如下所示。

天有十日，日六竟而周，甲六复而终岁，三百六十日法也……五日谓之候，三候谓之气，六气谓之时，四时谓之岁。(《素问·六节藏象论》)

天以六为节，地以五为制。周天气者，六期为一备；终地纪者，五岁为一周……五六相合，而七百二十气为一纪，凡三十岁；千四百四十气，凡六十岁而

为一周，不及太过，斯皆见矣。(《素问·天元纪大论》)

天气始于甲，地气始于子，子甲相合，命曰岁立。谨候其时，气可与期。

……甲子之岁，初之气，天数始于水下一刻，终于八十七刻半；二之气始于八十七刻六分，终于七十五刻；三之气始于七十六刻，终于六十二刻半；四之气始于六十二刻六分，终于五十刻；五之气始于五十一刻，终于三十七刻半；六之气始于三十七刻六分，终于二十五刻。所谓初六，天之数也。乙丑岁，初之气，天数始于二十六刻，终于一十二刻半；二之气始于一十二刻六分，终于水下百刻；三之气始于一刻，终于八十七刻半；四之气始于八十七刻六分，终于七十五刻；五之气始于七十六刻，终于六十二刻干；六之气始于六十二刻六分，终于五十刻。所谓六二，天之数也。丙寅岁，初之气，天数始于五十一刻，终于三十七刻半；二之气始于三十七刻六分，终于二十五刻；三之气始于二十六刻半，终于一十二刻半；四之气始于一十二刻六分，终于水下百刻；五之气始于一刻，终于八十七刻半；六之气始于八十七刻六分，终于七十五刻。所谓六三，天之数也。丁卯岁，初之气，天数始于七十六刻，终于六十二刻半；二之气始于六十二刻六分，终于五十刻；三之气始于五十一刻，终于三十七刻半；四之气始于三十七刻六分，终于二十五刻；五之气始于二十六刻，终于一十二刻半；六之气始于一十二刻六分，终于水下百刻。所谓六四，天之数也，戊辰岁，初之气复始于一刻，常如是无己，周而复始。

日行一周，天气始于一刻，日行再周，天气始于二十六刻，日行三周，天气始于五十一刻，日行四周，天气始于七十六刻，日行五周，天气复始于一刻，所谓一纪也。是故寅午戌岁气会同，卯未亥岁气会同，辰申子岁气会同，巳酉丑岁气会同，终而复始。(《素问·六微旨大论》)

古人所谓的"日行"，即今天文学上所说的"太阳视运动"。日行一周，指太阳在天体的视运动轨道——黄道上循行一周，就定一年，即太阳的周年视运动。由经文所述可知，太阳视运动是4年一小循环周期(即四时周期)，4年积盈百刻，日数整数化为一日。15小周期为一大周期60年。60年合21915整数日。1个朔望月为29.530589日。21915日有742.11184个朔望月(21915÷29.530589)，其间地球绕太阳公转60年，月亮与日地连线相会742次，形成742个朔望月。一年有12个朔望月，742.11184朔望月＝60年＋22闰月＋3.3015日。按"三年一闰，五年二闰，十九年七闰"法，60年恰有22个闰月。至此可知，甲子六十年原来是朔望月与回归年的会合周期，60年只差3.3015日。

朔望月一回归年运行49月相特征点，比一年12朔望月48特征点超前1个特征点 90°，4 年超前 4 个特征点 360°，朔望月位相复原。所以《素问·六微旨大论》就以 4 年为一小周，15 小周 60 年为一大周，成为著名的 60 甲子历。并按此 4 年一小循环周期的特性找出 60 年中的岁气会同年，所谓岁气会同年，就是位相相同的年。岁气会同年共有 20 小组，每 4 小组为 1 大组，可分成 5 大组。每 1 小组 3 年，组成一个三合局，分别是申子辰岁气会同年合化为水局、巳酉丑岁气会同年合化为金局、寅午戌岁气会同年合化为火局，亥卯未岁气会同年合化为木局（表 3-4）。

表 3-4　甲子六十年岁气会同表

水下刻数	水下一刻	二十六刻	五十一刻	七十六刻
一大组	1. 甲子	2. 乙丑	3. 丙寅	4. 丁卯
	5. 戊辰	6. 己巳	7. 庚午	8. 辛未
	9. 壬申	10. 癸酉	11. 甲戌	12. 乙亥
二大组	13. 丙子	14. 丁丑	15. 戊寅	16. 己卯
	17. 庚辰	18. 辛巳	19. 壬午	20. 癸未
	21. 甲申	22. 乙酉	23. 丙戌	24. 丁亥
三大组	25. 戊子	26. 己丑	27. 庚寅	28. 辛卯
	29. 壬辰	30. 癸巳	31. 甲午	32. 乙未
	33. 丙申	34. 丁酉	35. 戊戌	36. 己亥
四大组	37. 庚子	38. 辛丑	39. 壬寅	40. 癸卯
	41. 甲辰	42. 乙巳	43. 丙午	44. 丁未
	45. 戊申	46. 己酉	47. 庚戌	48. 辛亥
五大组	49. 壬子	50. 癸丑	51. 甲寅	52. 乙卯
	53. 丙辰	54. 丁巳	55. 戊午	56. 己未
	57. 庚申	58. 辛酉	59. 壬戌	60. 癸亥
三合局	水局	金局	火局	木局

这个表很重要，它是古代四分历的模型。我认为，四分历不仅指一日之四分，还应包括一朔望月之四分及一年之四分。地球自转一周为 1 日有 4 特征点。地球绕太阳公转一周为 1 年有冬至、春分、夏至、秋分 4 特征点。月亮有朔、上弦、望、下弦 4 特征点。不过日与年的 4 特征点一般人不宜直接观察到，只有朔望月的 4 特征点可以被人直接观察到。可知 60 年是日月运动的会合周期。日、月、年各周期的相同点是均为 4 特征点，不同点是各自特征点时间长度不一样。日周期 1 特征点长 25 刻，朔望月 1 特征点长 29.53 天 ÷4 = 7.3829 天，回归年周期 1 特征点长 365.25 天 ÷4 = 91.3125 天。

表 3–4 从纵向看为位相相同者，即三合局，《内经》称此为岁气会同年。横向看时，一刻与五十一刻、二十六刻与七十六刻的位相相反，差 180°，而 4 特征点之间则构成相差 90° 的直角坐标系（图 3–1）。

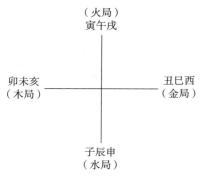

图 3–1　三合局坐标图

由图 3–1 得出，岁气会同年的三合局是按四正方位命名的，子位正北水位，故子辰申三合局称水局；卯位正东木位，故卯未亥三合局称木局；午位正南火位，故寅午戌三合局称火局；酉位正西金位，故丑巳酉三合局称金局。所谓三合局，就是指明位相相同点的位置所在，具有相同的岁候。

运气的五位和六位周期的调谐周是 30 年，《内经》称为"一纪"。两纪 60 年是一花甲子。运气的六位和七位周期的调谐简定 42 年，阴阳两周 84 年就是人们常说的"阎王不叫自己去"之年。

我们再按天干规律列表 3–5。

表 3-5 天符岁会规律表

岁会（加△者）、天符（加○者）	同天符、同岁会（加○者）、岁会（加△者）
2. 乙丑　3. 丙寅　4. 丁卯△　5. 戊辰　6. 己巳	7. 庚午　8. 辛未　9. 壬申　10. 癸酉　11. 甲戌△
12. 乙亥　13. 丙子△　14. 丁丑　15. 戊寅　16. 己卯	17. 庚辰　18. 辛巳　19. 壬午　20. 癸未　21. 甲申
22. 乙酉○△　23. 丙戌　24. 丁亥　25. 戊子　26. 己丑△	27. 庚寅　28. 辛卯　29. 壬辰　30. 癸巳　31. 甲午
32. 乙未　33. 丙申　34. 丁酉　35. 戊戌　36. 己亥	37. 庚子　38. 辛丑△　39. 壬寅　40. 癸卯　41. 甲辰△
42. 乙巳　43. 丙午　44. 丁未　45. 戊申　46. 己酉	47. 庚戌　48. 辛亥　49. 壬子　50. 癸丑　51. 甲寅
52. 乙卯○　53. 丙辰○　54. 丁巳○　55. 戊午○△　56. 己未○△	57. 庚申　58. 辛酉　59. 壬戌　60. 癸亥　1. 甲子

表 3-5 可能与奇门遁甲术有关系，乙丙丁为三奇，戊己庚辛壬癸为六仪，六甲隐其后。从此表可看出天符、岁会的一些规律。若将上下的中行对调后则成岁气会同年（表 3-6）。

表 3-6　天符岁会规律变换岁气会同表

天符（加○者）、岁会（加△者）	同天符、同岁会（加○者）、岁会（加△者）
2. 乙丑　3. 丙寅　4. 丁卯△　5. 戊辰　6. 己巳	7. 庚午○　8. 辛未　9. 壬申　10. 癸酉　11. 甲戌○△
42. 乙巳　43. 丙午　44. 丁未　45. 戊申　46. 己酉	47. 庚戌　48. 辛亥　49. 壬子　50. 癸丑　51. 甲寅
22. 乙酉△　23. 丙戌　24. 丁亥　25. 戊子　26. 己丑△	27. 庚寅　28. 辛卯　29. 壬辰　30. 癸巳　31. 甲午
32. 乙未　33. 丙申　4. 丁酉　35. 戊戌　36. 己亥	37. 庚子○　38. 辛丑△　39. 壬寅　40. 癸卯○　41. 甲辰○△
12. 乙亥　13. 丙子△　14. 丁丑　15. 戊寅　16. 己卯	17. 庚辰　18. 辛巳　19. 壬午　20. 癸未　21. 甲申
52. 乙卯○　53. 丙辰○　54. 丁巳○　55. 戊午○△　56. 己未○△	57. 庚申　58. 辛酉　59. 壬戌　60 癸亥　1. 甲子

从表 3-4 至表 3-6 可以看出，岁气会同年有 4 年、10 年、20 年、40 年和 60 年的规律。每过 4 年日月皆积余化整 1 次，4 年是朔望月与回归年调谐的小周期。15 小周期 60 年为一大周期。

虽然每过 4 年相位复原了，但并未回到初始出发点，即始位置并没有复原。就是说，相位原复是 4 年一周期，而始位置复原是 5 年一周期（即五运周期），其调谐年是二十年。年、月、日虽然都有些规律，但朔望月最明显（图 3-2）。从图 3-2 可以看出，只有周期封闭出现以后才是完整的——物质运动一周又回到了原点，然后新一周期又从原点开始，再回到原点，这已经是高一级的周期运动了。

如图 3-2 所示，甲、乙、丙、丁为相位 4 特征点周，而甲、乙、丙、丁、戊则为始点位置复原周。60 年中有 15 个四象周期，即含有 15 个朔望月特征点

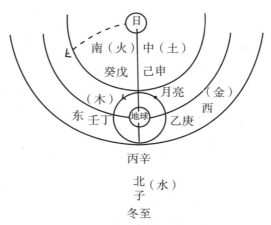

图3-2　日月始点位置复原图

周。再者，60年中有12个五运周期，即含12个首尾封闭朔望月原始点周期
（表3-7）。就是说，在六十年中，有12个位置相同周，15个相位相同周，其
调谐年是60年。这12个卦闭朔望月周期，我们称其为1朔望月朔点（或望点）
回归周，即一年日月相会或朔合12次，所以古人称"日月之会是为辰"。

表3-7　封闭朔望月周期表

始点朔	上　弦	望	下　弦	终点朔
1. 甲子	2. 乙丑	3. 丙寅	4. 丁卯	5. 戊辰
6. 己巳	7. 庚午	8. 辛未	9. 壬申	10. 癸酉
11. 甲戌	12. 乙亥	13. 丙子	14. 丁丑	15. 戊寅
16. 己卯	17. 庚辰	18. 辛巳	19. 壬午	20. 癸未
21. 甲申	22. 乙酉	23. 丙戌	24. 丁亥	25. 戊子
26. 己丑	27. 庚寅	28. 辛卯	29. 壬辰	30. 癸巳
31. 甲午	32. 乙未	33. 丙申	34. 丁酉	35. 戊戌
36. 己亥	37. 庚子	38. 辛丑	39. 壬寅	40. 癸卯

始点朔	上　弦	望	下　弦	终点朔
41. 甲辰	42. 乙巳	43. 丙午	44. 丁未	45. 戊申
46. 己酉	47. 庚戌	48. 辛亥	49. 壬子	50. 癸丑
51. 甲寅	52. 乙卯	53. 丙辰	54. 丁巳	55. 戊午
56. 己未	57. 庚申	58. 辛酉	59. 壬戌	60. 癸亥

在朔望月 60 特征点一回归周期内，朔望月在周天上留下 12 个原点位置，这 12 个原点位置将周天划分为 12 段，这就是将一年划分为 12 个月或 12 辰的来源。合二而一，则构成一年六气。分一为二，则分成二十四节气。

日月 4 年一周期有 4 个特征点，即划分成四象。就是说，每相邻的 4 个特征点构成一组四象，60 年一周 15 个朔望月，四象经 15 次编码，即为六十卦。16 朔望月构成首尾相似的封闭周期，四象经 16 次编码，即为八八六十四卦。由此可见，一周 4 特征点所决定的四象是稳定的结构单位。八卦是四象的编码。4 年 4 特征点为一小周期，15 小周期为 60 年，知 60 年是根据日月地三体运动建立起来的甲子六旬周期。

地球绕太阳公转，一年有冬至、春分、夏至、秋分 4 特征点，60 年共有 240 特征点和 240 季。月亮在地球的带动下，一年绕太阳过 54 特征点，4 年相位复原构成一小周期，共过 216 特征点。216 点对应 240 点（图 2-9）。

地球绕太阳一年有二至二分 4 特征点，即也有始点复原的五运周期。则 240 特征点可组成 48 个始点复原周。

总之，六十甲子有着深远的天文背景，如六甲、六乙……六癸类，二甲年是一甲年的反相年，六甲构成三对反相年。

又如地支系统：

1. 子丑寅卯、辰巳午未、申酉戌亥，这是三组四象结构。从月地日三体系看，每年朔望月位相超前 90°，四年位相复原；从回归年看，四年日数基本整数化，也就是公转和自转周期基本调谐；从日月地三体系看，每隔四年月地位相同号。四年是朔望月、回归年和地球自转的基本调谐周期。

2. 子辰申、丑巳酉、寅午戌、卯未亥，这是一种三角结构三合局。从月地日三体系看，每组内的三年都是朔望月位相和地球自转位相、公转位相相同之年，各组之间位相依次相差 90°。

3. 子午、丑未、寅申、卯酉、辰戌、巳亥，这是相冲之年。所谓相冲，是指朔望月位相及地球自转位相、公转位相相反。

4. 五子、五丑……五亥，这些是位相相同之年，在二体系中，是月地关系相似的年份。

5. 甲己、乙庚、丙辛、丁壬、戊癸，是五运周期，是日、月、地位相回复原始点位相的周期，即卦闭周期，是自然界产生五材的基础，如生物的五种碱基，后来演化为五行。

6. 60 年一周，30 年半周，两个 30 年为反相年。60 年间月、地、日位相各不相同，形成 60 种即六十甲子模式。

三、六十甲子与生物遗传密码

现代生物遗传学的实验研究发现，在生物的两类核酸（RNA 和 DNA）化学结构中总计有五种碱基（与五运周期相似），其中三种为嘧啶，两种为嘌呤。三种嘧啶中的胞嘧啶（C），与糖的脱氧与否无关；而胸腺嘧啶（T）和尿嘧啶（U），能分辨糖的脱氧与否。两种嘌呤为鸟嘌呤（G）和腺嘌呤（A），亦与糖的脱氧与否无关。脱氧核糖核酸 DNA 由 C、A、G、T 四种碱基组成，核糖核酸 RNA 由 C、A、G、U 四种碱基组成。两类核酸的碱基都是四种（与四象周期相似）。而且嘧啶与嘌呤间由连接键自然结合，以 C—G 与 T—A 的形式组成 DNA，以 C—G 与 U—A 的形式组成 RNA。

生物学家指出，RNA 上的 4 种碱基与 20 种氨基酸相对应（表 3-8）。任意取 RNA 4 种碱基中的 3 个，由三联体组成 64 种密码（4^3=64）。这 64 种密码与六十四卦相吻合。

而 DNA 的 4 种碱基根据其性质可分为两类，并互为对立，组成双螺旋结构（图 3-3），形成太极、两仪、四象、八卦的形态系统（图 3-4）。

生物的遗传信息贮藏在基因中，从分子水平看是贮藏在 DNA 和 RNA 中。遗传过程的基本程序是：

DNA（脱氧核糖核酸）$\xrightarrow{\text{转录}}$ mRNA（信息糖核酸）$\xrightarrow{\text{转录}}$ 有蛋白质（多肽键）

我在研究六十甲子中惊奇地发现，它与遗传密码有着十分密切的关系。我们已知，四象周期是朔望月相位复原的周期，五运周期是朔望月始点复原的周期。

现在假设朔望月的五运周期数与生物遗传密码的五种碱基相配应，就会有许多惊人的发现。

表 3-8　mRNA 密码氨基酸通用秘典

第一位碱基	第二位碱基				第三位碱基
	尿嘧啶 U	胞嘧啶 C	腺嘌呤 A	鸟嘌呤 G	
尿嘧啶 U	Phe 1. 苯丙氨酸 （Leu 亮氨酸）	Ser 4. 丝氨酸	Tyr 3. 酪氨酸 Ter 终止 Ter 终止	Cys 2. 半胱氨酸 Ter 终止 Trp 色氨酸	U C A G
胞嘧啶 C	Leu 13. 亮氨酸	Pro 16. 脯氨酸	His 15. 组氨酸 Gln 谷氨酰胺	Arg 14. 精氨酸	U C A G
腺嘌呤 A	Ile 9. 异亮氨酸 Met 甲硫氨酸	Thr 12. 苏氨酸	Asn 11. 天氨酰胺 Lys 赖氨酸	（Ser 10. 丝氨酸） Arg 精氨酸	U C A G
鸟嘌呤 G	Val 5. 缬氨酸	Ala 8. 丙氨酸	Asp 7. 天冬氨酸 Glu 谷氨酸	Gly 6. 甘氨酸	U C A G

在四碱基与四象的对应关系上，目前不同的研究者提出了不同的对应规则。有人主张根据键数的奇偶分四象，有人主张根据碱基环的单双分四象，有人主张根据碱基的强弱分四象，有人主张根据嘧啶和嘌呤分四象等。现据董光璧先生《易学与科技》列表 3-9。

他们的观点为什么不同？因为没有找到确定唯一对应关系的依据。既然碱基的配对连接有精确的专一性（即碱基配对互补原理），那么四碱基与四象的对应亦应有唯一的对应关系。我们根据反映日月运动的干支纪年规律和太极阴阳理论，终于找到了这种唯一对应关系的科学根源。

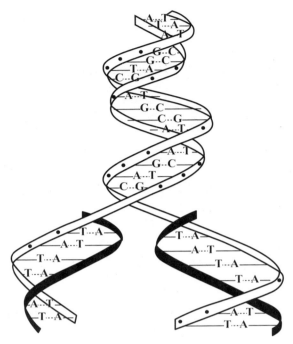

图 3-3　DNA 双螺旋结构示意图

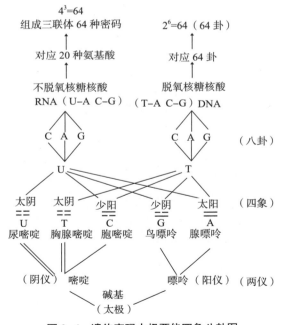

图 3-4　遗传密码太极两仪四象八卦图

表 3-9　四碱基与四象对应表

	太　阴 ==	少　阴 ==	少　阳 ==	太　阳 ═
申伯格	U	C	G	A
秦新华	C	U	A	G
萧景霖	C	A	U	G
徐宏达	G	C	A	U
顾　明	G	A	U	C
潘雨廷	A	G	U	C
王贵胜	U	A	G	C

众所周知，尿嘧啶（U）和胸腺嘧啶（T）的共同特性是能够识别糖的脱氧与否。这与朔望月五运周期中的始点与终点相重有相似性。一般制定历法都从朔望月的朔月开始，就是说朔望月的始点在朔月。因为生物的遗传过程是从 DNA 开始，所以我们就以 DNA 含有的胸腺嘧啶（T）配始点朔，RNA 含有的尿嘧啶（U）配终点朔。按阴阳观点来讲，朔为太阴 ==、望为太阳 ═，上下弦为少阳 == 少阴 == 。可知应定终始于朔的尿嘧啶（U）和胸腺嘧啶（T）为太阴 ==。又依据阴阳对称对应的原则，那么与尿嘧啶（U）和胸腺嘧啶（T）互相连结的腺嘌呤（A）应当为太阳 ═。再以太极生两仪，两仪生四象的阴阳理论，太阴 == 应与少阳 == 在一仪，太阳 ═ 应与少阴 == 在一仪，故胞嘧啶（C）应为少阳 == 。鸟嘌呤（G）应为少阴 == 。少阳 == 为阴中之阳应对应下弦，少阴 == 为阳中之阴应对应上弦。如此便确定了嘧啶为阴仪，嘌呤为阳仪，碱基为太极（图 3-4）。李仕澄先生说，以 U 为太阴，C 为少阳，G 为少阴，A 为太阳的组合所得起码、终止码才符合阴阳关系。

我们将一个卦闭型的朔望月五运周期分成两个对应的四象周期相位朔望月，这两个四象周期相位周期朔望月与六十甲子的关系列表 3-10。

从六十甲子应碱基四象表看，T—A、U—A 的结合对应，原来是朔月和望月的对应，C—G 的结合对应则是上弦和下弦的对应。这是否可以说明 U—A、T—A 配对连接的碱基受朔月和望月的影响大，以及 C—G 配对连结的碱基受上弦月、下弦月的影响大。因为朔月和望月在日地连线上，对地球和地球上的生物影响大，特别是朔月，故胸腺嘧啶（T）和尿嘧啶（U）在生物的遗传结构中起着分类的作用。

表 3-10　四碱基四象与六十甲子关系表

胸腺嘧啶 T	胞嘧啶 C	腺嘌呤 A	鸟嘌呤 G	尿嘧啶 U	胞嘧啶 C	腺嘌呤 A	鸟嘌呤 G
==	==	═	==	==	==	═	═
始朔	下弦	望	上弦	终朔	下弦	望	上弦
甲子	乙丑	丙寅	丁卯	戊辰	乙丑	丙寅	丁卯
己巳	庚午	辛未	壬申	癸酉	庚午	辛未	壬申
甲戌	乙亥	丙子	丁丑	戊寅	乙亥	丙子	丁丑
己卯	庚辰	辛巳	壬午	癸未	庚辰	辛巳	壬午
甲申	乙酉	丙戌	丁亥	戊子	乙酉	丙戌	丁亥
己丑	庚寅	辛卯	壬辰	癸巳	庚寅	辛卯	壬辰
甲午	乙未	丙申	丁酉	戊戌	乙未	丙申	丁酉
己亥	庚子	辛丑	壬寅	癸卯	庚子	辛丑	壬寅
甲辰	乙巳	丙午	丁未	戊申	乙巳	丙午	丁未
己酉	庚戌	辛亥	壬子	癸丑	庚戌	辛亥	壬子
甲寅	乙卯	丙辰	丁巳	戊午	乙卯	丙辰	丁巳
乙未	庚申	辛酉	壬戌	癸亥	庚申	辛酉	壬戌

　　从六十甲子应碱基四象表可以发现，古人发明的六十甲子系统，却有着标示生物密码结构的功能。以天干标示碱基，以地支标示连接碱基的键，可将它们概括为图 3-5。

　　不难看出，连接碱基的键，却呈现出日月岁气会同的规律。子辰申、寅午戌、丑巳酉、卯未亥是岁气会同的三角格局，即三联体关系。这证明碱基的结合是受日月岁气会同规律影响的。而且胸腺嘧啶（T）受甲己土运的影响，尿嘧啶（U）受戊癸火运的影响，胞嘧啶（C）受乙庚金运的影响，腺嘌呤（A）受丙辛水运的影响，鸟嘌呤（G）受丁壬木运的影响。这是否说明胸腺嘧啶（T）与脾胃功能有关，尿嘧啶（U）与心小肠功能有关，胞嘧啶（C）与肺大肠功能有关，腺嘌呤（A）与肾膀胱功能有关，以及鸟嘌呤（G）与肝胆功能有关？而五运上应五星，这是否说明五种碱基与五星有关。我国生命化学家王文清先生，根据近代行星化学的研究，探测到三氢化磷（PH_3）存在于木星和土星的天气层中，在

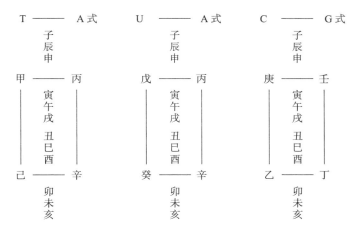

图 3-5　碱基与键连结六十甲子示意图

模拟原始大气中引入了 PH_3，进行了甲烷、氮、三氢化磷、氨、水蒸气的火花放电实验，结果产生 19 种氨基酸。氨基酸是构成生命蛋白质的零件，请有关专家研究之。

从表 3-10 还可以看出，U、C、A、G 四象系统和 T、C、A、G 四象系统各有 48 个甲子符号，代表朔望月运动的 48 个特征点，这正是一年 12 个朔望月的特征点数。说明朔望月有 2 年互相对立的周期。

《内经》告诉我们，甲己化土运，丙辛化水运，乙庚化金运，戊癸化火运，丁壬化木运。从图 3-5 可见，凡是同一键相结合的碱基之间存在着一种相克的关系，如甲土克丙水，丙水克戊火，庚金克壬木等。假如阳天干对应的是阳碱基，阴天干对应的是阴碱基，则阳碱基与阳碱基结合，阴碱基与阴碱基结合。若以阳性干、支为强，阴性干、支为弱，则可分为强型和弱型两类。甲—丙、戊—丙、庚—壬为强型类，己—辛、癸—辛、乙—丁为弱型类。

朔望月的四象周期和五运周期的调谐周期是 20 年，对应的可能是 RNA 相应的 20 种氨基酸。RNA 含有 64 种密码对应 64 卦。那么 60 甲子就可以通过与 64 卦的关系，判断其与 64 种遗传密码的关系。其排列规律按日月的四象周期，其终止规律按日月的五运周期规律中每一碱基所对应的 12 年周期（表 3-11）。

邵雍说："卦有六十四，而用止于六十者，何也？六十卦者，三百六十爻也。"除去起始一卦和终止三卦，余六十卦正对应六十甲子。

RNA 相应于 20 种氨基酸，如果对应于 20 甲子符号，则 60 甲子可以复制三次 20 种氨基酸。这是否说明氨基酸的形成，是源于日月星运动规律呢？那么是

表3-11 六十四卦及六十甲子对应遗传密码表

两仪 / 四象 / 第一位碱基	第二位碱基 U二	C二	G二	A二	第三位碱基
U 二 太阴（阴仪）	Phe 苯 [UUU 坤 甲子, UUC 剥 乙丑] ; Leu 亮 [UUG 比 丙寅, UUC 观 丁卯]	Ser 丝 [UCU 豫 戊辰, UCC 晋 己巳, UCG 萃 庚午, UCA 否 辛未]	Cys 半色 [UGU 谦 壬申, UGC 艮 癸酉] ; Trp [UGG 蹇 甲戌] ; 终止 UGA 渐	Tyr 酪 [UAU 小过 乙亥, UAC 旅 丙子] ; 终止 [UAG 咸, UAA 遁]	U二 C二 G二 A二
C 二 少阳（阴仪）	Leu 亮 [CUU 师 丁丑, CUC 蒙 戊寅, CUG 坎 己卯, CUA 涣 庚辰]	Pro 脯 [CCU 解 辛巳, CCC 未济 壬午, CCG 困 癸未, CCA 讼 甲申]	Arg 精 [CGU 升 乙酉, CGC 蛊 丙戌, CGG 井 丁亥, CGA 巽 戊子]	His 组 [CAU 恒 己丑, CAC 鼎 庚寅] ; Gln 谷氨 [CAG 大过 辛卯, CAA 姤 壬辰]	U二 C二 G二 A二
G 二 少阴（阳仪）	Val 缬 [GUU 复 癸巳, GUC 颐 甲午, GUG 屯 乙未, GUA 益 丙申]	Ala 丙 [GCU 震 丁酉, GCC 噬嗑 戊戌, GCG 随 己亥, GCA 无妄 庚子]	Gly 甘 [GGU 明夷 辛丑, GGC 贲 壬寅, GGG 既济 癸卯, GGA 家人 甲辰]	Asp 冬氨 [GAU 丰 乙巳, GAC 离 丙午] ; Glu 谷 [GAG 革 丁未, GAA 同人 戊申]	U二 C二 G二 A二
A 二 太阳（阳仪）	Ile 异 [AUU 临 己酉, AUC 损 庚戌] ; Met 甲 AUG 节 起始 ; Ile AUA 中孚 辛亥	Thr 苏 [ACU 归妹 壬子, ACC 睽 癸丑, ACG 兑 甲寅, ACA 履 乙卯]	Ser 丝 [AGU 泰 丙辰, AGC 大畜 丁巳] ; Arg 精 [AGG 需 戊午, AGA 小畜 己未]	Asn 冬酰 [AAU 大壮 庚申, AAC 大有 辛酉] ; Lys 赖 [AAG 夬 壬戌, AAA 乾 癸亥]	U二 C二 G二 A二

太极

否可从推测氨基酸的形成会受到不同年份的影响呢？如果有影响将是四象周期和五运周期。《内经》所论动物的"盛、衰、育、不育、静"的"五类盛衰，各随其气所宜"，当是关于这方面的反映。其五类是毛虫类应于木化，羽虫类应于火化，倮虫类应于土化，鳞虫类应于水化，介虫类应于金化。

我们认为，生物遗传密码的 5 种碱基与五方五行土、金、水、木、火相应，那么氨基酸的形成是否还会受到方域的影响呢？正如《内经》所说的阴阳二十五种人。

综上所述，生物的遗传化学结构本源于日月地三体运动规律，5 种碱基本源于日月的封闭型五运周期规律，DNA 和 RNA 的碱基四象本源于日月四特征点的四象周期规律，RNA 的三联体结构本源于日月的岁气会同规律，即日月地的三体结构，DNA 的双螺旋结构本源于太阳的左旋周日视运动和右旋的周年视运动规律。20 种氨基酸本源于日月的四象周期和五运周期的调谐周期规律。人体蛋白质的氨基酸为什么都是左手型呢？因为氨基酸所本源的日月周年视运动是逆时针方向右旋的。这证明一切生物的化生皆本源于日月地三体的运动规律。这些研究结论对于研究生命起源和生命规律无疑是有很大启迪作用的。

传说月亮里有吴刚和嫦娥两位仙人，还有玉兔和桂树。桂树高五百丈，吴刚被罚砍桂树，而桂树随砍随合。嫦娥偷吃了她丈夫后羿从西王母处求得的长生不死药而飞入月中，玉兔捣的正是长生不老药。这种神话说明了什么？说明月亮对生物生命的影响是很大的，生物强盛的生命力是受月亮影响的。我们对此应有清晰的认识。我们奉劝那些开发月球的科学家应慎重，不要去破坏月球的自然环境了，应从地球自然环境的破坏给人类带来的灾害中吸取教训。

现将遗传密码配入六十四卦圆图（图 3-6），按人类生命极限为 120 岁，则可按年龄用氨基酸养生。设复至同人的十六卦主 1—30 岁，这段时期应以碱基鸟嘌呤（G）为主，1—7.5 岁用缬氨酸（Val），7.6—15 岁用丙氨酸（Ala），16—22.5 岁用甘氨酸（Gly），22.6—30 岁用天冬氨酸（Asp）和谷氨酸（Glu）。31—60 岁应以碱基腺嘌呤（A）为主，31—38.5 岁用异亮氨酸（Ile）和甲硫氨酸（Met），38.6—45 岁用苏氨酸（Thr），46—52.5 岁用丝氨酸（Ser）、精氨酸（Arg），52.6—60 岁用天冬酰胺（Asn）和赖氨酸（Lys）。61—90 岁应以碱基胞嘧啶（C）为主，61—68.5 岁用谷氨酰胺（Gln）和组氨酸（His），68.6—75 岁用精氨酸（Arg），76—82.5 岁用脯氨酸（Pro），82.6—90 岁用亮氨酸（Leu）。91—120 岁应以碱基尿嘧啶（U）为主，91—98.5 岁用酪氨酸（Tyr），98.6—105 岁用色氨酸（Trp）和半胱氨酸（Cys），106—112.5 岁用丝氨酸（Ser），112.6—120 岁用亮氨

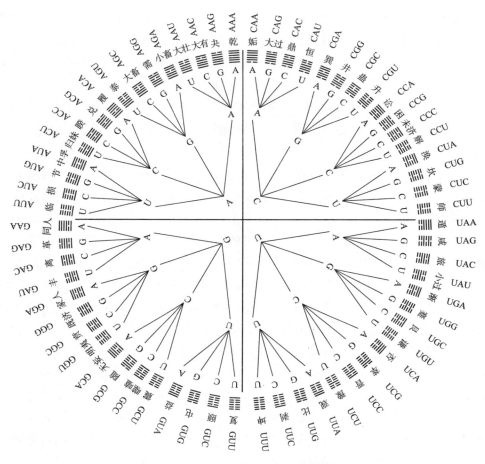

图3-6　六十四卦圆图与遗传密码

酸（Leu）和苯丙氨酸（Phe）。这项研究与生命的成长有密切关系，生物学家可进行实验。

四、三生万物

日月视运动4年一小周期，在三小周期12年中，每3年一组组成岁气会同年，共有4种，即子辰申、丑巳酉、寅午戌、卯未亥（图3-7）。说明岁气会同年是三角关系，即三角格局，又称三合局（子辰申合化水局，丑巳酉合化金局，寅午戌合化火局，卯未亥合化木局）。

前文已述，乾、坤、巽、艮4特征点是稳定的宇宙钟四象，由它确定的三

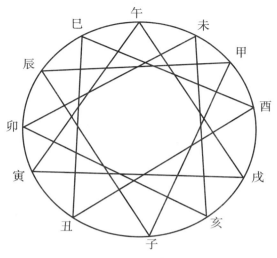

图 3-7　三合局

角格局也是稳定的。三角格局是宇宙的基本要素。这正是陈继元先生在《论证三极之道》一文中，在科学论证三极关系基础上，提出的狭义三角格局，狭义三角格局的总数有 720 个。这 720 之数恰与 30 年一纪的 720 气及 60 天中有 720 个时辰、60 年中有 720 个月相符号。由此可见，720 个狭义三角格局反映的正好是六十甲子循环中日月相会的次数。日月地组成一个三角格局。所以陈继元先生说："六十甲子循环就是'天道'面目的'三极之道'。"

　　四象三角格局是生命存在的基本因素，遗传密码即含有它。生命体内 4 个碱基中任取 3 个，就构成 64 个密码子。遗传密码的 64 种三联体（三角格局）密码显示有两个系统的有极原理，一方是阴阳二极，另一方是对称的 DNA 双螺旋链。两个系统 64 个符号的一致性，使我们可以合理地假设，有一种既通过非物质信息，又通过物质信息表现出来的密码体系，所有生命正是用该体系的 64 个符号（密码子）表达出来。三联体——三角格局是宇宙的基本要素。蔡恒息先生曾提出遗传密码及八卦中的中极学说，即遗传密码及八卦三联体的第三个密码为中性，变异不改变氨基酸的性质，体现了《老子》"道生一，一生二，二生三，三生万物，万物负阴而抱阳，中气以为和"的理论。可见三联体"三"字的重要性了，"三生万物"之名言，并非虚语。《素问·宝命全形论》说："人以天地之气生……天地合气，命之曰人。"《荀子·王制》说："天地生君子，君子者，天地之参也。""参"是"三"的大写，天一、地二、人三。天地阴阳相交生出了"人"，"三"便代表着天地人三角体系，所以"三"就成了宇宙创化的一个完整单元，即万物生成发展的基数。

生物遗传密码的双螺旋DNA结构，是沃森和克里克在20世纪50年代发现的。其实我们的祖先早就知道了，新疆出土的唐绘伏羲女娲交尾图就是证明（图3-8）。它是世界科学史上首次揭示，人体生长导源于双螺旋结构。

传说上古时代洪水为灾，人们都被淹死了，只留下了伏羲、女娲二人，他们结为夫妇，繁衍后代。古代伏羲女娲图多作人身蛇尾，下体的蛇尾每每是两两交缠在一起，有的还配有一小儿，象征繁殖的后代；有的图中两人分掌日月或分执规矩；有的图中刻着好似天神中最尊贵的"太一"神，一手抱伏羲，一手抱女娲，把他们两人结合在一起。我在前文已讲到，生物遗传密码DNA的双螺旋结构，来源于日月地三体的运动。太阳的周日视运动，即地球的自转运动是顺时针方向左旋的，而太阳的周年视运动，即地球的公转运动是逆时针方向右旋的。太阳视运动的左右螺旋运动，是导致生物遗传密码DNA双螺旋结构的本源，故在伏羲女娲图中有"太一"神。"太一"神，就是太阳。日为阳，月为阴，上古常称日、月为两仪，是因为日、月曾被古人看作观测时节的表尺（太阳历和太阴历）。伏羲持规画圆，天象，日象。女娲持矩画方，地象，月行四方之象。古人观天道，即日月运行轨道——黄道，是主生万物的尺度。伏羲女娲图中有一个明显的三角

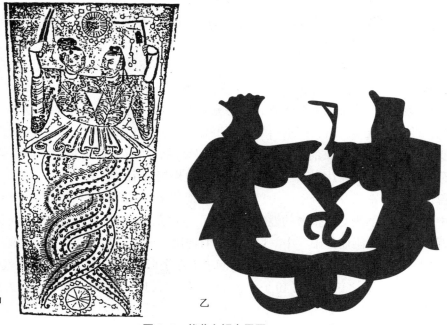

甲　　　　　　　　　　　乙

图3-8　伏羲女娲交尾图

形，象征什么呢？

女娲之娲，与螺、蜗音近义同，古通用。所以女娲，又可称女螺或女蜗。而田螺与蜗牛都是螺旋体，象征生命的起源。

由上述可见，我们的祖先不仅用六十甲子和六十四卦表述出了生物的遗传密码，还用伏羲女娲交尾图形象地显示了遗传密码的双螺旋结构和父、母、子的三联体结构。构成生物体的 5 种碱基，就是自然界中的 5 种自然元素，古人称为五材、五行。DNA 和 RNA 中的 4 种碱基，就是四象。组成密码的三联体，就是三才之道、三极之道，如此而生成万物。

五、一年 360 天的天文背景

六十甲子历的一年是 360 天，这在《内经》中有记载。《素问·六节藏象论》说："天以六六为节，地以九九制会。天有十日，日六竟而周甲，甲六复而终岁，三百六十日法也。"《素问·阴阳离合论》说："大小月三百六十日成一岁。"既言"大小月"，知此一年 360 天当指太阴历。太阴历平年 12 个朔望月为 354 天，闰年 13 个朔望月为 384 天，为何此为 360 天？这得从"大衍之数"说起（见下文）。大衍之数 50，其用 49。这是因为一朔望月有 4 特征点，一回归年朔望月实际运行 49 特征点，就是 360 天（29.53÷4×49=361.7425≈360）。故言"大小月三百六十日成一岁"。这说明一年 360 天，是朔望月运行一回归年的时间周期，也是一种阴阳合历。这一历法在《系辞传》也有记载。

另外，太阳历回归年长 365.25 天，太阴历 12 个月长 354.36 天，两者的年平均天数为（365.25 天＋354.36 天）÷2=359.805 天≈360 天，可见 360 天又是太阳历和太阴历的平均年长度，恰合于周天运行圆周轨道的 360°。我们可以称其为公度年。

六、干支纪历及天干合化五运的天文背景

前文已讲过，日月始点位置复原的周期是 5 年，才能构成 1 个封闭周期。2 个封闭周期为 10 年，就用十天干纪之。从图 3-2 可以看出，2 个相似封闭周期的相同相位点，或叫重合点，就是天干合化五运的天文背景。

进行历法推算的起始点叫作历元，一般定在十一月甲子朔旦冬至日，斗建指子，日月地三体在一条直线上，月逢朔在近地点，冬至地球接近近日点，这

是具有一系列非经典引力效应的天文集合点。日月同时离地球最近，影响力最大。

乙与庚合于下弦，对应西方秋金，故为金运。丁与壬合于上弦，对应东方春木，故为木运。丙与辛合于望，天之阳对应地阴，即对应地的北方冬水（冬至在地之北），故为水运。戊与癸合于朔，天之阴对应地阳，即对应地的南方夏火，故为火运。甲与己合于朔中，物生于土，火生土，甲、己为始点如物之始生，故为土运。而五方五运上应五星，故我在前文说，《太始天元册》所言五天之色气是五星之色。

日月每5年始点位置复原一次，在一周天黄道上共留有12个相同的始位置点，将周天360°划分成12份，这就是将一年划分成12个月的天文背景，古人就用十二地支纪之。十天干化为五运，十二地支化为六气，这就是五运六气的天文背景。

以上所述，就是干支纪年及天干合化五运的天文背景。

六十甲子理论的产生，其深刻背景在于天文观测，特别是对日月视运动的观测，从而发现了日道、月道及日月相会等许多规律。古人用十天干、十二地支表示律历，是在长期实践摸索中形成的。经陈继元先生用科学方法论证，六十甲子循环代表了"天道"，该天道不是别的，就是太阳、月亮、地球三者之间的关系。其要点是720个狭义三角格局。只有经过60年的时间，日、月、地三者的运动关系才能在整体上消除偏差，重新进入新一轮循环。古人总结出这套律历相当不交易，经过了数千年的天象观测和资料整理。

七、六十甲子的三维结构

郑军认为，扬雄的《太玄经》卦爻体系是三进制，存在 1.3^n 和 2.3^n 两个体系，共有54个值，54是三维结构的最高进位制（图3-9）。

郑军先生说，54位三维结构就是甲子六十年。它有三阴三阳6个结构面，每一结构平面为10年，即每一组十天干构成一个结构面。《太极太玄体系》载："这一结果揭示了，60也是三维结构数""1年时间是由三阴三阳6个结构面构成的，60年时间也是由三阴三阳6个结构面构成的。联系到下文五行结构，这是理解中医五运六气学说的一把钥匙。甲子六十年科学性的揭示，将一扫中医五运六气学说中关于干支演算程序含义争论中的阴霾，为运气学说提供理论根据和事实根据"。

其实54和六十甲子的三维结构，正是朔望月的运动规律。朔望月在地球带动下绕太阳运行一周是54特征点（图2-9），就是三维结构的54个值。一个封

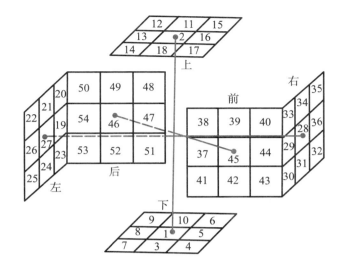

图 3-9　太玄五十四面结构图

闭的朔望月周期是 5 年，2 个封闭的朔望月周期是 10 年，用十天干表示，就是三维结构中 6 个结构面中的 1 个结构面。三阴三阳 6 个结构面，共有 60 个值。

六十甲子年中，共有 12 个封闭朔望月周期。2 个封闭朔望月周期构成 6 个结构面其中的一个，12 个则可构成三维结构的 6 个结构面，这就是把一年分成三阴三阳六气的依据。

这些结果不仅是打开中医五运六气学说的一把钥匙，还是打开《易经》的一把钥匙。

三维结构就是三维空间，三维结构的六个结构面代表三维空间的六个方位，象征着宇宙的六合，在《周易》是六爻。古人制作"六合"的模型叫作"方明"。《仪礼·觐礼》上说，古人在祭坛中央放着方明，谓"方明者，木也，方四尺，设六色，东方青，南方赤，西方白，北方黑，上玄，下黄"。贾公彦疏："谓合木为上下四方，故名方；此则神明之象，故名明。"《系辞传》说："日往则月来，月往则日来，日月相推而明生焉。"可知日月之光普照六方，就叫方明。

八、六十甲子与太阳黑子活动

六十甲子既然来源于日月地三体的运动规律，那么用六十甲子就能推测出日月地的活动规律。下面就以太阳黑子的活动为例说明于下。现将徐道一等编著的《天文地质学概论》所载 1610—1972 年 360 年间的太阳黑子活动数据的变化图转录于下（图 3-10）。

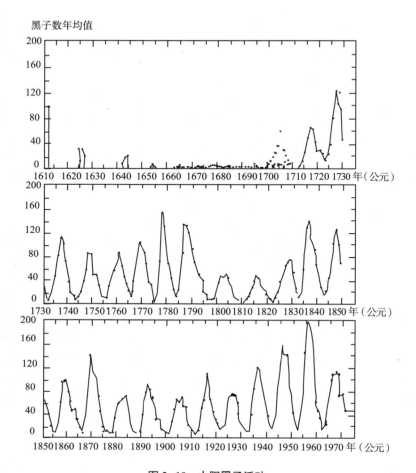

图 3-10　太阳黑子活动

注：引自徐道一，张勤文. 天文地质学概论 [M]. 北京：地质出版社，1983.

将其转述为下列时间序列（图 3-11），取峰顶的前后 3 年，探讨如下。

图 3-11 中出现 2 次及以上的年份是：

戊	戊	戊	戊	戊	庚	庚	丙	丙	丁	丁	己	己	己
申	戌	辰	子	午	午	寅	子	午	酉	未	酉	巳	丑
5	4	2	3	2	3	2	2	2	3	3	3	2	2

其中干支出现的次数如下：

甲	乙	丙	丁	戊	己	庚	辛	壬	癸	子	丑	寅	卯	辰	巳	午	未	申	酉	戌	亥
3	1	7	9	17	8	8	2	2	5	2	3	3		6	6	7	4	8	7	7	2

1716年 丙申	1768年 戊子	1828年 戊子	1884年 甲申	1928年 戊辰	1968年 戊申
1717年 丁酉	1769年 己丑	1829年 己丑	→	1929年 己巳	1969年 己酉
1718年 戊戌	1770年 庚寅	1830年 庚寅	1892年 壬辰	1930年 庚午	1970年 庚戌
→	→	→	1893年 癸巳	→	
1726年 丙午	1778年 戊戌	1837年 丁酉	→	1936年 丙子	
1727年 丁未	→	1838年 戊戌	1904年 甲辰	1937年 丁丑	
1728年 戊申	1787年 丁未	→	1905年 乙巳	1938年 戊寅	
→	1788年 戊申	1848年 戊申	1906年 丙午	→	
1738年 戊午	1789年 己酉	1849年 己酉	1907年 丁未	1946年 丙戌	
→	→	→	1908年 戊申	1947年 丁亥	
1748年 戊辰	1802年 壬戌	1859年 壬戌	→	1948年 戊子	
1749年 己巳	1803年 癸亥	1860年 癸亥	1916年 丙辰	→	
1750年 庚午	1804年 甲子	1861年 甲子	1917年 丁巳	1957年 丁酉	
→	→	→	1918年 戊午	1958年 戊戌	
1760年 庚辰	1816年 丙子	1870年 庚午			
1761年 辛巳					

图 3-11　太阳黑子活动时间序列图

天干出现 7 次以上的有丙、丁、戊、己、庚，其中次数最多的是戊。地支出现 6 次以上的有子、辰、巳、午、申、酉、戌，其中次数最多的是申。这里面有什么奥秘呢？熟悉五运六气的人都知道，丙为太过之水运，丁为不及之木运，戊为太过之火运，己为不及之土运，庚为太过之金运。子午为六气之少阴君火，辰戌为六气之太阳寒水，申酉为西方金，巳为南方火。综合分析，偏重在金、水、火三家。丁之木运不及，必定金运太过。己之土运不及，必定有金运之复。按照五运六气规律，五运和六气之火盛，必定太阳活动激烈。金盛则克木，必招来火气之复，夏天出现炎暑燔烁天气。水盛克火，火郁久必发，也要出现炎火流行的天气。但是火盛之年的炎热天气，温度高而天数长。如 1998 年戊寅年，火运太过，又逢少阳寅年相火司天，就出现了少见的持续高温天气，而金盛出现的火复和水盛出现的火气郁发，虽能出现炎热高温天气，可天数短少，很快就又凉下来了。如 2000 年庚辰年，金运太过，又逢太阳辰年寒水司天，虽出现了 40℃ 以上的高温天气，但持续时间短。由上述可知，金、水、火盛之年，是太阳黑子活动高峰年，这就是太阳黑子的活动规律，《内经》早有记载，应引起天文工作者的重视，并研究之。

九、甲子历法的推算

《内经》有用甲子干支系统纪时、日、月年的记载。

（一）干支纪时

《灵枢·卫气行》说："日有十二辰……子午为经，卯酉为纬"，这是用地支纪时辰。

（二）干支纪日

《素问·藏气法时论》说："肝主春……其日甲乙……心主夏……其日丙丁……脾主长夏……其日戊己……肺主秋……其日庚辛……肾主冬…其日壬癸。"《素问·六节藏象论》说："天有十日，日六竟而周甲。"这是用天干纪日。

（三）干支纪月

《灵枢·阴阳系日月》说："寅者，正月……未者，六月……卯者，二月……午者，五月……辰者，三月……巳者，四月……申者，七月……丑者，十二月……酉者，八月……子者，十一月……戌者，九月……亥者，十月……"《素问·脉解》等篇也有用地支纪一年十二个月的记载。

（四）干支纪年

《素问·六微旨大论》说："天气始于甲，地气始于子，子甲相合，命甲岁立。"《素问·六元正纪大论》说："甲子、甲午岁……乙丑、乙未岁……丙寅、丙申岁……"这是用干支相合纪年。

前文我已指出，现行传世农历是瑞顼历，而《内经》用的也是瑞顼历，因此《内经》干支纪年与现行传世农历干支纪年是相连续的，一直延续至今，所以我们可以直接用现行干支纪年法推算五运六气。

（五）干支纪历推算法

《内经》五运六气的推算，主要是用年、月，少用日、时，而且是年下取月，日下取时，故这里只介绍干支纪年纪月法的推算。

1. 干支纪年

干支纪年我们可以用杨力、鄢良研究出的快速推算法，即只要记住公元1年的干支是辛酉，就可快速推算出公元前后任何一年的干支。这里只介绍公元后的年干支。

干：直取所求年份的个位数。

支：以所求年份数目除以12，取其余数。

附注：干、支数为0时，取辛酉前一干支，即庚申。

然后，以辛酉为起点，按干支顺序依次推出年干和年支（正推），逆干支顺序而推为反推（图3-12）。

(1) 求公元1999年的干支

干：9（1999年的个位数是9）。

支：7（1999÷12，得余数是7）。

以辛酉为起点正推，得1999年的干支是己卯。

(2) 求公元2000年的干支

干：因个位数是0，故取庚。

支：8（2000÷12，余数是8）。

则2000年的干支是庚辰。

公元前←　　　　　　　　　　　　　→公元后

辛 壬 癸 甲 乙 丙 丁 戊 己 庚 辛 壬 癸 甲 乙 丙 丁 戊 己 庚
酉 戌 亥 子 丑 寅 卯 辰 巳 午 未 申 酉 戌 亥 子 丑 寅 卯 辰 巳 午 未 申
12 -11 -10 -9 -8 -7 -6 -5 -4 -3 -2 -1 1 2 3 4 5 6 7 8 9 10 11 12

公
元
一
年

图 3-12　干支纪年推算示例图

2. 干支纪月

每年农历的正月有固定地支为寅月，其后依次为二月为卯，三月为辰，四月
为巳，五月为午，六月为未，七月为申，八月为酉，九月为戌，十月为亥，十一
月为子，十二月为丑。而月的天干却不固定。但因年干支已推算出，就可由该年
所属的天干推算，口诀如下。

　　甲己之年丙作首，乙庚之岁戊为头；

　　丙辛必定寻庚起，丁壬壬位顺行流；

　　更有戊癸何方觅，甲寅之上好追求。

就是说年天干若遇甲或己的土运年，则正月的天干为丙，即正月的干支为丙
寅；遇上乙或庚金运年，正月为戊寅；丙或辛水运年，正月为庚寅；丁或壬木运
年，正月为壬寅；戊或癸火运年，正月为甲寅。总之，正月的天干在五阳干甲、
丙、戊、庚、壬之间轮转。正月的干支知道了，其他月份的干支可按六十甲子表
顺序推知。只要记住戊癸火运年正月起甲，然后按五运相生次序取五阳干，即次
土运年取丙，次金运年取戊，次水运年取庚，次木运年取壬。

这种关系，可用图 3-13 表示。

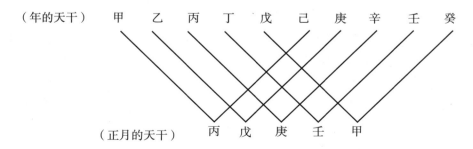

图 3-13　年天干与月天干关系图

　　按：读者必须注意，《内经》的干支五行属性有两种，如甲乙为木，丙丁为火，戊己为土，庚辛为金，壬癸为水，这是一种五方位的五行属性，属地道。另一种是甲己为土，乙庚为金，丙辛为水，丁壬为木，戊癸为火，属天道。地支也如此，一种是寅卯辰为木，巳午未为火，申酉戌为金，亥子丑为水，属地道。另一种是子午为少阴火，丑未为太阴土，寅申为少阳相火，卯酉为阳明金，辰戌为太阳水，巳亥为厥阴木，属天道。

　　《内经》的阴阳也有天道、地道之分。不知阴阳、五行之不同，不得言医与易，切记。

第4章 《内经》用《周易》理论 阐述运气规律

　　关于中医学与易学的关系，主要有"医易同源"和"医易会通"两大派。那么"易"与"医"是否同源或会通呢？这关系到医易元的研究。我认为医易之元在天文历法，这可从《内经》与《周易》的历法关系来讲解。

一、《内经》历法与《周易》历法

　　大衍之数五十，其用四十有九。分而为二以象两，挂一以象三，揲之以四以象四时，归奇于扐以象闰，五岁再闰，故再扐而后挂。天一，地二，天三，地四，天五，地六，天七，地八，天九，地十（班固《汉书·律历志》引文在此）。天数五，地数五，五位相得而各有合。天数二十有五，地数三十，凡天地之数五十有五，此所以成变化而行鬼神也。乾之策二百一十有六，坤之策百四十有四，凡三百六十，当期之日。二篇之策万有一千五百二十，当万物之数也。是故，四营而成易，十有八变而成卦，八卦而小成。引而伸之，触类而长之，天下之能事毕矣。（《系辞传》）

　　此筮法是《周易》十分重要的内容，要知筮法是什么，必先了解什么是筮。《说文解字》："筮，《易》卦用蓍也。"段玉裁注：《曲礼》曰'龟为卜，策为筮'，策者，蓍也。《周礼·筮人》'问蓍曰筮，其占《易》'……从竹者，蓍如筭也，筭以竹为之。从巫者，事近于巫也。"《左传》僖公十五年："筮，数也。"《集韵》《韵会》《正韵》载："筭，亦作算。"《释文》："算，字又作筭。"《说文解字》："算，数也。从竹，从具，读若筭。"《仪礼·乡饮酒礼》："无筭爵。"郑玄注："筭，数也。"知筮、策、筭、算，古互通。《说文解字》："筭，长六寸，计历数者。从竹从弄，言常弄乃不误也。"桂馥义证："《汉书·律历志》'其筭法用竹径一分，长六寸，二百七十一枚而成六弧，为一握'。"按：今《汉书·律历志》作算。

由上述可知，筮有二义：第一，古代计数用的工具，竹或蓍草；第二，数也。主要指计算历数之数。所以，筮法就是用竹或蓍草作筹码，进行历数计算的方法。筮法讲的就是历法。

古今对于"大衍之数"的解释，据《易学大辞典》的引载就有两类十几种之多，但均非本义，通为逞臆穿凿，没有科学依据，不足信。我们从"揲之以四以象四时，归奇于扐以象闰，五岁再闰"的内容可以看出，此筮法与历法有关，符合筮法的含义。从"五岁再闰"来看，这里讲的置闰方法是太阴历，不是太阳历。太阳历闰日，太阴历闰月。置闰是为了调节太阳回归年与月亮周年朔望月运动的关系，知当时用的是一种阴阳合历，其天文背景是日月的周年运动规律。置闰是历法中的一件大事，在我国古代更是把告朔闰当作国家政治生活中的一件大事。《左传》文公六年："闰月不告朔，非礼也。闰以正时，时以作事，事以厚生，生民之道，于是乎在矣。不告朔闰，弃时政也，何以为民？"说明在尧帝时代就有置闰之法。《尚书·尧典》："以闰月定四时成岁。"说明在尧帝时代对朔望月已有高深研究。

那么，"大衍之数"是讲太阳周年运动规律呢，还是讲月亮周年运动规律呢？回答是月亮。《说文解字》："衍，水朝宗于海貌。从水行。"《素问·五常政大论》说："水曰流衍"。《释文》引郑玄曰："衍，演也。"《春秋元命包》说："水之为言演也。"《开元占经》载："王子年《拾遗记》曰，'瀛州水精为月'。范子计然曰，'月者，水也'。《淮南子》，'月者，天之使也。水气之精者为月'。"《灵枢·阴阳系日月》说："月生于水。"这就是说，月为水精，月行犹如水行。所以"大衍之数"专讲月亮的周年运行之数。众所周知，一朔望月有晦朔月、上弦月、望月、下弦月 4 个特征点（古人还不知近点月，故不取），一回归年有 12.368 个朔望月（365.25 天 ÷29.53 天），共约有 49.47 个特征点，化为整数取 50，此 50 即"大衍之数"。大，副词，训大约。言月亮在一回归年运动中大约有 50 个特征点。其用 49 者，只取实数。49 "挂一"，是除去不足一个朔望月的特征点。因为所用 48 恰是 12 个朔望月的特征点（4×12=48）。12 个朔望月为 354.36 天，与一回归年 365.25 天相差 10.89 天，5 年相差 54.45 天，与 2 个朔望月仅差 4.61 天，故置"五岁再闰"法。由此可知"大衍之数"绝对不是"五十有五"之数。

以地心为参照系，一年朔望月在黄道面上运行 49 个特征点（朔望月一年行 49 特征点为 360 天），比 12 个月太阴年超前 1 个特征点 90°，4 年超前 4 个特征点 360°，月亮位相复原。所以《素问》以 4 年为一小周，15 小周 60 年为一大周。

第一次推算历数，49"挂一"之后所余 48 特征点，以四四一组（因 4 特征点为 1 个朔望月，故取四为一组）计数运算的结果，最后左余 1，右必余 3；左余 2，右必余 2；左余 3，右必余 1；左余 4，右也必余 4。左右余数相加或 4 或 8，余 4 特征点即闰 1 个朔望月，余 8 特征点即闰 2 个朔望月，为"五岁再闰"法。第一次推算历数后，48 减 4 或 8，就余下 44 或 40 了。

第二次推算历数，把余下的 44 和 40，再经"分二""揲四""归扐"，非 4 即 8，所余下的数就出现三个数：或 40，或 36，或 32（即 44-8=36，44-4=40，40-8=32，40-4=36），即第二次又减去 1 个或 2 个闰月特征点数。

第三次推算历数，再减去 1 个或 2 个闰月特征点数，即出现 24、28、32、36 四个数。

第四次推算历数，即把 24、28、32、36 再用 4 特征点数除，如下。

24÷4=6

28÷4=7

32÷4=8

36÷4=9

6、7、8、9 之和数为 30，恰是朔望月大月之天数或是 30 个月。6、7、8、9 谓之"四营"，《周易集解》引荀爽曰："营者，谓七、八、九、六也"。筮法以四营象四时，四时即一年之四特征点，与一朔望月之四特征点相通。我称之为四象周期。即以 8 象上弦或春，以 7 象望或夏，以 9 象下弦或秋，以 6 象朔或冬，与河图数相通。这正是《素问·金匮真言论》所载五脏应四时之数。若以洛书言其灾变，则以 9 象望与夏，以 7 象秋或下弦，多见于运气七篇大论中。

历法"五岁再闰"中的"五岁"，正是朔望月的封闭五年周期，我称之为五运周期或五行周期。

一年 12 个朔望月，6 个大月，每月 30 天为 180 天，6 个小月，每月 29 天为 174 天，全年 12 个月共 354 天。加上闰月 30 天，总共 384 天，与 64 卦 384 爻相符，可知卦象来源于朔望月运动规律。由此可知，筮数产生于朔望月运动规律。

朔望月是由日月地三体运动形成的，前文我们已阐述过，1 个朔望月月行 4 特征点，1 年行 49 特征点或曰 50 特征点。太阳 1 年行 4 特征点。若以日心为参考，地球绕太阳右旋 4 特征点，月亮伴随地球又右旋 50 特征点，月实行 54 特征点（图 4-1）。这 54 数，郑军称之为太极太玄立体三维结构数。

日一年行 4 特征点，36 年行 144 特征点，54 年行 216 特征点。朔望月 1 年绕太阳行 54 特征点，4 年行 216 特征点。1 朔望月行 4 特征点，3 年 36 朔望月

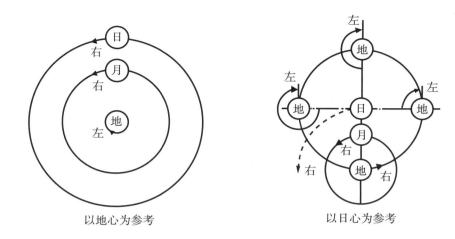

以地心为参考　　　　　　　　　　　　　以日心为参考

图 4-1　天右旋地左旋

行 144 特征点。54 是三维结构的六个结构面之总值，每一个结构面的值是 9。朔望月绕地球 1 年行四个结构面是 36，4 年行 144 特征点。216 就是乾策之数，144 就是坤策之数。"乾之策二百一十有六，坤之策百四十有四，凡三百有六十，当期之日"。一年 360 日，正是《内经》的"三百六十日法也"，即朔望月行 1 年 49 特征点 360 天之数。可知《内经》与《周易》用的是同一种历法。

　　11520 之数，又载于《易纬·乾凿度》，谓："法于乾坤，三十二岁期而周六十四卦，三百八十四爻，万一千五百二十析，复从于贞"。一公度年周期为 360 日，则 11520 日恰为 32 年（11520÷360）。若以朔望月 13 个月（闰年）384 日言，则 11520 日恰为 30 闰年（11520÷384），二倍之为 60 年，与甲子 60 年数合。此 30 年与 60 年周期，见载于《素问·天元纪大论》。

　　三维结构的六个结构面相当于一卦的六爻，阳爻用九，阴爻用六，则：

$6×9×4=216$·······················乾卦策数

$6×6×4=144$·······················坤卦策数

$216＋144=360$·······················两卦总策数

二、用河图、洛书模型阐述运气规律

　　朔望月以月为周期，虽与太阳的周日、周年周期不同，但在四象 4 特征点上，却有相同的规律，并能生成河图与洛书。我在《中国古代历法解谜——周易真原》中发其端倪。下面就以朔望月4特征月相点为代表，略述河图、洛书的形成。

月体纳甲图突出两大内容：第一，突出晦朔、上弦、望、下弦四象特征点，震巽位象只是指明阴阳转化的起始点，并不重要。第二，突出朔望月之象的形成，是太阳、月亮、地球三体系运动的结果。《周易参同契》说"坎戊月精，离己日光"，戊己土指地球。日光照射到月球，即是坎月离日之交，而形成朔望月之象，必须有"媒"，这个"媒"就是地球。在月体纳甲图中，朔望月的4特征点——望月甲、晦朔月乙、下弦月丙、上弦月丁，其天干次序是按地左转顺时针方向排列的，若以晦朔月月象为起点，按一定方法——天右旋逆时针方向排列月象4特征点，并标上1、2、3、4顺序号，如下所示。

1——晦朔月乙

2——望月甲

3——上弦月丁

4——下弦月丙

这就是《乾坤凿度·乾凿度》所说的"象成数生"。到此，"象数学"中的"象"与"数"就都有出处了，不再是无根之学了。"象"是月之象，"数"是月之数。我们依此按时间顺序循环排列作四象邻点月象图，见图4-2甲。

1年月行49特征点，所"挂一"为每年超前的1特征点，4年超前4特征点为1个朔望月。到第5年才能回到起始月相点。可知"5"是回归起始点的常数，即五运周期数。我们将五运周期数之"5"置于四象数图中，见图4-2乙。

这一组成不就是河图的内层之数吗？1、2、3、4即代表明望月的4特征点（即四象周期数），每年超前1特征点，4年一小周。5，即5年，表示日月运动的五运周期，即朔望月的封闭五年周期。《素问·天元纪大论》称此为"地以五为制""终地纪者，五岁为一周"。五岁为五运，"五运相袭而皆治之，终期之日，

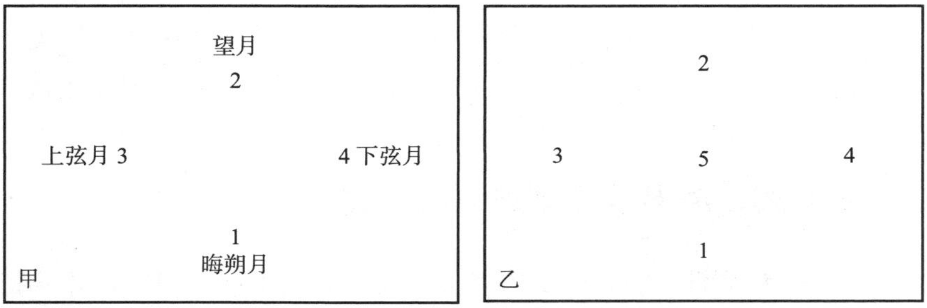

图4-2　月相生河图

周而复始"。《素问·气交变大论》说："五运更治，上应天期，阴阳往复，寒暑迎随。"所谓"五运更治，上应天期"，仍指封闭朔望月的五年周期。

从朔到上弦为 8 天，由上弦到望月为 7 天。《周易参同契》所谓"七八数十五"，正是由朔到望的上半月天数。既然"四者合三十"，那么"九六亦相应"的 15 天，就是指由望到晦的下半月了。为什么下半月会出现"九六"之数呢？因为 30 天是大月。一般情况下，16 日一阴初生，新残月（巽象☴）平旦见于西方辛位。但在大月则不同，大月的 16 日平旦，西方地平线上是满月，而不是新残月。则下弦月的出现就会推后一天到 24 日，从 16 到 24 恰为 9 天，所以到 30 就剩下 6 天了。从朔到上弦为 8 天，故与上弦象数 3 相配；从上弦到望月为 7 天，故与望月象数 2 相配；大月从望到下弦为 9 天，故与下弦象数 4 相配；从下弦到晦为 6 天，故与晦朔象数 1 相配。10 为常数 5 的倍数，说明 7、8、9、6、10 之数是有天文背景的。1、2、3、4 为月亮四象所生之数，故称"生数"。7、8、9、6 为四象所形成之日数，即成象之日数，故称"成数"（1、2、3、4 生数重于月相定点——四特征点，6、7、8、9 成数重于月相四分）。这四成数正是上述第四次推算之历数，于是就组成了一幅完整的河图数（图 4-3）。这才是河图的真正来源，此来源是科学无玄的。河图准确地反映了朔望月的四年周期和五年周期运动规律，所以《周易参同契》将其所观月象数图称作是"上察河图文"。文，指自然界或人类社会某些有规律性的现象。《淮南子·天文》高诱注："文者，象也。天先垂文，象日月五星及慧孛。"河图数按天右旋排列，古人认为天是圆的，故谓河图象天，"体圆"。

东方为木，故古人称河图数 3 与 8 为木数；南方为火，故称 2 与 7 为火数；西方为金，故称 4 与 9 为金数；北方为水，故称 1 与 6 为水数；中方为土，故称 5 与 10 为土数。所以古人称河图数为五行数。所谓五行数，即指月行五方之数。如此，河图模型便与五行图式结合在一起了，五行说即可能起源于此。以日月始

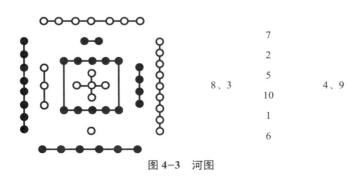

图 4-3 河图

点位置复原图（图 3-2）与此河图相配来看，上弦丁壬对应 3、8，下弦乙庚对应 4、9，丙辛对应 1、6，戊癸对应 2、7，甲己对应 5、10。

若以晦朔月为起点，将月体纳甲图中的月象 4 特征点按地左转顺时针方向排列，并标上 1、2、3、4 顺序号，如下。

1——晦朔月乙

2——下弦月丙

3——上弦月丁

4——望月甲

我们也依此按时间顺序循环排列作四象邻点月象图（图 4-4 甲），再将五运周期数"5"置于中间，就成为图 4-4 乙。

这一组成不就是洛书上的四正方生数吗？再配上 6、7、8、9 就成了洛书全数（图 4-5）。

由图 4-5 可以看出，9 处阳极，6 处阴极，极则变，故曰 9、6 为变数。洛书数按地左转排列，古人认为地是方的，故谓洛书象地，"体方"。并应地之九州。朔望月在地球带动下绕太阳一周行 54 特征点，构成三维六面结构体，每一面有 9 数，即九宫洛书结构。每 1 个结构面代表 2 个封闭朔望月五年周期，即 10 年。6 个结构面共 60 年，即 1 个六十甲子周期。所以郑军先生说："54 位立方结构的一个结构面是由 9 位构成的，是一组九宫八卦。60 位立方结构的一个结构面是由 10 位构成的，是一组天干。它们的一个结构面分别对应洛书（九数图）和河图（十数图）。洛书与河图是相通的，54 位周期与 60 位周期也是相通的……60 位周期的一个结构面即为一组河图，54 位周期的一个结构面即为一组洛书。"相通于何？朔望月之相也。

河图的 1、2、3、4、5、6、7、8、9、10 之数，古人又称 1、3、5、7、9 单

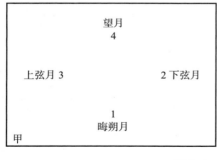
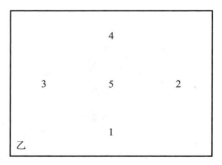

图 4-4　月相生洛书

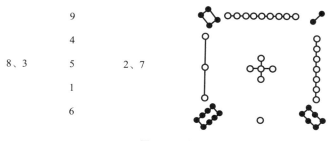

图 4-5　洛书

数阳数，为天数；2、4、6、8、10 偶数阴数，为地数。所以《系辞传》接"大衍之数"后说："天一，地二，天三，地四，天五，地六，天七，地八，天九，地十。天数五，地数五，五位相得而各有合。天数二十有五，地数三十，凡天地之数五十有五。"知此"天地之数"绝对不是"大衍之数"，不能错误地把"天地之数"说成是"大衍之数"。也说明天地数一节应在"大衍之数"一节之后，而不应放置于前。

河图五行数是按照五行相生次序排列的，见图 4-6。

若按五行相克次序排列，则河图可变成洛书数图（图 4-7）。

综上可知，河图、洛书皆来源于月亮的朔望月运动规律。河图、洛书之所以用黑白点表示图象，乃是取用晦朔月象和望月象。

河图数为朔望月运行规律的正常顺序数，故谓河图为体主常。洛书数为朔望月正常运行规律的变数，故谓洛书为用主变。

古人依据月亮运动规律的河图、洛书这一模型，去类比地球运动，以晦朔月特征点类比冬至，上弦特征点类比春分，望月特征点类比夏至，下弦特征点类比秋分。于是，天数按顺时针方向排列，表示天阳之气的消长，地数按逆时针方

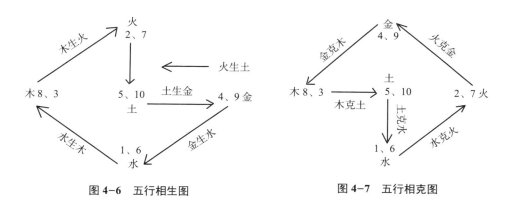

图 4-6　五行相生图　　　　　　图 4-7　五行相克图

向排列，表示地阴之气的消长。若把天气之数和地气之数对应分开，可以作图4-8。这大概就是古代各种式盘中天数盘和地数盘的来源吧。

《素问·五运行大论》说："上者右行，下者左行。"上指天气，谓天气右行。下指地气，谓地气左行。这是古人以地球作参照物，把地球看作是不运动的星球，可看到是太阳绕地球作逆时针方向运动的"右行"，同时又看到28宿绕地球作顺时针方向运动的"左行"。"天气右行"下降于地，故表示天气的单数阳数1、3、9、7按"地气左行"规律安排于四正方，1表示阳气始生安排在冬至节，9表示阳气盛极安排在夏至节。"地气左行"，上升于天，故表示地气的偶数阴数2、4、8、6按"天气右行"规律错后三节45天安排于四隅方，2表示阴气始生安排在西南未月，8表示阴气盛极安排在东北丑月。因为，古人观察到，白天最长的节日夏至为阳之极，应该最热而生阴寒，白天最短的节日冬至为阴之极，应该最冷而生阳热。然而，由于大地有积热与积寒的过程，因此，地气寒气上升的节日在立秋，暖热气上升的节日在立春，天气阳极到地气寒升，天气阴极到地气暖升，天地之气相差三个节气45天。即阳气虽生于冬至，始升却在立春；阴气虽生于复至，始升却在立秋。

是故冬至四十五日，阳气微上，阴气微下；夏至四十五日，阴气微上，阳气微下。（《素问·脉要精微论》）

天地之气相差3个节气，天地数之间就相差3个节气，就形成洛书九宫图（图4-9）。

至此，洛书就变成了表示天地阴阳寒热之气的运行规律模型了。天地阴阳二气的交错运行是产生阴阳灾变吉凶的基础。《说文解字》云："五，阴阳在天地间交午也"，正合天地数阴阳交午之义，故只用中五，不用十。

河图表示朔望月的运行规律，变成洛书表示天地阴阳寒热之气后，洛书就成为表示日月运行规律的模型了，是一幅阴阳合历图。

洛书九宫，即是《乾坤凿度·坤凿度》引《制灵经》所说的"天有九道"（注：天有九道，日月恒经历之道也）。图，即月行九道的规律图。

月有九行者：黑道二，出黄道北；赤道二，出黄道南；白道二，出黄道西；青道二，出黄道东。立春、春分，月东从青道；立秋、秋分，西从白道；立冬、冬至，北从黑道；立夏、夏至，南从赤道。然用之，一决房中道。青赤出阳道，白黑出阴道。若月失节度而妄行，出阳道则旱风，

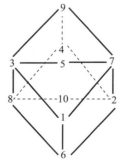

图4-8 天气地气图

	立夏	夏至	
	4	9	2 立秋
春分	3	5	7 秋分
立春	8	1	6
		冬至	立冬

图 4-9　洛书九宫图

出阴道则阴雨。(《汉书·天文志》)

　　那么，月体纳甲与洛书的关系就如图 4-10。

　　正因为月主风雨，所以古人往往用洛书九宫预测风雨是否调顺及水旱灾害的发生和疾病的流行。月行九道，下应地之九州，而生九州之灾害吉凶。

　　太一常以冬至之日，居叶蛰之宫四十六日，明日居天留四十六日，明日居仓门四十六日，明日居阴洛四十五日，明日居天宫四十六日，明日居玄委四十六日，明日居仓果四十六日，明日居新洛四十五日，明日复居叶蛰之宫，曰冬至矣。太一日游，以冬至之日，居叶蛰之宫，数所在日，从一处至九日，复返于一。常如是无已，终而复始。太一移日，天必应之以风雨，以其日风雨则吉，岁美民安少病矣。先之则多雨，后之则多汗（旱）。太一在冬至之日有变，占其君；太一在春分之日有变，占在相；太一在中宫之日有变，占在吏；太一在秋分之日有变，占在将；太一在夏至之日有变，占在百姓。所谓有变者，太一居五宫之日，病风折树木，扬沙石，各以其所主，占贵贱。因视风所从来而占之，风从其所居之乡来为实风，主生，长养万物；从其冲后来为虚风，伤人者也，主杀，主

		丙	丁	
		立夏	夏至	
		4	9	2 立秋 庚
乙	春分	3	5	7 秋分 辛
甲	立春	8	1	6
			冬至	立冬
			癸	壬

图 4-10　月体纳甲合洛书九宫图

害者。谨候虚风而避之，故圣人曰避虚邪之道，如避矢石然，邪弗能害，此之谓也。是故太一入徙立于中宫，乃朝八风，以占吉凶也。(《灵枢经·九宫八风篇》)

1977年在安徽阜阳县双古堆西汉汝阴侯墓出土的太乙九宫占盘与洛书九宫相似。其天盘按洛书的数字排列，与《灵枢经·九宫八风》图完全一致。其地盘上有八个方位，分别刻有：当者有忧——冬至，当者有病——立春，当者有喜——春分，当者有傷——立夏，当者显——夏至，当者利——立秋，当者有盗争——秋分，当者有患——立冬等字样。

《素问·六元正纪大论》也有此说，谓水运灾一宫，木运灾三宫，火运灾九宫，金运灾七宫，土运灾五宫。灾宫虽只讲1、3、5、7、9天数之宫，其对应的地数之宫也在不言中。

由上述看来，中国文化中的九宫说皆来源于月行九道说，是有天文背景的，所以古人常用明堂制顺天时而布政。

又月行九道，一道有24变（一年有24节气之变，《素问》以60年中有24灾变年），九道则有216变（24×9=216）。日行一年分成六气，每一客气有24变，六气则有144变（24×6=144）。合之共为360变。

二篇64卦主32年，一年有360变，那么32年就有11520变（360×32=11520，或216×32=6912，144×32=4608）。

为什么取河图之名呢？因为河为水行之道。河图者，乃水行之图也。而月为水之精，所以说水行之图，即月行之图。河图即月图。

以地心为参照系，一回归年，朔望月右行49特征点，日右行4特征点，两者相差45点（49−4=45），即月亮超前45点，这就是洛书45数的来源。

为什么取洛书之名呢？洛乃河之互词，水行之道也。书，这里特指历书、占书（《汉语大字典》），洛书，即月历、太阴历。洛书纵横皆15，表示半月及日月相会的大周期。去中5后纵横皆10，表示一旬，中5表示一候。30天表示1个月。4个15共60，表示60天或60年。总数45为天地之气所差三节之数。上述均为甲子60年历法之内容，故知洛书为历法图。所以《周易参同契》说："数在律历纪"，就是说，河图、洛书之数是律历的纲纪。《周易乾凿度》卷下就曾说："五岁再闰，故再扐而后卦，以应律历之数"，指的就是筮法内容。

月亮运行一周有晦朔、上弦、望、下弦之四象，是悬挂在天上并按时间顺序变化非常显明的大图象，所以说月亮是历法诞生的本源。而河图、洛书是以月亮四象为本始的，所以河图、洛书便具有了历法的内容。

我们考虑到孔安国、刘歆以《洪范》九畴为洛书而载箕子陈述"九种天地之大法"，以及《禹页》九州说和金文"成唐（按即汤）……博受天命，咸有九州"说，而此天地分九野说，本源于月行九道说，可知月行九道说的起源是很早的，最迟在商，上可推及夏或更古。而洛书为月行九道的模型图，看来河图、洛书的起源不会晚于夏商。

月亮是河图的本象，月行有"九道"，将天空分为九野，又对应地将地分为九州。天上九野将星辰分而为九，地上九州亦将地物分而为九，所以《河图括地象》说："天有九道八纪，地有九州八柱"。《春秋·命历序》说："河图……载江河山川州界之分野"，天上讲星辰分九野，地上讲九州风土物产及人情。故《春秋说题辞》说："河图有九篇"，所谓"九篇"者，乃记天地相应九野之事也，内容包括历法、物候、气象、风土人情。

洛书合天地阴阳二气而化成生气，生气将一回归年分而为六，故《春秋说题辞》说："洛书有六篇"。"六篇"乃记一年六气之变化者也。

由上述可知，《系辞传》所言河图、洛书是上天所垂之象，是天地变化的标识，圣人取以为法则，并非虚言。侯果注此谓"圣人法河图洛书制历象以示天下也"。郑玄注《乾凿度》时曾说："孔子于《易·系》著此天地之数，下乃孔子曰，明天地之道本此者也。"可知河图洛书中的"天地之数"是表达"天地之道"的，但没有指明表达何种"天地之道"，殊为可惜。河图洛书既以月亮为本象，反映月亮的运动规律，而古代帝王改朝换代必改朔，如《史记·历书》说："王者易姓受命，必慎始初，改正朔"。改朔就是以月亮运动规律为准，所以王者受命必以河图、洛书为祥瑞物，"正朔"要应河图。如《周易乾凿度》卷下说文王"正朔布王号于天下，受禄应河图"，由此看来，古代正朔之月必用大月。因此，从现在所能见到的纬书资料米看，其中有关河图、洛书的记载大致有两种类型。一种如上所说是以河图、洛书为王者受命、新朝兴起而"正朔"的标志物。另一种与其相反，是以河图、洛书记载"帝王存亡之期"。其实乃一事物或历史发展的两个方面，一者兴起，另一必亡也。

因为帝王换代改朝必正朔，正朔要按月亮运行规律而"应河图"，故帝王都视河图为宝物，如《尚书·顾命》载康王受命时就将河图陈列在祖庙中。

只有明白了河图、洛书的形成来源，才能理解《内经》如何重视河图、洛书之数，即《内经》所称天地之"大数""至数"，是五运六气的精髓，因为它可推算历法和纪气化规律。

天地之至数，始于一，终于九焉。（《素问·三部九候论》）

天地之大数也，始于一而终于九。（《灵枢·九针论》）

至数之机，迫迮以微，其来可见，其往可追，敬之者昌，慢之者亡，无道行私，必得天殃，谨奉天道，请言真要。帝曰：善言始者，必会于终；善言近者，必知其远，是则至数极而道不惑，所谓明矣。愿天子推而次之，令有条理，简而不匮，久而不绝，易用难忘，为之纳纪，至数之要，愿尽闻之。(《素问·天元纪大论》)

张志聪注："至数者，太过不及之定数也。"本段经文主要是强调掌握河图洛书数的重要性。因为河图洛书数是纪气化规律用的，推算河图洛书数，就可以掌握气化规律。如《素问·六元正纪大论》说天地数为"天地之纲纪，变化之渊源"。

天地之数，终始奈何？岐伯曰：悉乎哉问也！是明道也。数之始，起于上而终于下，岁半之前，天气主之，岁半之后，地气主之，上下交互，气交主之，岁纪毕矣。故曰：位明气月可知乎，所谓气也。帝曰：余司其事，则而行之，不合其数何也？岐伯曰：气用有多少，化治有盛衰，盛衰多少，同其化也。帝曰：太过不及，其数何如？岐伯曰：太过者其数成，不及者其数生，土常以生也。(《素问·六元正纪大论》)

此将河图洛书天地数分为"生数"和"成数"。一、二、三、四、五为生数，即河图内圈之数。六、七、八、九、十为成数，即河图外圈之数。一至九数，即洛书之数。总之，河图洛书天地之数，就是《素问·六元正纪大论》所说的"金木水火土运行之数"。

《内经》阐述运气之常化，主要是用河图模型。

东方青色，入通于肝……其数八。南方赤色，入通于心……其数七。中央黄色，入通于脾……其数五。西方白色，入通于肺…其数九。北方黑色，入通于肾……其数六。(《素问·金匮真言论》)

敷和之纪，木德周行……其数八。升明之纪，正阳而治……其数七。备化之纪，气协天休……其数五。审平之纪，收而不争……其数九。静顺之纪，藏而勿害……其数六。(《素问·五常政大论》)

由九数在西方，七数在南方，可知此处用的是河图外圈的成数。《内经》用河图之数为纲，标纪的人与自然关系见表4-1。

河图模型的意义有四：一是用数定日月特征点的位与相；二是用数定五方位及五行属性；三是推演五方五行生成数；四是以五方五行数之理统一天地与人相应的整体观。

《内经》阐述运气之变化主要是用洛书，现归纳其内容为表4-2。

从表4-3可以看出，土支辰戌丑未年和土运甲己年有雨情，可能发生水灾。也可推出发生旱灾年。

表 4-1 河图数统天人相应表

			生成数	八	七	五	九	六
	易		卦象	震	离	坤	兑	坎
			五行	木	火	土	金	水
宇宙自然与人相统一	自然界	天	五时	春	夏	长夏	秋	冬
			五气	风	热	湿	燥	寒
			五化	生	长	化	收	藏
			五星	岁星	荧惑星	镇星	太白星	辰星
		地	五方	东	南	中	西	北
			五畜	鸡	羊	牛	马	彘
			五谷	麦	黍	稷	谷	豆
			五色	青	赤	黄	白	黑
			五味	酸	苦	甘	辛	咸
			五音	角	徵	宫	商	羽
			五臭	臊	焦	香	腥	腐
	人	人体	五脏	肝	心	脾	肺	肾
			五宫	目	舌	口	鼻	耳
			五体	筋	脉	肉	皮	骨髓
			五华	爪	面	唇	毛	发
			五声	呼	笑	歌	哭	呻
			五态	怒	喜	畏	忧	恐
			病变	握	忧	哕	咳	栗
			病位	颈项	胸胁	脊	肩背	腰股

《内经》七篇运气大论中，用生成数标纪气化规律，主要有以下两种情况。

1. 用生成数标纪气化太过不及规律

不及：用生数标纪。

太过：用成数标纪。

2. 用生成数标纪受灾地域

灾一宫，正北方受灾。

灾三宫，正东方受灾。

表4-2 五运数表

五运	五音	阴阳干支	纪年干支	司天	在泉	运气上应星	灾宫	气化特点				
								土、五	金四、九	水一、六	木三、八	火二、七
土运	大宫	阳干支	甲子、午	少阴	阳明	土星、火星		雨化五(中运)	燥化四(在泉)			热化二(司天)
			甲辰、戌	太阳	太阴	土星、水星		湿化五(中运)(在泉)		寒化六(司天)		火化二(司天)
			甲寅、申	少阳	厥阴	土星、火星		雨化五(中运)			风化八(在泉)	火化七(在泉)
	少宫	阴干支	己巳、亥	厥阴	少阳	土星、木星	灾五宫	湿化五(中运)			风化三(司天)	火化七(在泉)
			己卯、酉	阳明	少阴	土星、金星	灾五宫	雨化五(中运)	清化九(司天)			热化七(在泉)
			己丑、未	太阴	太阳	土星、土星	灾五宫	雨化五(中运)(司天)		寒化一(在泉)		热化七(在泉)
金运	少商	阴干支	乙丑、未	太阴	太阳	金星、土星	灾七宫	湿化五(司天)	清化四(中运)	寒化六(在泉)		
			乙巳、亥	厥阴	少阳	金星、木星	灾七宫		清化四(中运)		风化八(司天)	火化二(在泉)
			乙卯、酉	阳明	少阴	金星、金星	灾七宫		清化四(中运),清化九(司天)			热化七(在泉)
	大商	阳干支	庚子、午	少阴	阳明	金星、火星			清化九(中运),燥化九(在泉)			热化七(司天)
			庚辰、戌	太阳	太阴	金星、水星		雨化五(在泉)	清化九(中运)	寒化一(司天)		火化七(司天)
			庚寅、申	少阳	厥阴	金星、火星			清化九(中运)		风化三(在泉)	火化七(司天)

（续表）

五运五音		纪年干支	司天	在泉	运气上应五星	灾宫	气化特点				
							土、五	金四、九	水一、六	木三、八	火二、七
太羽（水运）	阳干支	丙寅、申	少阳	厥阴	水星、火星				寒化六（中运）	风化三（在泉）	火化二（司天）
		丙子、午	少阴	阳明	水星、火星			清化四（在泉）	寒化六（中运）		热化二（司天）
		丙辰、戌	太阳	太阴	水星、水星		雨化五（在泉）		寒化六（中运、司天）		
少羽（水运）	阴干支	辛丑、未	太阳	太阴	水星、土星	灾一宫	雨化五（司天）		寒化一（中运、在泉）		
		辛巳、亥	厥阴	少阳	水星、木星	灾一宫			寒化一（中运）	风化三（司天）	火化七（在泉）
		辛卯、酉	阳明	少阴	水星、金星	灾一宫		清化九（司天）	寒化一（中运）		热化七（在泉）
少角（木运）	阴干支	丁卯、酉	阳明	少阴	木星、金星	灾三宫		燥化九（司天）	寒化一（中运）	风化三（中运）	热化七（在泉）
		丁丑、未	太阳	太阴	木星、土星	灾三宫	雨化五（司天）		寒化一（在泉）	风化三（中运）	热化七（在泉）
		丁巳、亥	厥阴	少阳	木星、木星	灾三宫				风化三（中运、司天）	火化七（在泉）

（续表）

五运五音		纪年干支	司天	在泉	运气上应五星	灾宫	气化特点				
							土、五	金四、九	水一、六	木三、八	火二、七
木运	大角 阳干支	壬寅、申	少阳	厥阴	木星、火星					风化八（中运在泉）	火化二（司天）
		壬子、午	少阴	阳明	木星、火星					风化八（中运）	热化二（司天）
		壬辰、戌	太阳	太阴	木星、水星		雨化五（在泉）	清化四（在泉）	寒化六（司天）	风化八（中运）	
火运	大徵 阳干支	戊辰、戌	太阳	太阴	火星、水星		湿化五（在泉）		寒化六（司天）		热化七（中运）
		戊寅、申	少阳	厥阴	火星、水星					风化三（在泉）	火化七（中运、司天）
		戊子、午	少阴	阳明	火星、水星						热化七（中运、司天）
	少徵 阴干支	癸卯、酉	阳明	少阴	火星、金星	灾九宫		清化九（在泉）			热化二（中运在泉）
		癸丑、未	太阴	太阳	火星、土星	灾九宫	雨化五（司天）	燥化九（司天）	寒化一（在泉）		火化二（中运）
		癸巳、亥	厥阴	少阳	火星、木星	灾九宫				风化八（司天）	火化二（中运、在泉）

表 4-3 六气数表

六气	十二支	五星	六十甲子		水一六	土五	木三八	火二七	金四九	灾宫
太阳寒水	辰戌	辰星	壬辰	壬戌	寒化六	雨化五	风化八			
			戊辰	戊戌	寒化六	湿化五		热化七		
			甲辰	甲戌	寒化六	湿化五				
			庚辰	庚戌	寒化一	雨化五			清化九	
			丙辰	丙戌	寒化六	雨化五				
太阴湿土	丑未	镇星	丁丑	丁未	寒化一	雨化五	风化三			灾三
			癸丑	癸未	寒化一	雨化五		火化二		灾九
			己丑	己未	寒化一	雨化五				灾五
			乙丑	乙未	寒化六	湿化五			清化四	灾七
			辛丑	辛未	寒化一	雨化五				灾一
少阴君火	子午	荧惑星	壬子	壬午			风化八	热化二	清化四	
			戊子	戊午				热化七	清化九	
			甲子	甲午		雨化五		热化二	燥化四	
			庚子	庚午				热化七	清化九、燥化九	
			丙子	丙午	寒化六			热化二	清化四	
少阳相火	寅申	荧惑星	壬寅	壬申			风化八	火化二		
			戊寅	戊申			风化三	火化七		
			甲寅	甲申		雨化五	风化八	火化二		
			庚寅	庚申			风化三	火化七	清化九	
			丙寅	丙申	寒化六		风化三	火化二		
阳明燥金	卯酉	太白星	丁卯	丁酉			风化三	热化七	燥化九	灾三
			癸卯	癸酉				热化二	燥化九	灾九
			己卯	己酉		雨化五		热化七	清化九	灾五
			乙卯	乙酉				热化二	清化四、燥化四	灾七
			辛卯	辛酉	寒化一			热化七	清化九	灾一

（续表）

六气	十二支	五星	六十甲子	水一六	土五	木三八	火二七	金四九	灾宫
厥阴风木	已亥	岁星	丁巳 丁亥			风化三	火化七		灾三
			癸巳 癸亥			风化八	火化二		灾九
			己巳 己亥		雨化五	风化三	火化七		灾五
			乙巳 乙亥			风化八	火化二	清化四	灾七
			辛巳 辛亥	寒化一		风化三	火化七		灾一

灾九宫，正南方受灾。

灾七宫，正西方受灾。

灾五宫，正中央受灾。

这里的"七"在西方，"九"在南方，可知用的是洛书。洛书模型的意义也有四个：一是用数定日月特征点的位与相；二是定方位；三是表述五行生克；四是概括人与天地相应的整体观。

综上可知，河图模型源于日月运行规律，主运气的正常气化周期，这种周期属于主运主气周期，反映常规气化规律。洛书模型也来源于日月运行规律，主运气的异常气化周期，这种周期属客运客气周期，反映特殊的气化规律。

徐振林说："前人注释《内经》五运六气理论，没有区别运气的常与变，是致命的弱点。……通观《内经》，每论运气之'常'必接论运气之'变'，不了解五运六气变化的规律，实际上丢掉了五运六气理论的重要组成部分。"而各种"常""变"周期规律皆根源于日、月、地、五星等天体的运行周期，表明运气理论有着雄厚的天文学基础，科学性极强。并且各种"常""变"周期规律，几乎全部囊括在甲子六十年周期之内，所以研究运气各种"常""变"周期规律，必须以甲子六十年周期为基础。可见，甲子六十年周期具有揭示"常""变"周期规律的优势，在研究探索运气周期节律及时间医学方面具有独特的价值。

总之，河图洛书天地数在《内经》中有十分重要的意义，掌握河图洛书之数，是研究五运六气气化规律的纲纪，正如《素问·六元正纪大论》所说："凡此运期之纪，胜复正化，皆有常数，不可不察。"

三、用八卦模型阐述运气规律

《内经》直接引用八卦理论的是《灵枢·九宫八风》篇，用的是后天八卦图，八卦结合洛书九宫，以八方之风来判断气候的正常与反常。

后天八卦理论见载于《说卦传》，强调八卦与四时气相应。

坎者，水也，正北方之卦也，……万物之所归也。

艮，东北之卦也，万物之所成终……

震，东方也。万物出乎震。

巽，东南也。言万物絜齐也。

离也者，南方之卦也。万物皆相见。

坤也者，地也，万物皆致养焉。

兑，正秋也，万物之所说也。

乾，西北之卦也，言阴阳相薄也。(《说卦传》)

上述八卦，每一卦主司一个方位、三个节气，象征着一年中季节与方位的变化，反映了一年中阴阳二气的消长转化，以及万物的生长壮老死规律。

《内经》以后天八卦为模型，建立了一整套中医脏腑与自然界相统一的理论，见表4-4。

中医理论为什么要用八卦理论作为其说理工具呢？这必须从八卦的起源谈起了。

八卦是如何创造出来的？孔安国说："伏羲氏王天下，龙马出河，遂则其文，以画八卦。谓之河图。"这段话有误，"谓之河图"当在"龙马出河"之后，乾为龙为天，此以龙代天。从帛书知"马"通"象"。所以知"龙马"，乃天象之谓。"龙马出河"，谓天象出河图。又《广雅·释诂一》："龙，君也。"《论衡·纪妖》"龙，人君之象。"知龙为古代帝王的象征，而帝王多自称为天之子，知龙有"天"义。

表4-4　八卦天人合一表

八卦	震巽木	离火	艮坤土	乾兑金	坎水
脏腑	肝胆	心小肠	脾胃	肺大肠	胃膀胱
方位	东	南	中	西	北
季节	春	夏	长夏	秋	冬
五星	岁星	荧惑星	镇星	太白星	辰星

注：详参河图洛书与自然界的统一表

再者，龙有通天的本领，也与天有密切关系。又《周易乾凿度》卷下郑康成注："天者即龙"，意思是说，伏羲是依据日月运动规律的模型——河图，画出八卦的。《汉书·五行志》也说："刘歆以为伏羲氏继天而王，受河图则而画之，八卦是也。"这在《系辞传》里有明确记载，谓："是故天生神物，圣人则之。天地变化，圣人效之。天垂象，见吉凶，圣人象之。河出图，洛出书，圣人则之。《易》有四象，所以示也。系辞焉，所以告也。定之以吉凶，所以断也。"

为什么依据河图、洛书能画出八卦呢？因为河图、洛书来源于月亮运动规律，朔望月有明显的"四象"特征。所谓《易》有四象，所以示之"四象"，即指朔望月之四象。类比之，则有日运一日或四时之四象。因是以日月为依据，所以《系辞传》又说：伏羲氏"仰则观于天文，俯以察于地理""始作八卦"。故《易》能"广大配天地，变通配四时，阴阳之义配日月"。

我们用阴阳变化去描述月亮的明暗变化，亮月用阳爻符号 — 表示，暗月用阴爻符号 -- 表示，那么从初一到上弦的上暗下亮月象可用少阳符号 == 表示，从上弦到满月的亮月月象可用太阳符号 == 表示，从满月到下弦的上亮下暗月象可用少阴符号 == 表示，从下弦到晦月月象可用太阴符号 == 表示。则月体纳甲图中按顺时针方向排列的4特征点与阴阳四象的关系如下。

1——晦朔月乙——太阴 ==

2——下弦月丙——少阴 ==

3——上弦月丁——少阳 ==

4——望月甲——太阳 ==

将此按时间顺序循环排列，作四象邻点月相图，见图4-11甲。若以晦朔月、望月左右分阴阳，将此四象横排，见图4-11乙；若以上弦、下弦月上下分阴阳，将此四象横排见图4-11丙。

请注意，以晦朔月、望月分阴阳和以上、下弦月分阴阳时的少阳与少阴的位置改变了，但上弦、下弦象位没有变，象数也不变。由图4-11丁可看出，实际上是两仪变了。以晦朔月、望月分阴阳时，少阳在阳仪，少阴在阴仪；以上、下弦月分阴阳时，少阳在阴仪，少阴在阳仪。这是为什么呢？因为天右旋和地左转运动方向相反。若按日月右旋的实际运行过程次序来取象，则上弦的少阳在西方（阴仪），下弦的少阴在东方（阳仪）；若以地球左转次序来取象，则上弦的少阳在东方（阳仪），下弦的少阴在西方（阴仪），两者成镜像对称。

今按朔望左右分阴阳，并按对点月相四象对称横排，可作图4-11戊。这一四象横排形式不正是先天八卦次序横图的四象吗？

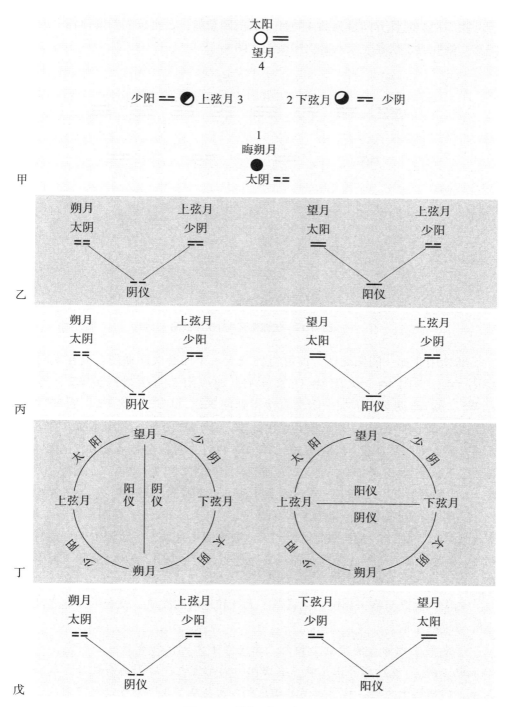

图4-11 邻点月相四象图

我们把顺时针方向排列的 4 特征点所配四象横排，再按阴阳规律各上加一阴阳爻，就变成了伏羲先天八卦次序横图（图 4-12）。

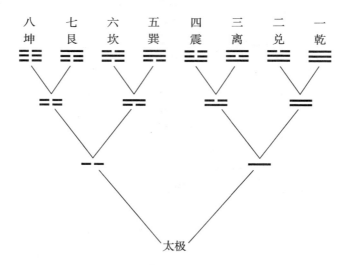

图 4-12　伏羲先天八卦次序横图

继续用此加一阴阳爻法，即可得到先天六十四卦次序横图。或在太阴 ☷、少阴 ☳、少阳 ☵、太阳 ☰ 四象符号下加一阳爻直接得到震 ☳、离 ☲、兑 ☱、乾 ☰ 四卦，下加一阴爻直接得到坤 ☷、艮 ☶、坎 ☵、巽 ☴ 四卦。在先天八卦次序图中，上弦象 ☳ 生震 ☳、离 ☲ 两卦，对应木数 3 和 8，离配 3，震配 8。望月象 ☰ 生兑 ☱、乾 ☰ 两卦，对应金数 4 和 9，兑配 4，乾配 9。下弦象 ☵ 生坎 ☵、巽 ☴ 两卦，对应火数 2 和 7，坎配 7，巽配 2。晦月象 ☷ 生坤 ☷、艮 ☶ 两卦，对应水数 1 和 6，坤配 1，艮配 6。于是先天八卦与洛书各数一一对应相配。而其卦位则为乾一、兑二、离三、震四、巽五、坎六、艮七、坤八（按：后人不知大衍数和天地数来源于月象，各数皆本于月象，以成数 6、8 为阴仪，7、9 为阳仪，而以 6 为老阴、8 为少阴、9 为老阳、7 为少阳四象，完全违背了月象阴阳消长的规律）。

先天八卦既与洛书相配，就具备了天气和地气的性质，就有了天地之气相差三个节气的实情。

一者形变之始。清轻者上为天，浊重者下为地，物有始有壮有究，故三画而成乾（坤）。乾坤相并俱生物，有阴阳，因而重之，故六画而成卦。三画已下为地，四画已上为天，物感以动类相应也。易气从下生，动于地之下则应于天之下，动于地之中则应于天之中，动于地之上则应于天之上，初以四，二以五，三以上，此之谓应。阳动而进，阴动而退，故阳以七、阴以八为象。易一阴一阳合而为十五之谓道。阳变七之九，阴变八之六，亦合于十五，则象变之数，若之一也。(《周易乾凿度》)

这就言明了六画卦也可由三画卦重叠组成，三画卦分为天气（阳气八卦）及地气（阴气八卦），即天盘八卦和地盘八卦（图4-13）。如《说卦传》说："观变于阴阳而立卦。"

今依天地之气相差三节的规律，按洛书1、2、3、4四象顺序旋转天地之气，即得伏羲先天六十四卦图（图4-14）。

这说明伏羲先天卦的来源是有天文背景的、是科学的。其天文背景是日月的运动规律，也证明卦气说本源于日月，故虞翻"谓日月悬天成八卦象"。正因为八卦、六十四卦来源于日月运动规律，所以384爻与闰年的太阴历天数384天相等。

《系辞传》说："易有太极，是生两仪，两仪生四象，四象生八卦。"四象源于朔望月运动规律，八卦生于四象，前文已有所述。那么两仪、太极指什么呢？也是指日月象。如月亮从初一到十五的上半月中，傍晚从西边天空出现新月到东边天空出现满月，月亮由西向东形成悬在天上的弧形运行轨迹，因为晚上出现的月亮由朔渐到满月，亮度渐强，表示阳生到盛，我们称之为阳仪（由阳仪推演出乾、兑、离、震四卦）。月亮从十六到三十的下半月中，早上从西边向东形成悬在天上的弧形运行轨迹，因为早上出现的月亮由满月渐到晦月，亮度渐暗，表示

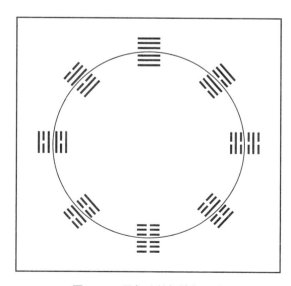

图4-13　天气八卦与地气八卦

注：内圈为天盘天气八卦，外圈为地盘地气八卦

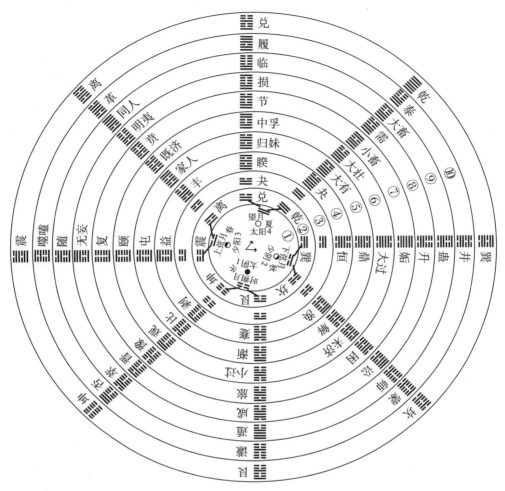

图 4-14 伏羲六十四卦生成图

阴生到强，我们称之为阴仪（由阴仪推演出巽、坎、艮、坤四卦）。这就是生四象的两仪，两仪合之成为一个大圆，即是太极。类比之于日也如此，太阳运行有冬至、春分、夏至、秋分4特征点，太阳由冬至（或春分）运行到夏至（或秋分）的轨迹为阳仪，由夏至（或秋分）运行到冬至（或春分）的轨迹为阴仪。故曰"日月谓之易""易有太极"。不过太阳的四象是由四季阴阳反映出来的，不是本象，不像月亮是由本体直接反映出四象，由此而论，可以说四象只本源于月亮。但是请注意，由伏羲先天次序图变成的先天方位图与月体纳甲图不同，月体纳甲图反映的是四象层次，故用兑卦表示上弦月，用艮卦表示下弦月；先天图反映的是八卦、六十四卦层次，故可用离卦表示上弦月，用坎卦表示下弦月。层次不同，故用卦不同也。

河图、洛书、太极、两仪、四象、八卦皆源于日与月，所以，邵雍在《观物外篇》描述先天八卦图时说："乾坤定上下之位，离坎列左右之门。天地之所阖辟，日月之所出入，是以春夏秋冬（按：这是太阳四象），晦朔弦望（按：这是月亮四象），昼夜长短，行度盈缩，莫不由乎此矣"。

日月是制订历法的本源，既然河图、洛书、太极图、八卦、六十四卦本源于日月，所以河图、洛书、太极图、八卦、六十四卦就成了古代的历法图，也就必然具备了节令及气候规律。

宋代文学家欧阳修经过对《周易》的研究分析，认为《系辞传》既说伏羲"观天地，观鸟兽，取于鸟，取于物，然后始作八卦"及"河出图，洛出书，圣人则之"的话，这是"二说离绝，各自为言，义不可通"的相互矛盾，于是得出怀疑伏羲作八卦的说法。其实是欧阳修根本就没有明白河图、洛书的来源。现在我们明白了河图、洛书、太极图均来源于古人对日月五星天象的观测，就不难理解伏羲依据天地象及太极、河图、洛书画八卦的真实性了。

四、用太极图模型阐述运气规律

《内经》制定历法的方法之一，是立竿测日影。

因天之序，盛衰之时，移光定位，正立而待之。（《素问·八正神明论》）

立端于始，表正于中，推余于终，而天度毕矣。（《素问·六节藏象论》）

天运当以日光明。（《素问·生气通天论》）

这就是说，太阳是天体运行的主宰者。研究人体科学，首先必须研究太阳运动对人体的影响。研究太阳运动规律的重要方法是立竿测日影，移光定位，表测日影的成果之一，就是产生了太极图。

太极图虽是平面图，而实质是古人立竿测日影所得的太阳视运动立体投影图。据立竿测日影说，将太极图复原为立体投影图（图4-15），可对太极图做出科学的解释。在一定程度上

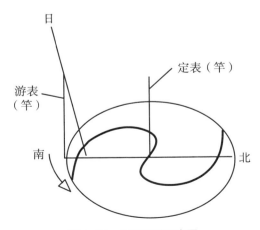

图4-15 立竿测影示意图

可添补古人画图所依的科学证据。我认为，这对研究中国古代科学技术的发展史至关重要。

假设古人制造了原始的立竿测日影仪——晷仪。晷仪中心及圆周各有圆孔，以备立竿用。在盘中心立有定表，圆周则立一游表，逐日流动。定表和游表直线在南北方向上，每日午时测影，圆盘半径依冬至日所测日影长度为准。

夏至太阳由北回归线往南移时用游表测日影，并在日影尽头作记，这时游表在定表南边，圆盘按逆时针方向，日转一孔，直到冬至日太阳南移到南回归线为止。日影逐日增长，到冬至最长，由游表点达定表点。这样就在圆盘上留下了太阳秋冬二季的视运动投影图（图4-16）。

然后将圆盘和游表转180°，将游表转到定表的北边。太阳由南边回归线往北移动，这时用盘中心的定表测影，圆盘仍按逆时针旋转，日转一孔，直到夏至太阳北移到北回归线为止。日影逐日缩短，到夏至则无影。这样就在圆盘上留下了太阳春夏二季的视运动投影图（图4-17）。将四季投影图合起来看，就是一幅完美的实测太极图。

《周髀算经》记载的二十四节气所测日影数（损益率九寸九分六分分之一），如下所示。

夏至：晷长一尺六寸。

小暑：二尺五寸九分小分一。

大暑：三尺五寸八分小分二。

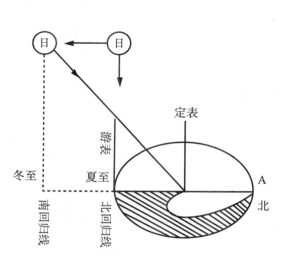

图4-16　秋冬二季太阳视运动投影图

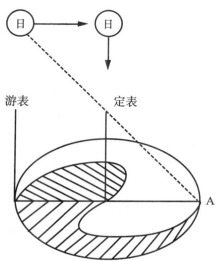

图4-17　春夏二季太阳视运动投影图

立秋：四尺五寸七分小分三。

处暑：五尺五寸六分小分四。

白露：六尺五寸五分小分五。

秋分：七尺五寸五分。

寒露：八尺五寸四分小分一。

霜降：九尺五寸三分小分二。

立冬：丈五寸二分小分三。

小雪：丈一尺五寸一分小分四。

大雪：丈二尺五寸小分五。

冬至：丈三尺五寸。

小寒：丈二尺五寸小分五。

大寒：丈一尺五寸一分小分四。

立春：丈五寸二分小分三。

雨水：九尺五寸三分小分二。

惊蛰：八尺五寸四分小分一。

春分：七尺五寸五分。

清明：六尺五寸五分小分五。

谷雨：五尺五寸六分小分四。

立夏：四尺五寸七分小分三。

小满：三尺五寸八分小分二。

芒种：二尺五寸九分小分一。

在不具备精确测量仪器的远古时代，尺度只能是基本的估计。而且这些数据是在黄河流域测得的，故记载夏至日影长一尺六寸。然据有关专家考证，伏羲氏曾生活在我国西南地区，正是北回归线经过之地，而在回归线上夏至立竿是无影的。今减去地区差影长一尺六寸，设以一尺为 2 个单位长，并按四舍五入处理，则二十四节气的晷长数如下。

夏至：0；处暑：8；小暑：2；白露：10；大暑：4；秋分：12；

立秋：6；寒露：14；霜降：16；雨水：16；立冬：18；惊蛰：14；

小雪：20；春分：12；大雪：22；清明：10；冬至：24；谷雨：8；

小寒：22；立夏：6；大寒：20；小满：4；立春：18；芒种：2。

据此晷数制图，就可获得图 4-18 复原后的原始实测太极图。这样，便揭开了太极图起源的千古之谜，有关太极图的科学含义也就迎刃而解了。

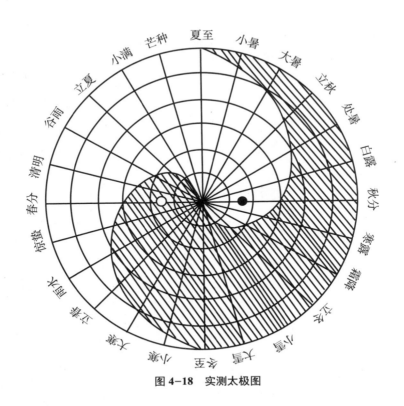

图 4-18　实测太极图

　　图 4-18 中，将圆盘按二十四节气划分成二十四等份，每份显示出十五天中的日影盈缩情况。再将圆盘用六个同心圆等分半径成六，每等份代表四个影长单位，表示一个月的日影盈缩情况。后将二十四节气日影长度点用曲线连接起来，阴影部分用黑色描出，即成太极图。图中大圆圈表示太阳黄道视运动（实质是地球绕太阳公转的轨迹），圆盘逆时针方向移动，表示太阳周年视运动右行，游表顺时针方向移动，表示太阳周日视运动左行。太极曲线表示太阳周日视运动在一年中移位的轨迹，实质是地球自转的轨迹，称为赤道。黄道与赤道之间的交角，叫作黄赤交角，即两条阴阳鱼的鱼尾角。此交角现在为 23°26′21″（黄赤交角随着年代有微小差异）。由此造成太阳直射点在地球上相应地南北往返移动，称为回归运动，使地球表面出现春夏秋冬四时季节，以生万物。所以太极曲线是生命线，太极图表示太阳回归年的阴阳节律周期。太极图中心点为北黄极点，阴阳鱼眼则表示北赤极点。北赤极围绕北黄极缓慢地作圆周运动，这个圆的半径等于黄赤交角 23°26′21″（或 23.5°）角距离。本图证实上古时代日心说的存在，展示了以太阳为中心的天体运动，所以可称之为宇宙模拟图。本图是实测实象图，即流传后世的天地自然太极图。经过漫长的岁月，才误传成图 4-19 所示的现代流

行的太极图。无论是其图形位置，还是图形
形状都已失去真面目，只能说是抽象化的太
极图。

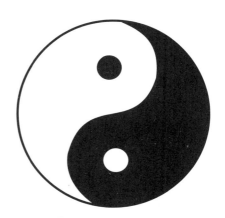

　　太极图是古人研究太阳运动规律的成果，
其中太阳由南向北移的春夏二季的投影为阳
仪，分春、夏二象；太阳由北向南移的秋冬
二季的投影为阴仪，分秋、冬二象（图 4-20 ）。
故太极生两仪，两仪生四象，四象又能生
八卦。

　　从上述可知，古人研究月亮运行规律获
得了河图洛书，由河图洛书而生八卦。并从

图 4-19　流传太极图

研究太阳运行规律中获得了太极图，由太极图也可生出八卦（图 4-20 ）。这证明
《系辞传》"八卦产生于河图洛书和太极"的观点是正确的，并非臆说。

　　正因为太极图来源于太阳运行规律，所以《内经》就用太极、两仪、四象理
论去分析研究甲子六十年周期规律。

　　在甲子六十年运气周期中，运气气化主要存在两大类情况，即运气同化气化
与异化气化。我们在这里首先讨论的是同化一类。所谓运气同化（图 4-21 ），指
中运与司天之气或在泉之气、岁支之气的五行属性相同，包括天符、岁会、太乙
天符、同天符、同岁会五种情况。

　　天符年共十二年，若减去太乙天符年四年，实际只有八年，即戊寅、丙戌、
丁亥、戊子、戊申、乙卯、丙辰、丁巳。

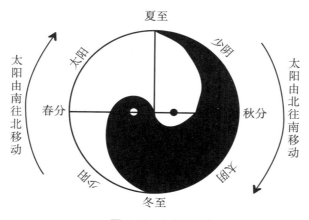

图 4-20　太极图四象

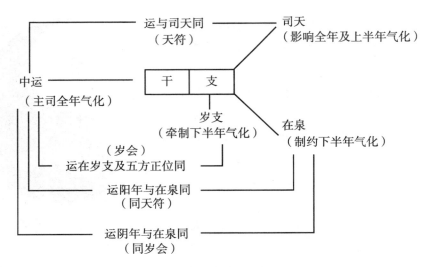

图4-21 运气同化规律

天符中运同天气，岁会本运临本支；

四正四维皆岁会，太乙天符符会俱。

同天符与同岁会，泉同中运即同司，

阴岁名日同岁会，阳年同天符所知。

岁会年有八年，如《素问·六微旨大论》所说："木运临卯，火运临午，土运临四季，金运临酉，水运临子，所谓岁会"。这八年指丁卯、戊午、乙酉、丙子、甲辰、甲戌、己丑、己未。但方药中、许家松认为，按照《素问·天元纪大论》提出的岁会计算标准"承岁为岁值"及张介宾所谓岁会"乃中运之气与岁支相同者是也"，则岁会除上述八年之外，还应有壬寅、庚申、癸巳、丁亥四年，所以说岁会年共有十二年。太乙天符年，指天符加岁会年，共四年，即戊午、乙酉、己丑、己未。同天符年共六年，减去和岁会相同的三年（甲辰、壬寅、甲戌），实际只剩三年，即庚子、庚午、壬申。同岁会共六年，即辛丑、辛未、癸卯、癸酉、癸巳、癸亥，减去和岁会相同的癸巳年，实际只剩五年。可知在甲子六十年周期中，运气同化的年份共有三十二年，减去重叠的年份，实际可以加临者只有二十八年。然据《素问·六微旨大论》说"岁会"为"平气"之年，属于"正岁"，无灾无害，所以我们再除去单纯属于岁会平气年的丁卯、丙子、辛亥、庚申四年，就只剩二十四年了，所以《内经》说"除此二十四岁，则不加不临也"。

运气加临，气化偏盛，就形成了自然灾害，影响人体健康而病。现据《素问·六微旨大论》之文列于表4-5。

表 4-5 运气同化年与发病

分 类	天符	岁会	太乙天符
特 性	执法	行令	贵人
中邪发病	其病速而危	其病徐而持	其病暴而死

为了预防灾害的发生，必须掌握运气加临产生气化的规律，清楚其原因，于是做如下探讨。

我们按甲子六十年顺序表的排序，排列天符十二年（图 4-22）。由此可知，天符（图 4-23）有三十年朔望月与回归年的会合周期变化，集中在乙、丙、丁、戊、己五年中，而且分布于十二年中的十二个月。

岁会十二年按顺序号排列，见图 4-24。

由图 4-24 可知，岁会有三十年、十八年、四十二年 3 种周期变化，集中在庚、辛、壬、癸、甲五年中，分布在十二年中的十二个月（图 4-25）。若不算壬寅、庚申、癸巳、辛亥四年，岁会只有八年，分布在四季四象中。

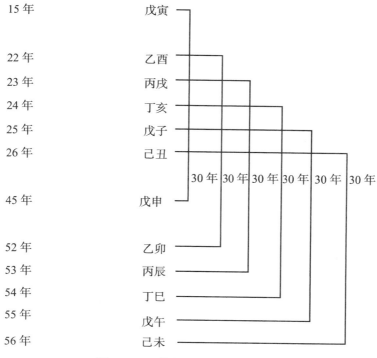

图 4-22 天符十二年顺序图

太乙天符四年，即天符加岁会之年，有戊午、乙酉、己丑、己未。同天符六年，均为单数序号年，按顺序排列见图4-26。

由图4-26可知，同天符有三十年的周期变化，集中在庚、壬、甲三年中。其地支在三合局中，寅午戌合化成火局，可能与子午少阴君火、寅申少阳相火有关；子申辰合化为水局，可能与辰戌太阳寒水有关。

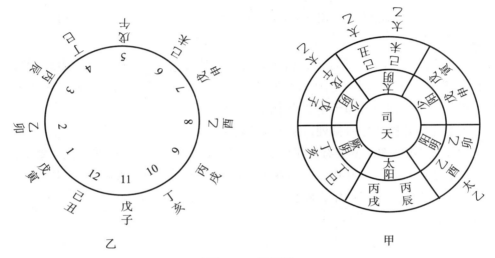

图4-23 天符图

注：天符年，中运与司天相符。太乙天符年，三合为治

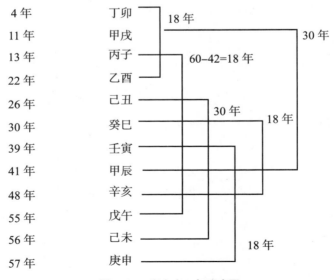

图4-24 岁会十二年顺序图

同岁会六年，均为偶数序号年，按顺序排列见图 4-27。由此可知，同岁会有三十年的周期变化，集中在辛、癸二年中。其地支在三合局中，亥卯未合化为木局，巳酉丑合化为金局。

同天符与同岁会共十二年，占有十二地支，集中在庚、辛、壬、癸、甲五年中，分布在十二年中的十二个月，属在泉。与属司天的天符十二年相对，构成以三十年为周期的体系。天符十二年司天，同天符同岁会十二年在泉（图 4-28），共二十四年，所以《素问·六元正纪大论》说："此凡二十四岁也"。高士宗说："上凡二十四岁，同地化，则下加，同天化，则上临，此二十四岁者有加有临，除此二十四岁，余三十六岁，则不加不临也。"

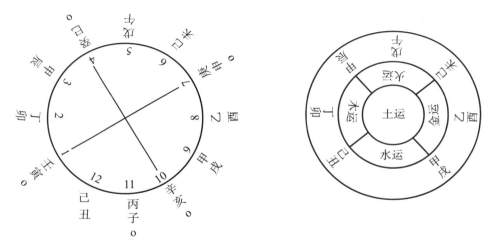

图 4-25 岁会图
注：岁会年，中运与年支同其气化

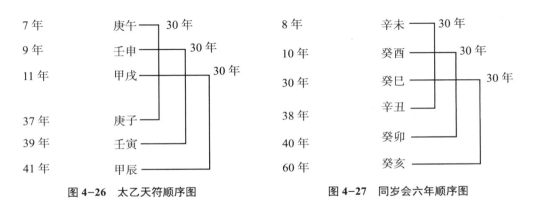

图 4-26 太乙天符顺序图　　　**图 4-27 同岁会六年顺序图**

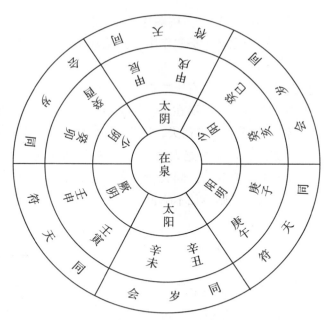

图 4-28 同天符同岁会

注：同天符同岁会者，中运与在泉合其气化。阳年曰：同天符，阴年曰：同岁会

若将六十甲子绘成圆图（图 4-29），就可以看到其中具有易学中的太极、两仪、四象，是以 60 年大周期为太极，30 年一纪为两仪，15 年为四象。

从图 4-29 可以看出，四象是由天符年和同天符同岁会年构成的。天符年集中在乙、丙、丁、戊、己五年中，同天符同岁会年集中在庚、辛、壬、癸、甲五年中。如此看来，《内经》五运可视为两分，即乙统乙至己五运，庚统庚至甲五运，《内经》所谓终地纪者，五岁为一周，言五运两分之周也。五运两分，始金终土。《素问·六元正纪大论》谓"金木水火土运行之数"，即指起金终土的循环运行。

五运乙、庚两分，以气配运，见表 4-6。

表 4-6 六气配五运表

五运	五行	金	水	木	火	土	金	水	木	火	土
	天干	乙	丙	丁	戊	己	庚	辛	壬	癸	甲
六气	地支	卯酉	辰戌	巳亥	子午	丑未	子午	丑未	寅申	卯酉	辰戌
	六经	阳明	太阳	厥阴	少阴	太阴	少阴	太阴	少阳	阳明	太阳
	五行	金	水	木	火	土	火	土	火	金	水
	胜气	上半年运气偏胜					下半年运气偏胜				

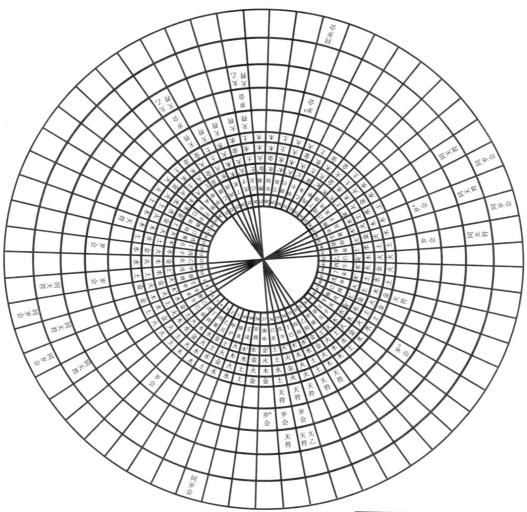

说明:
表中中运太
过用"+",
不及用"-"。
类岁会用
"△"。

第一圈	序号
第二圈	年份
第三圈	中运
第四圈	司天
第五圈	在泉
第六圈	地支属性
第七圈	天符
第八圈	岁会
第九圈	太乙天符
第十圈	同天符
第十一圈	同岁会

图 4-29 六十甲子圆图

从表 4-6 可看出，乙至己五运与司天之气相合，为天符年，上半年运气偏胜。而庚至甲五运与司天之气不合，但与在泉之气相合，为同天符同岁会年，下半年运气偏胜。

从图 4-29 可以看出，除六十年周期和三十年周期之外，还有五年、九年、十年、十二年、十五年、十八年、二十六年周期。

六十年周期是朔望月与回归年的会合周期。365.25 天 ×60=21915 天 = 742.1184 朔望 =60 年 +22 闰月 +3.3015 天。而且现在已发现，地球自转速度变化有 60 年周期，且与一些天气参数之间有相关性。如西行台风次数、北太平洋高压南界位置及北京降水累积距平大致也有 60 年的周前。另据湖南日报报道，北京大学地球物理系张谭教授与国外科学家运用大型计算机，对 1871—1976 年 106 年间世界性气压和降水量等大量气象资料进行分析，结果发现亚太地区的气候变化存在着 60 年左右的周期变化规律。科学工作者还发现，不仅气象有 60 年周期规律，而且在天象、地象、海象等不少自处现象中也存在 60 年左右的准周期性变化。

30 年周期不仅是朔望月与回归年的会合周期，还是土星的公转周期。

18 年周期是 18.61 年周期的整数化，18.61 年周期是白道与黄道交点位置变化的周期。高布锡在 1985 年分析了我国北方水旱灾发生的情况，发现自 1580 年以来，我国北方水旱灾有明显的 18.6 年的周期变化规律。

15 年周期是 60 年周期的 1/4，是 30 年周期的一半。

12 年周期、10 年周期是五运、六气的周期，一般认为太阳黑子存在着 9—13.6 年，平均 11 年的活动周期。但 11 年周期又是朔望月与回归年的会合周期。365.25 天 ×11=4017.75 天，354.36 天 ×11 ＋（30 天 ×4 闰月）=4017.96 天，两者只相差 0.21 天。22 年周期是 11 年周期的倍数，还是太阳磁场磁极倒转的平均周期。

天符年为三合局，是日月运动的四象周期和五运周期规律。乙丙丁戊己是五年周期。子、卯、午、酉年为地平圈二至二分点，丑、辰、未、戌为赤道二至二分点，寅、巳、申、亥为黄道二至二分点，且分布在周天——望点回归周的十二月节点上。所以天符年是天道与地道合一之年，对人体影响大，天道为主宰，故曰"执法""其病速而危"。

岁会八年，丁卯、戊午、乙酉、丙子四年在地平圈正四方二至二分点，甲辰、甲戌、己丑、己未四年在赤道二至二分点，因为辰为冬至日出点，子为地平圈冬至日，一阳始升处，岁之首也，也曰"岁会"。岁会为地道平气年，故曰"行令""其病徐而持"。类岁会壬寅、庚申、癸巳、丁亥四年在黄道二至二分点，不在地道体系内，故不列岁会年之内是对的。

太乙天符年、戊午年为太阳黑子活动高峰年，乙酉在地平圈的二分点，己丑、己未在赤道的二分点，均为与黄道相交点，日月地三体在一条直线上，对地球影响最大，易发生灾害。天地合而生人，故曰"贵人""其病暴而死"。

是故《易》有太极，是生两仪，两仪生四象，四象生八卦，八卦定吉凶，吉凶生大业。是故法象莫大乎天地，变通莫大乎四时，县象著明莫大乎日月。(《系辞传》)

天上悬挂着日月，日月运行四时生，日、月、地三体的运行便产生了太极、两仪、四象、八卦，这就是上述《系辞传》所载之文的本源。

《说文解字》："是，直也。从日、正。昰，籀文是，从古文正。"这就是说，日中为"是"。立表测日影，日中影必止，从而观察太阳的运行规律，因此可以说，"是"就是"直"立的表。

五、《周易》象在《内经》中的应用

《周易》言天象，《内经》也言天象。《周易》言物象，《内经》也言物象。总之，《内经》贯穿着《周易》的观象理论，还撰写了《阴阳应象大论》《六节藏象论》两篇专论。现据《内经》主要取象内容的归纳与《周易》对照于下，见表 4-7。

表 4-7《内经》与《说卦》家畜取象对照表

五 行	五 脏	《说卦》		《金匮真言论》	《五常政大论》	
木	肝	震	龙	鸡	敷和（木平运）	狗
					委和（木不及）	狗鸡
		巽	鸡		发生（木太过）	狗鸡
火	心	离	雉	羊	升明（火平运）	马
					伏明（火不及）	马猪
					赫曦（火太过）	羊猪
土	脾	坤	牛	牛	备化（土平运）	牛
					卑监（土不及）	牛狗
		艮	狗		敦阜（土太过）	牛狗

（续表）

五 行	五 脏	《说卦》		《金匮真言论》	《五常政大论》	
金	肺	乾	马	马	审平（金平运）	鸡
					从革（金不及）	羊鸡
		兑	羊		坚成（金不过）	马鸡
水	肾	坎	猪	猪	静顺（水平运）	猪
					涸流（水不及）	牛猪
					流行（水太过）	牛猪

六、六爻与六气

　　《周易》一卦分六爻，由下往上数为初爻、二爻、三爻、四爻、五爻、上爻，二爻为地中，五爻为天中帝位。《系辞传》说："六爻之动，三极之道也""道有变动，故曰爻，爻有等，故曰物""六爻相杂，唯其时物""爻也者，效天下之动者也""变动不居，周流六虚，上下无常，刚柔相易。不可为典要，唯变所适，其出入以度，外内使知惧，又明于忧患之故。无有师保，如临父母。初率其辞而撰其方，既有典常"。物随时生，六爻是时，物随时而分类。时虽有一定的常位，阴阳变化却不定。正是由于阴阳的不定变化，才产生出吉凶。但在不定变化之中，也有一定的规律。

　　《内经》将一年划分成六气，上半年初气终三气，以三气为司天，下半年四气尽终气，以终气为在泉。三气司天而有左右间，三气如卦之，五爻居中位司天（如天门）。终气在泉而有左右间，终之气如卦之，二爻居中位在泉（如地户）。主气六气有固定的位置，稳定不变。客气六气，则"变动不居，周流六虚，上（司天）下（在泉）无常，刚柔相易"。

　　由上可知，《周易》一卦六爻，就是《内经》六气理论的模型，现对照于下。

```
         上爻————————          四之气

   天门  五爻————————   中司天   三之气

         四爻————————          二之气

         三爻————————          初之气

   地户  二爻————————   中在泉   终之气

         初爻————————          五之气
```

七、天圆地方说在数和历法中的应用

天圆地方说在中国传统文化中，占据着非常重要的地位，如天圆地方说在数和历法万面的应用。古人认为，天地之数1、2、3、4、5、6、7、8、9、10出于圆方，而圆方之数有奇偶阴阳之分。邵雍在《皇极经世书》中说："圆数有一，方数有二，奇偶之义也……天圆而地方。"又说："圆者径一围三，方者径一围四。"可知天圆之理统奇数阳数1、3、5、7、9……15、27、49、53、81……地方之理统偶数阴数2、4、6、8、10、12、16、32、36、64……

《周易》作者用地方偶阴数之理建构了一整套有系统的八卦历法体系。2为两仪，4为四象，8为八卦，64为六十四卦等。如西汉易学大师孟喜的卦气说，就将六十四卦与四时、十二月、二十四节气、七十二候相配合，建构了一套系统的八卦历法体系。以坎、离、震、兑为四正卦，主春夏秋冬四时，其爻共二十四，主二十四节气。余六十卦主365.25日，每卦主6日7分。内自复至乾，自姤至坤为十二月消息卦，主十二辰。其爻共七十二，主七十二候。用卦象历法阐述四时更迭、星斗转移的节律性，从而推测气候变化及人事变动（表4-8）。

表4-8　孟喜卦气

节　气	月中节	初　候	次　候	末　候
	四正卦	始卦	中卦	终卦
冬至	十一月中	蚯蚓结	麇角解	水泉动
	坎初六	公中孚	辟复	侯屯内
小寒	十二月节	雁北乡	鹊始巢	野鸡始鸲
	坎九二	侯屯外	大夫谦	卿睽
大寒	十二月中	鸡始乳	鸷鸟厉疾	水泽腹坚
	坎六三	公升	辟临	侯小过内
立春	正月节	东风解冻	蛰虫始振	鱼上冰
	坎六四	侯小过外	大夫蒙	卿益
雨水	正月中	獭祭鱼	鸿雁来	草木萌动
	坎九五	公渐	辟泰	侯需内

（续表）

节　气	月中节	初　候	次　候	末　候
	四正卦	始卦	中卦	终卦
惊蛰	二月节	桃始华	仓庚鸣	鹰化为鸠
	坎上六	侯需外	大夫随	卿晋
春分	二月中	玄鸟至	雷乃发声	始电
	震初六	公解	辟大壮	侯豫内
清明	三月节	桐始华	田鼠化为鴽	虹始见
	震六二	侯豫外	大夫讼	卿蛊
谷雨	三月中	萍始生	鸣鸠拂其羽	戴胜降于桑
	震六三	公革	辟夬	侯旅内
立夏	四月节	蝼蝈鸣	蚯蚓生	王瓜生
	震九四	侯旅外	大夫师	卿比
小满	四月中	苦菜秀	靡草死	小暑至
	震六五	公小畜	辟乾	侯大有内
芒种	五月节	螳螂生	鵙始鸣	反舌无声
	震上六	侯大有外	大夫家人	卿井
夏至	五月中	鹿角解	蜩始鸣	半夏生
	离初九	公咸	辟姤	侯鼎内
小暑	六月节	温风至	蟋蟀居壁	鹰乃学习
	离六二	侯鼎外	大夫丰	卿涣
大暑	六月中	腐草为萤	土润溽暑	大雨时行
	离九三	公履	辟遁	侯恒内
立秋	七月节	凉风至	白露降	寒蝉鸣
	离九四	侯恒外	大夫节	卿同人
处暑	七月中	鹰祭马	天地始肃	禾乃登
	离六五	公损	辟否	侯巽内

（续表）

节 气	月中节	初 候	次 候	末 候
	四正卦	始卦	中卦	终卦
白露	八月节	鸿雁来	玄鸟归	群鸟养羞
	离上九	侯巽外	大夫萃	卿大畜
秋分	八月中	雷乃收声	蛰坯户	水始涸
	兑初九	公贲	辟观	侯归妹内
寒露	九月节	鸿雁来宾	雀入大水为蛤	菊有黄华
	兑九二	侯归妹外	大夫无妄	卿明夷
霜降	九月中	豺乃祭兽	草木黄落	蛰虫咸俯
	兑六三	公困	辟剥	侯艮内
立冬	十月节	水始冰	地始冻	野鸡入水为蜃
	兑九四	侯艮外	大夫既济	卿噬嗑
小雪	十月中	虹藏不见	天气上腾地气下降	闭塞而成冬
	兑九五	公大过	辟坤	侯未济内
大雪	十一月节	鹖鸟不鸣	虎始交	荔挺出
	兑上六	侯未济外	大夫蹇	卿颐

我在《中国古代历法解谜——周易真原》一书中用伏羲六十四卦圆图，以乾坤坎离四卦构成宇宙时空框架，用其余六十卦，每卦六爻，二卦十二爻，代表十月太阳历一节气 12 天。六卦三十六爻代表每月 36 天，为三个节气。六十卦三百六十爻代表一年十个月 360 天，为三十个节气。这就是说，每月用六卦，半年五个月用三十卦，十个月正好用完六十卦。邵雍说："卦有六十四，而用止于六十者，何也？六十卦者，三百六十爻也。"一节气 12 天用坤策"十二"数，一月 36 天用乾策"三十六"数（图 4-30）。

我认为遗存在彝族中被刘尧汉、陈久金、卢央等称之为十月太阳历的历法，可能是五运十月历。五运中每运为 72 天，一年五运为 360 天。每运分之为二，其一为 36 天，称为月，五运分为 10 个月。

邵雍在《皇极经世书》中用十二数和三十数建构了元会运世的历法体系，如下。

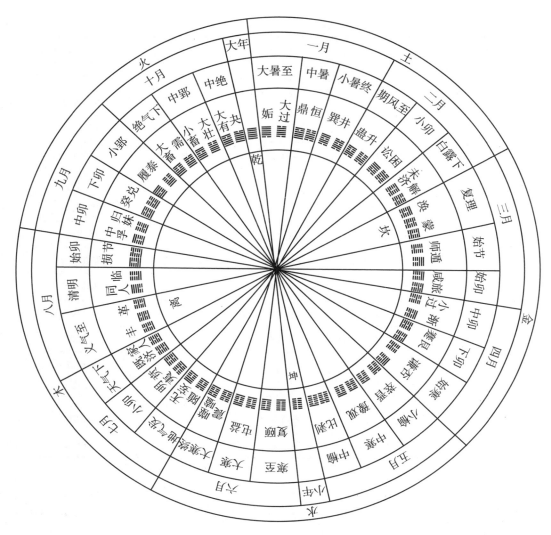

图4-30 十月太阳历

1元 12会 360运 4320世 129600年
1会 30运 360世 10800年 129600月
1运 12世 360年 4320月 1290600日
1世 30年 360月 10800日 120600时

元会运世历法体系用的也是地方之偶数原理,郑军称此地方之偶数卦象系统为太极体系,是二进制。以太极为1,即$2^0=1$;两仪为2,即$2^1=2$;四象,即$2^2=4$;八卦,即$2^3=8$;六十四卦,即$2^6=64$。

而《太玄经》作者扬雄则用天圆奇阳数之理建构了另一套系统的《太玄经》卦象历法体系，郑军称之为太玄体系，是三进制。《太玄经》中的一玄、三方、九州、二十七部、八十一家，以及构成的八十一首、七百二十九赞，即一玄分而为三，称为天玄、地玄、人玄三方（实即天地人三才），曰"一玄都覆三方"。三方又各分为三，称为州，共九州，曰"方同九州"。每州又各分为三，称为部，共二十七部，曰"技载庶部"。每部又各分为三，称为家，共八十一家，曰"分正群家"。家也可称为首，八十一首分为九个阶段，称九天，每天九首。每首又分下、中、上（或始、中、终，或思、福、祸）三个分阶段，有二百四十三阶段。每个阶段再分三赞，三三合九赞，八十一首共七百二十九赞。《太玄经》将八十一首分为七百二十九赞，每二赞主一昼夜，共 364.5 日，外加踦、嬴两赞，而满一岁 365 日 $\frac{385}{1539}$（即 365.25 日），"与太初历相应，亦有颛顼之历焉"。其体系为 1 玄 → 3 方 → 9 州 → 27 部 → 81 家……

而《内经》则尽括天圆地方之数，即天地之数。《素问·三部九候论》和《灵枢·九针论》即论天圆之数也。《三部九候论》说："天地之至数，始于一，终于九焉。一者天，二者地，三者人；因而三之，三三者九，以应九野。故人有三部，部有三候……三部者，各有天，各有地，各有人；三而成天，三而成地，三而成人，三而三之，合则为九。九分为九野，九野为九藏。"《九针论》说："九针者，天地之大数也，始于一而终于九。故曰'一以法天，二以法地，三以法人，四以法时，五以法音，六以法律，七以法风，九以法野'。或一曰镵针，二曰员针，三曰提针，四曰锋针，五曰铍针，六曰员利针，七曰毫针，八曰长针，九曰大针。"这与《太玄经》所说的九天、九地、九体、九窍、九序、九事、九年是一致的，都以九为周期。而六十年甲子历，则以地方偶数为周期。

第5章 《内经》天人相应整体观

《内经》认为，自然界中的万物——包括人在内，都是天地气交的产物。如《素问·至真要大论》说："本乎天者，天之气也；本乎地者，地之气也。天地合气，六节分而万物化生矣。"《素问·宝命全形论》说："天覆地载，万物悉备，莫贵于人。人以天地之气生，四时之法成……人生于地，悬命于天，天地合气，命之曰人。"说明生命是自然界发展到一定阶段的必然产物，是物质世界的一部分。天地是生命起源的基地，有了天地，然后"天覆地载，万物方生"（《素问·阴阳离合论》）。由此得知，天地是人类赖以生存的必要条件，人体受到天地自然界变化的直接影响，人体的生长发育受着天地二气的制约。或者说，人体适应着天地的变化，即与天地同呼吸，所以《灵枢·邪客》说："人与天地相应也"。《灵枢·岁露》说："人与天地相参也，与日月相应也。"《周易·乾·文言传》也说，人要"与天地合其德，与日月合其明，与四时合其序，与鬼神合其吉凶。先天而不违，后天而奉天时"，指出人体结构与自然界有统一性，与天地结构相参照，与日月运行节律相应。所以《内经》设有《生气通天论》《阴阳系日月》《藏气法时论》《四时调神大论》《顺气一日分四时》等专篇来论述人与自然相关的问题。

一、应四时之气

"人以天地之气生，四时之法成"，所以人的脏腑也与之相应。《素问》中《金匮真言论》《六节藏象论》《藏气法时论》《四时调神大论》等篇均有论述。如肝胆应春，心小肠应夏，脾胃应长夏，肺大肠应秋，肾膀胱应冬。

脉是五脏功能活动的外在反映，脉象具有明显的四时节律。如《素问·脉要精微论》说："地之变，阴阳之应，……四变之动，脉与之上下。"《灵枢·终始》说："平人者不病，不病者，脉口人迎应四时也。"

体表色泽也是五脏功能的外在反映，亦具有随四时变化的节律。如《素问·移精变气论》说："夫色之变化，以应四时之脉。"色青脉弦应春，色赤脉钩应夏，色黄应长夏，色白应秋，色黑应冬。

二、应天右旋戊己分

《素问·五运行大论》所论天－日月右旋戊己分－天门地户之说，贯穿全《内经》之中。详细内容见《素问》中《脉解》《诊要经终论》《阴阳别论》，以及《灵枢经》中《阴阳系日月》《阴阳二十五人》《五音五味》《九针论》等篇。

四经应四时，十二从应十二月，十二月应十二脉。(《素问·阴阳别论》)

经脉十二者，以应十二月；十二月者，分为四时；四时者，春夏秋冬，其气各异……(《灵枢·五乱》)

黄帝曰：余闻天为阳，地为阴，日为阳，月为阴，其合之于人，奈何？岐伯曰：腰以上为天，腰以下为地，故天为阳，地为阴，故足之十二经脉，以应十二月；月生于水，故在下者为阴，手之十指，以应十日，日主火，故在上者为阳。黄帝曰：合之于脉，奈何？岐伯曰：寅，正月之生阳也，主左足之少阳，未者，六月，主右足之少阳；卯者，二月，主左足之太阳；午者，五月，主右足之太阳；辰者，三月，主左足之阳明；巳者，四月，主右足之阳明，此两阳合于前，故曰阳明。申者，七月之生阴也，主右足之少阴；丑者，十二月，主左足之少阴；酉者，八月，主右足之太阴；子者，十一月，主左足之太阴；戌者，九月，主右足之厥阴；亥者，十月，主左足之厥阴，此两阴交尽，故曰厥阴。甲主左手之少阳，己主右手之少阳；乙主左手之太阳，戊主右手之太阳；丙主左手之阳明，丁主右手之阳明；此两火并合，故曰阳明。庚主右手之少阴，癸主左手之少阴；辛主右手之太阴，壬主左手之太阴。故足之阳者，阴中之少阳也；足之阴者，阴中之太阴也。手之阳者，阳中之太阳也；手之阴者，阳中之少阴也。腰以上者为阳，腰以下者为阴。其于五脏也，心为阳中之太阳，肺为阳中之少阴，肝为阴中之少阳，脾为阴中之至阴，肾为阴中之太阴。黄帝曰：以治之奈何？岐伯曰：正月二月三月，人气在左，无刺左足之阳；四月五月六月，人气在右，无刺右足之阳；七月八月九月，人气在右，无刺右足之阴；十月十一月十二月，人气在左，无刺左足之阴。(《灵枢·阴阳系日月》)

这是以日月从戊位天门夏至点右旋到己位地户冬至点为右为阴（见日月五星视运动天象图），人体的右手足诸经与之相应；以从己位地户冬至点右旋到戊位天门夏至点为左为阳，人体的左手足诸经与之相应。这就印证了日月五星视运动天象图存在的正确性。而日月五星视运动天象图是客观存在的科学事实，从而也证明人体左右阴阳分手足诸经是有天文背景的，具有客观性和科学性（图5-1）。

从图5-1可以看出一年中有阴阳消长的规律。前半年为天属阳，分主阳经，属司天主气。后半年为地属阴，分主阴经，属在泉主气。上半年前3个月，为阳中之阳，主左手足阳经；上半年后3个月，为阳中之阴，主右手足阳经。下半年前3个月，为阴中之阴，主右手足阴经；下半年后3个月，为阴中之阳，主左手足阴经。前半年和后半年之分，正是太阳每年通过春分点和秋分点的时间，地之阳前半年对应天之阴秋分点到春分点，地之阴后半年对应天之阳春分点到秋分点。春分点对应的是立春，《素问·六节藏象论》所说的"求其至也，皆归始春"，即指立春日，是候气至与否的标准时间，"未至而至，此谓太过，则薄所不胜，而乘所胜也，命曰气淫……至而不至，此谓不及，则所胜妄行，而所生受病，所不胜薄之也，命曰气迫"，所以术数的推算也以立春为准。《素问·至真要大论》说："分至何如……气至之谓至，气分之谓分，至则气同，分则气异，所谓天地之正纪也。"至，指冬至、夏至；分，指春分、秋分。因为冬至前后皆属阴，夏至前后皆属阳，故曰"至则气同"。春分前为阴，后为阳，秋分前为阳，后为阴，故曰"分则气异"。所以要以春分点——立春为界。从经脉应日月图可以看出这种阐述是正确的。从正月到六月（即从春分点到秋分点）为阳，所以《内经》将前半年称司天之气。从七月到十二月为阴，所以《内经》将后半年称在泉之气。二至二分才是天地阴阳之分的正确纲纪。《素问·至真要大论》又说："春秋气始

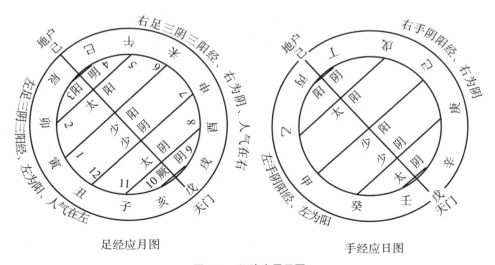

图5-1　经脉应日月图

于前，冬夏气始于后。"天门在地气的立冬处，地户在地气的立夏处，春气在地户，即立夏之前，秋气在天门，即立冬之前，故曰"春秋气始于前"。夏气在地户，即立夏之后，冬气在天门，即立冬之后，故曰"冬夏气始于后"。离开经脉应日月图，则不易理解上述经文。

《素问·至真要大论》说："阳明何谓也……两阳合明也……厥阴何也……两阴交尽也""幽明何如……两阴交尽，故曰幽；两阳合明，故曰明。幽明之配，寒暑之异也"。《素问·天元纪大论》称为"幽显既位，寒暑弛张"，可结合经脉应日月图来理解。少阳与太阳合明，故曰阳明。少阴与太阴合阴，故曰厥阴。"幽"配于夏至点，对应地之冬至；"明"配于冬至点，对应地之夏至，故有"寒暑之异"。幽，训隐藏，即冬藏之意。夏生冬死，故《系辞传》说："知幽明之故，原始反终，故知死生之说。"《史记·五帝本纪》说："（黄帝）获宝鼎，迎日推策……顺天地之纪，幽明之占，死生之说，存亡之难。"裴骃《集解》，"晋灼曰：策，数也，迎数也。瓒曰：日月朔望未来而推之，故曰迎日。"司马贞《索隐》，"《封禅书》曰：黄帝得宝鼎神策，下云'于是推策迎日'，则'神策'者，神蓍也。黄帝得者以推算历数，于是逆知节气日辰之将来，故曰'推策迎日'也。"张守节《正义》："黄帝受神策，命大挠造甲子，容成造历是也。"可知"幽明""死生"之说最迟当起源于黄帝时代。

另外，《灵枢·九宫八风》所述内容，以新洛宫和阴洛宫各占45天为天门地户戊己线，见图5-2。

地户己为冬至点，阴盛极，故曰"阴洛宫"。天门戊为夏至点，阳盛极，万物新茂，故曰"新洛宫"。立秋点后到了收获的季节，故曰"仓果宫"。秋分点后万物枯萎，故曰"玄委宫"。立冬点对应地气之夏至，故曰"上天宫"。立夏点对应地气之冬至，冬眠期，故曰"叶蛰宫"。天者阳也。《龙龛手鉴·田部》："留，任也。"春分点后，阳气上任，故曰"天留宫"。立春点后阳气升，故曰"仓门宫"。仓，通苍，春色。

再如运气七篇中的六经也以天门地户戊己线划分，见图5-3。

由图5-3可以明白，《素问·六元正纪大论》在论述六气布政时为什么从

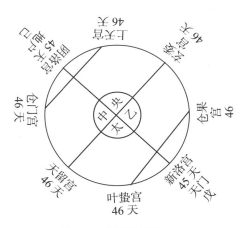

图5-2 九宫应日月图

太阳开始，在论述主气时为什么从厥阴开始，在论述年首时为什么从少阳开始，在论述岁首时为什么从少阴开始。冬至点辰为天气始（天气下降流于地），辰为太阳之纪，故论六气布政始于太阳之政。天气右旋，故其后顺序为卯阳明、寅少阳、丑太阴、子少阴、亥厥阴。地气左旋（地气上腾于天），与天气错后三十度，故地气以巳位厥阴始，左旋依次为巳厥阴、午少阴、未太阴、申少阳、酉阳明、戌太阳。

《素问·诊要经终论》说："正月二月，天气始方，地气始发，人气在肝。三月四月，天气正方，地气定发，人气在脾。五月六月，天气盛，地气高，人气在头。七月八月，防气知杀，人气在肺。九月十月，阴气始冰，地气始闭，人气在心。十一月十二月，冰复，地气合，人气在肾。"

头及心肺在横膈膜之上，属阳属天，对应天之阴。肝脾肾在横膈膜之下的腹中，属阴属地，对应天之阳。心脾在天门地户戊，己线上，心在天门乾位，脾在地户巽位（图5-4）。

以上是《内经》所述人体十二经脉脏腑与十二月相应的情况。《内经》载十二经脉有365个穴位，以应一年365天。

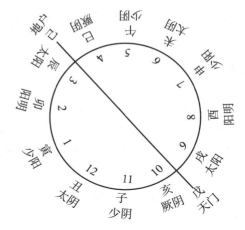

图5-3　六气六经应日月图

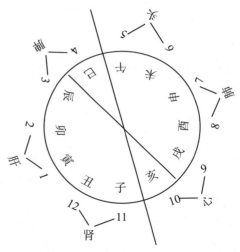

图5-4　五脏应日月图

三、应寅申戊己分

《素问·五运行大论》阐述的是天道右旋——黄道戊己分。而《素问·六元正纪大论》说："岁半之前，天气主之，岁半之后，地气主之。"《素问·至真要大论》说："初气终三气，天气主之……四气尽终气，地气主之。"王冰注："岁半，谓立秋之日也。"岁半在立秋，岁首则在立春。这里讲的应该是寅申戊己分。戊位夏至日出点寅立春节，己位冬至日入点申立秋节，立春对应春分点，立秋对应秋分点，"分则气异"，阴阳有别。此戊为人门，己为鬼门，只是与天右旋戊己分方向相反罢了。

身形之应九野也，左足应立春，其日戊寅己丑。左胁应春分，其日乙卯。左手应立夏，其日戊辰己巳。膺喉首头应夏至，其日丙午。右手应立秋，其日戊申己未。右胁应秋分，其日辛酉。右足应立冬，其日戊戌己亥。腰尻下窍应冬至，其日壬子。六府膈下三脏应中州，其大禁，大禁太一所在之日，及诸戊己。凡此九者，暮候八止所在之处。(《灵枢·九针论》)

现绘图 5-5，以做说明。

《五运行大论》以天道的夏至点和冬至点戊己线分左阳右阴，《九针论》则以地道的冬至和夏至线分左阳右阴。那么，为什么又以立春为年首呢？《素问·脉要精微论》说："冬至四十五日，阳气微上，阴气微下；夏至四十五日，阴气微上，阳气微下。"冬至后四十五日是立春，夏至后四十五日是立秋，这就是以立春、立秋作为寅申戊己分的气候条件。这亦是天道右旋春分点和秋分点的连线，即昼夜分的连线。上半年为昼为阳，下半年为夜为阴。此月份相冲，是日地关系的180°对称，前后半年阴阳对称。

天道辰戌戊己分与寅申戊己分相合，其 4 个戊己位是立春、立夏、立秋、立冬，所以《九针论》谓四立，其日皆曰戊、己，由四立可得四时四象（图 5-6）。

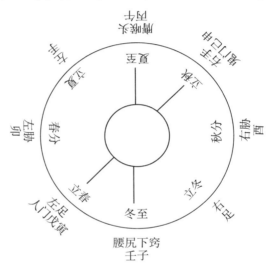

图 5-5　寅申戊己分

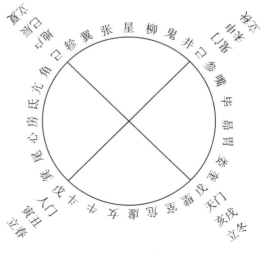

图 5-6　四立图

四、五十营

《内经》极为强调"五十营"，那么何谓"五十营"？"五十"之数，合于"大衍之数五十"。营，周也。"大衍之数五十"来源于月亮的运行规律。这说明人气的运行与天体的运行息息相关，紧密吻合。月亮一年运行五十特征点，人气一日运行五十营。以脏腑分阴阳，则昼行腑经，夜行脏经。所以《灵枢·脉度》说："气之不得无行也，如水之流，如日月之行不休。"正是把人体人气运行的功能类比于水流和日月的运行现象。日月分昼夜，故五十分昼行二十五，夜行二十五。《灵枢·营卫生会》还说人体人气的运行"与天地同纪"。那么，它们是如何同纪的呢？

黄帝曰：余愿闻五十营奈何？岐伯曰：天周二十八宿，宿三十六分；人气行一周，千八分，日行二十八宿。人经脉上下左右前后二十八脉，周身十六丈二尺，以应二十八宿，漏水下百刻，以分昼夜。故人一呼脉再动，气行三寸，一吸脉亦再动，气行三寸，呼吸定息，气行六寸；十息，气行六尺，日行二分（应作二分零一毫六丝）。二百七十息，气行十六丈二尺，气行交通于中，一周于身，下水二刻，日行二十五分（应作二十分零一厘六毫）。五百四十息，气行再周于身。下水四刻，日行四十分（应作四十分三厘二毫）。二千七百息，气行十周于身，下水二十刻，日行五宿二十分（应作五宿二十一分六厘）。一万三千五百息，气行五十营于身，水下百刻，日行二十八宿，漏水皆尽脉终矣。所谓交通者，并行一身也。故五十营备，得尽天地之寿矣，凡行八百一十丈也。（《灵枢·五十营》）

日行二十八宿一周，人气也环行二十八脉一周，二十八脉共长十六丈二尺，与周天二十八宿相应（表5-1）。

这就是说，人气在人体一日运行五十周，其推动力是肺的呼吸，循行路线是二十八脉，长度是八百一十丈，所用时间是水注百刻，即现代时间一日24小时——地球自转一周的时间，日行二十八宿。所以测定人气昼夜运行五十周的方法就有呼吸定息、水注百刻和二十八宿三种情况。

第一种方法是用呼吸定息，测度营卫偕行"五十营"，营行脉中，卫行脉外，按照营气的运行路线昼行于阳二十五周，夜行于阴二十五周，一昼夜周行人身五十周而会合于手太阴肺经。

其清者为营，浊者为卫，营在脉中，卫在脉外，营不休，五十而复大会……（卫）常与营俱行于阳二十五度，行于阴也二十五度一周也，故五十而复大会于

手太阴矣。(《灵枢·营卫生会篇》)

　　故气从太阴出注手阳明,上行注足阳明,下行至跗上,注大趾间与太阴合,上行抵脾。从脾注心中,循手少阴,出腋下臂,注小指。合手太阳,上行乘腋,出颐内颔,注目内眦。上巅,下项,合足太阳,循脊下尻,下行注小趾之端,循足心,注足少阴,上行注肾。从肾注心,外散于胸中。循心主脉,出腋,下臂,出两筋间,入掌中,出中指之端,还注小指次指之端。合手少阳,上行注膻中,散于三焦。从三焦注胆,出胁,注足少阳。下行至跗上,复从跗注大趾间。合足厥阴,上行至肝,从肝上注肺。上循喉咙,入颃颡之窍,究于畜门。其支别者,上额循巅,下项中,循脊入骶,是督脉也。络阴器,上过毛中,入脐中,上循腹里,入缺盆,下注肺中,复出太阴。此营气之所行也,逆顺之常也。(《灵枢·营气篇》)

　　现绘其循行路线图,见图 5-7。

　　第二种方法是用日行二十八宿测度卫气散行“五十营”,即平旦卫气出目向下行三阳经(手足太阳、手足少阳经、手足阳明经),然后从足心,经过足少阴经入于阴(脏),再按肾→心→肺→肝→脾五行相克的顺序运行,然后复合于足

表 5-1　人气、呼吸与二十八宿相应表

人 气	呼 吸	二十八脉长度	水注时间	日行二十八宿距离	现代时刻	日行度数
行一周	270 息	十六丈二尺	二刻	20.16 分 (1008÷50) (0.56 宿)	28 分 48 秒	12.857 度
行二周	540 息		四刻	40.32 分	57 分 36 秒	
行十周	2700 息		二十刻	180 分	4 小时 48 分	
行五十周	13 500 息	八百一十丈	百刻	1008 分 (二十八宿 一宿 36 分)	24 小时	360 度

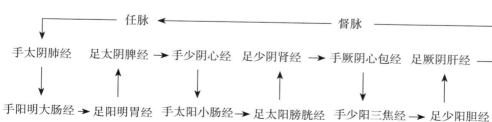

图 5-7　用呼吸测度营卫运行图

少阴经，再从阴跷脉回归于目。如此夜行于阴二十五周，昼行于阳二十五周。

天周二十八宿，而一面七星，四七二十八星，房昴为纬，虚张为经。是故房至毕为阳，昴至心为阴，阳主昼，阴主夜。……是故平旦阴尽，阳气出于目，目张则气上行于头，循项下足太阳，循背下至小指之端。其散者，别于目锐眦，下手太阳，下至手小指之端外侧。其散者，别于目锐眦，下足少阳，注小指次指之间。以上循手少阳之分，下至小指次指之间。别者以上至耳前，合于颔脉，注足阳明，以下行至跗上，入五指之间。其散者，从耳下下手阳明，入大指之间，入掌中，其至于足也，入足心，出内踝下，行阴分，复合于目，故为一周。是故日行一舍，人气行于身一周与十分身之八；日行二舍，人气行于身三周与十分身之六；日行三舍，人气行于身五周与十分身之四；日行四舍，人气行于身七周与十分身之二；日行五舍，人气行于身九周；日行六舍，人气行于身十周与十分身之八；日行七舍，人气行于身十二周与十分身之六；日行十四舍，人气二十五周与身有奇分与十分身之二，阳尽于阴，阴受气矣。其始入于阴，常从足少阴注于肾，肾注于心，心注于肺，肺注于肝，肝注于脾，脾复注于肾为周。是故夜行一舍，人气行于阴脏一阴与十分脏之八，亦如阳行之二十五周，而复合于目。（《灵枢·卫气行》）

卫阳之气平旦出于目，布散三阳经，如同太阳平旦东升，阳光布散大地。周天二十八宿为日月舍，就是说日月每天转过二十八宿一周天，白昼行房至毕十四宿，黑夜行昴至心十四宿。而每天卫气行身五十周，所以日月每转过一个星宿，则卫气行身约 $50 \div 28 = 1.7857$ 周，古人用四舍五入法概定为1.8周。日行二宿，则再加1.8周，就成3.6周，余类推。如此昼夜各行十四宿，卫气行身各约 $1.8 \times 14 = 25.2$ 周。因使用四舍五入法，故有0.2周的误差。这是以脏腑分阴阳，上应日行二十八宿所分之昼夜（图5-8）。

第三种方法是用水注百刻测度卫气"阳三阴一"五十营。

是故一日一夜，水下百刻……水下一刻，人气在太阳；水下二刻，人气在少阳；水下三刻，人气在阳明；水下四刻，人气在阴分。水下五刻，人气在太阳；水下六刻，人气在少阳；水下七刻，人气在阳明；水下八刻，人气在阴分。水下九刻，人气在太阳；水下十刻，人气在少阳；水下十一刻，人气在阳明；水下十二刻，人气在阴分。水下十三刻，人气在太阳；水下十四刻，人气在少阳；水下十五刻，人气在阳明；水下十六刻，人气在阴分。水下十七刻，人气在太阳；水下十八刻，人气在少阳；水下十九刻，人气在阳明；水下二十刻，人气在阴分。水下二十一刻，人气在太阳；水下二十二刻，人气在少阳；水下二十三刻，

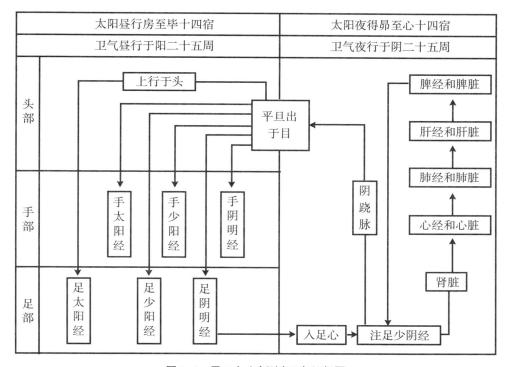

图5-8 用二十八宿测度卫气运行图

人气在阳明：水下二十四刻，人气在阴分。水下二十五刻，人气在太阳，此半日之度也。从房至毕一十四舍，水下五十刻，日行半度；从昴至心，亦十四舍，水下五十刻，终日之度也。日行一舍，水下三刻与七分刻之四。大要常以日之加于宿上也，人气在太阳，是故日行一舍，人气行三阳与阴分，常如是无已，与天地同纪……终而复始，一日一夜水下百刻而尽矣。(《灵枢·卫气行》)

人气行"三阳一阴"的情况见表5-2。

这与《素问·六微旨大论》所述岁气会同的太阳第一年开始于水下一刻，第二年开始于水下二十六刻，第三年开始于水下五十一刻，第四年开始于水下七十六刻是一致的，都是把一天四分之，而《灵枢·卫气行》又把四分之一再分之，成二十五份（表5-3）。

水注4刻人气运行2周，经过三阳和阴分1周，可知人气在三阳经运行了1.5周，在阴分只运行了0.5周。就是说在白昼水注50刻的时间里，人气在三阳经运行了18.75周，用时37.5刻，在阴分运行了6.25周，用时12.5刻。水注百刻，人气行50周，经过三阳和阴分25周（图5-9）。

表5-2 人气行"三阳一阴"

人气		在太阳	在少阳	在阳明	在阴分
水下刻数	昼	1	2	3	4
		5	6	7	8
		9	10	11	12
		13	14	15	16
		17	18	19	20
		21	22	23	24
		25			
			26	27	28
		29	30	31	32
		33	34	35	36
		37	38	39	40
		41	42	43	44
		45	46	47	48
		49	50		
	夜			51	52
		53	54	55	56
		57	58	59	60
		61	62	63	64
		65	66	67	68
		69	70	71	72
		73	74	75	
					76
		77	78	79	80
		81	82	83	84
		85	86	87	88
		89	90	91	92
		93	94	95	96
		97	98	99	100
		1刻	26刻	51刻	76刻

表 5-3 用水注百刻测度人气运行

水注刻数	阳三阴一周数	人气周数	呼 吸	二十八宿	昼 夜
4 刻	1 周	2 周	540 息	1.12 宿	
8 刻	2 周	4 周	1080 息	2.24 宿	
12 刻	3 周	6 周	1620 息	3.36 宿	
16 刻	4 周	8 周	2160 息	4.48 宿	昼
20 刻	5 周	10 周	2700 息	5.60 宿	
24 刻	6 周	12 周	3240 息	6.72 宿	
50 刻	12.5 周	25 周	6750 息	14 宿	
100 刻	25 周	50 周	13500 息	28 宿	夜

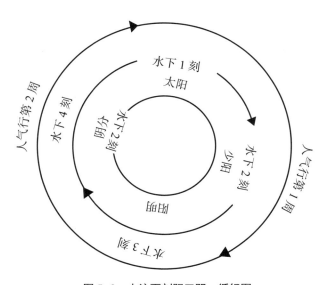

图 5-9 水注百刻阳三阴一循行图

我在拙作《中医外感三部六经说》中指出，太阳、少阳、厥阴（厥阴肝主目）主阳气、主外，阳明（肺通调水道）、少阴、太阴主阴气、主内。由此可推知，卫气平旦出于目，继行太阳、少阳，是行于外和阳气一周。又继行主内和阴分的阳明、阴分一周。这是以内外分阴阳，上应日行二十八宿所分之昼夜。

综上可知，《内经》在这里阐述了以下几个值得关注的问题。

1. 目和少阴肾为会合点。言"平旦阴尽，阳气出于目"，后又合于目，以目为卫气运行的始终点，这是为什么？因为目为命门。如《灵枢·根结》和《灵枢·卫气》都提出"命门者，目也"的命题。这与《灵枢·营卫生会》提出的"卫出下焦"是有关系的。因为下焦也是命门所在地。王冰注《素问·阴阳离合论》时说："命门者藏精，光照之所则两目也。"这就是说，命门是贮藏精气的，而命门的功能表现却在两目。

由此让我想到了日月五星视运动图和后天八卦方位图，艮卦位于春分点，正是阴尽阳气出的点位，所以《说卦》谓艮卦为"成始""成终"卦。《说文解字》说艮"从匕目"，故易学家谓艮有目、视象。目是卫气的成始成终会合点。

2.用呼吸息、日行二十八宿、水注百刻测定的人气运行的方式路线不同。

3.白昼从卯时到酉时合"房至毕"，黑夜从酉时至卯时合"昴至心"，知房起始于卯。依此运动方向，知用的是周日视运动方向。

4.《内经》归纳出"五十营"循行的始终会合点有三，一是寅初会于手太阴肺，以营行脉中为主。二是会于夜半子时，此以子午纵向左右升降分阴阳。三是平旦会于目，此从卯酉横向上下昼夜分阴阳。细析之，会于手太阴肺者，应颛顼历正月起寅，在立春，距子位天道差45°。应天地之气相差三节之规律。平旦会于目，是讲太阳周日视运动，以卯酉纬度分昼夜。会于夜半子时，是讲太阳周日视运动，以子午经度分阴阳升降消长时的情况。总之，"五十营"是圆道运动，是生命活力的保证。

又营卫出中焦阳阴胃，故《灵枢·动输》谓只有"手太阴，足少阴、阳明，独动不休"而为会合点。

营气循行经脉以手太阴为会合点，卫气循行脉外以目为会合点。营卫二气"夜半而大会"于子时，这是为什么？《素问·脉解》说："太阴子也"，知会合点为太阴脾经，因为《灵枢·营卫生会》指出，营卫皆出于中焦。又依子午流注说，少阳胆主子时。《素问·六节藏象论》说"凡十一藏，取决于胆也。"这符合我在《中医外感三部六经说》中研究得出的结论，即太阴少阳合为中焦太极，分为两仪说。

营为阴，卫为阳。《素问·生气通天论》说："阴者藏精而起亟也，阳者卫外而为固也。"营气守于内而不泄，卫气固于外则肤肤致密不受邪。营气是化生卫气之原，营气固守则能不断生化卫气，使卫气不弱。卫气不衰而卫外，则营气不泄不耗。营与卫互根互用，维持着肌体的正常活动。《灵枢·卫气行》还指出营卫的协调与否，与人的睡眠有关系。卫昼行于阳，人处干清醒状态，夜行于阴，人即人睡。如果营卫不和则发生病理变化。如《伤寒论》说："病人自汗出者，此为荣气和，荣气和者，外不谐。以卫气不共荣气谐和故尔。"又说："病人藏无他病，时发热自汗出而不愈者，此卫气不和也。"

五、应六合

六合，指子与丑合、寅与亥合、卯与戌合、辰与酉合、巳与申合、午与未合，又称地支六合、地支相合。张景岳《类经图翼》称此为十二辰与十二次之六合。他说："十二辰次者，如星纪、析木之类，十二次也；斗杓所指之月，二十建也；日月所合之次，十二辰也。如子月日月会于星纪，乃在牛宿度中，丑月日月会于玄枵，乃在虚宿度中。天地之气，建在子，会在丑；建在丑，会在子；建在寅，会在亥；建在亥，会在寅。十二宫相合皆然，所以谓之六合。"

太阳周日视运动左行，太阳周年视运动右行。二十八宿排列右行，以适应太阳周年视运动右行；二十八宿视运动左行，以合太阳周日视运动左行。古人将太阳视运动轨迹——黄道划分为十二等份，为了区分左右行，就称右行十二为十二辰、左行十二为十二次。为什么将右行称为十二辰呢？因为"日月之会是谓辰"（即"朔合"谓之辰），一年日月相会十二次，一次为一辰。左右之行同步而方向相反，两两相合为十二辰次。

我们知道，太阳的周日视运动和二十八宿视运动的左行，与地道的左行一致，这也是十二次的视运动方向。太阳的周年视运动和二十八宿的排列右行与黄道的右行一致，这也是十二辰的运动方向。黄道称天道，是天气。赤道称地道，是地气。天地之气相差 30 天，天气最冷点在冬至点子，则地气最冷点在大寒丑，即右行的天气在子，则左行的地气当在丑，丑应子，故曰子与丑合，余类推（图 5-10）。

六、应音律

五音，即宫、商、角、徵、羽，它是《内经》的重要内容之一，所谓"五音建运"是也。那么，五运为什么能配五音呢？其道理在哪里？这就是我们接下来要讨论的问题。

五音的定法，最早见于《管子·地员篇》，为"三分损益"法。三分损益法就是将一个损益体均分为三部分，如果取其 2/3，等于去 1/3，就称为三分损一；如果均分为三部分，又加上 1/3，即取 4/3，称为三分益一。这种三分损一、三分

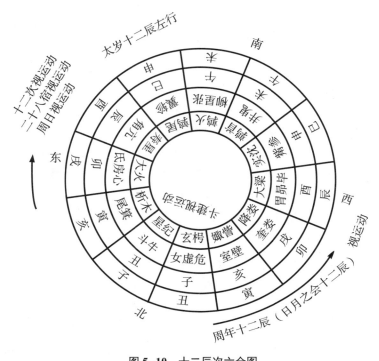

图5-10 十二辰次六合图

益一的推演方法，就称三分损益法。

首先是定宫音"先主一而三之，四开以合九九，以是生黄钟小素之首，以成宫"。用数学方式表示就是：$1 \times 3^4 = 9 \times 9 = 81$，此81是黄钟宫音的数；由宫音三分益一得108（即 $81 \times 4/3 = 108$），为徵音；由徵音三分损一得72（即 $108 \times 2/3 = 72$），为商音；由商音三分益一得96（即 $72 \times 4/3 = 96$），为羽音；由羽音三分损一得64（即 $96 \times 2/3 = 64$），为角音。《史记·律书》载，由宫音三分去一得54（即 $81 \times 2/3 = 54$），为徵音；由徵音三分益一得72（即 $54 \times 4/3 = 72$），为商音；由商音三分去一得48（即 $72 \times 2/3 = 48$），为羽音；由羽音三分益一得64（即 $48 \times 4/3 = 64$），为角音（图5-11）。

五音之数是些什么数呢？先看宫音的81数，其为《太玄经》的81家之数，郑军称此为"太玄体系"。太玄体系是三进制，三进制有两个系列，即 1×3^n 系列和 2×3^n 系列。$2 \times 3^3 = 54$，表现出的是三维结构；$1 \times 3^4 = 81$，表现出的是四维结构。

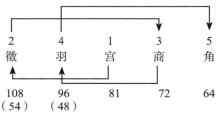

图5-11 五音相声图

《灵枢·九针论》说："天地之至数也，始于一而终于九……九而九之，九九八十一，以起黄钟数焉。"《素问·三部九候论》说："天地之至数，始于一，终于九焉。一者天，二者地，三者人；因而三之，三三者九，以应九野。"《素问·六节藏象论》说："地以九九制会。"看来这81个数是地之制，故《管子》在"地员篇"言之。《淮南子·天文训》说："一生二，二生三，三生万物。天地三月而为一时……以三参物，三三如九，故黄钟之律九寸，而宫音调。因而九之，九九八十一，故黄钟之数立焉。黄者，土德之色，钟者，气之所种也。"54位三维结构有六个结构面，每一结构面有九数，对应地之九野，上应月行九道，九九八十一，可推知81是月亮在地面的对应点。六个结构面，应有486个对应点。而《周髀算经》所载圆周率为3，这3正是三分损益数和81之底数，又载宇宙的直径为81万公里。

前文已讲过，54是朔望月绕太阳一周的特征点数，108则是其倍数。48是朔望月运行一太阴年十二个月的特征点数，96则是两个相对应的太阴年特征点数。梁武帝萧衍崇信佛教，曾改制刻漏，将一日百刻，改为96刻及108刻，总之都与历法有关。72是一运的长度，64是16个朔望月的特征点数，即一个封闭15朔望月回归周特征点数。由此可知，五音之数皆原于朔望月运行之数，与"大衍之数"有关，故五音在古代与天文、历法密切相关，凡一切天文历法有关的事项都与五音有关。

因为五音数和五运都来源于朔望月运动规律，故《内经》就有了五音建运之说，谓土运配宫音，金运配商音，水运配羽音，木运配角音，火运用徵音，并与五方五行相配应。

东方青色，入通于肝……其音角。

南方赤色，入通于心……其音徵。

中央黄色，入通于脾……其音宫。

西方白色，入通于肺……其音商。

北方黑色，入通于肾……其音羽。（《素问·金匮真言论》）

又因五运有太过、不及之分，故五音有太少之分，见图5-12。

因为在一朔望月朔点回归周内朔点将周天划分成十二等份，故在《管子·地员篇》之后，《吕氏春秋》就把五音相生的三分损益法，由五音推演到十二律。使范围扩大了，但也未出朔望月运动规律。《吕氏春秋》说："黄钟生林钟，林钟生太簇，太簇生南吕，南吕生姑洗，姑洗生应钟，应钟生蕤宾，蕤宾生大吕，大吕生夷则，夷则生夹钟，夹钟生无射，无射生仲吕。并称三分所生，益之一分以

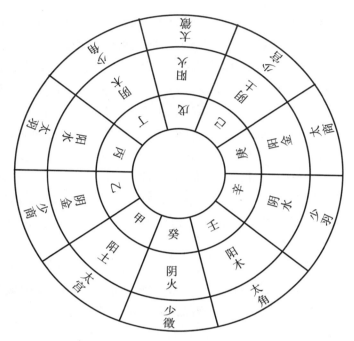

图 5-12 五音建运太少相生图

上生；三分所生，去其一分以下生。黄钟、大吕、太簇、夹钟、姑洗、仲吕、蕤宾为上；林钟、夷则、南吕、无射、应钟为下。"见表 5-4。

表 5-4 十二音律表

相生次序	1	8	3	10	5	12	7	2	9	4	11	6
律　名	黄钟	大吕	太簇	夹钟	姑洗	仲吕	蕤宾	林钟	夷则	南吕	无射	应钟
律　数	81	76	72	67.6	64	60	57	54	50.7	48	45	42.7
上下生	上生						下生					

因为从黄钟到林钟、从林钟到太簇等的相生，都是八位，故称"隔八相生"。所谓"隔八"，是指子生在第八位上，中间并没有隔开八位，实际只隔开六位。其规律是阳律生阴吕，阴吕生阳律。

音律源于朔望月运动规律，卦象也源于朔望月运动规律，所以有人用乾坤两卦表示三分损益法则，绘成纳音图，使人一目了然，易记易算。

《运气论奥》说："五音变而周，乃十二辰，各含五音，则成三十位，而遍六十甲子也。"所谓"五音变而周",是指朔望月运动形成的朔点回归周。十二朔点将周天划分成十二等份，用十二地支表示，故曰"乃十二辰"。十二辰合为六气，每一气各含五音，五六三十，故曰"成三十位"。五音分太少配十干，十干与十二支相配合，而成六十甲子，就形成了六十花甲子纳音法。

清代江永《河洛精蕴》卷七明言音律纳音皆本于河图、洛书，真名言也，读者详阅之，定会受益多多。

为什么以月亮运行规律来定五音呢？因为日为寒温，月为风雨。《淮南子·本经训》说："风雨之变，可以音律知也。"风雨以改变空气的温度和湿度，使弦乐器的弦发生张、驰、缓、急的变化。弦缓增长，振动频率低则音浊；弦急而短，振动频率高则音清高。我国冬季风寒冷干燥，夏季风温暖湿润，因此五音随之而变。土运宫音在长夏雨季，音最低浊，故用 81 数；雨季要到秋分后才结束，故金运商音用 72 数，立次浊；春秋气温相同而春的湿度比秋低，故木运角音用 64 数；冬天寒冷干燥，音最清高，故水运羽音用 48 数（图 5-13）。在同一时间里可用弦的粗细分清浊，如《礼记·乐记》孔颖达疏说："宫弦 81 丝，商弦

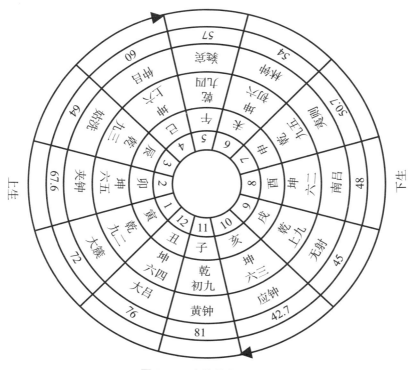

图 5-13 音律纳十二月图

72 丝，角弦 64 丝，徵弦 54 丝，羽弦 48 丝"。宫弦最粗，音最低浊，羽弦最细，音最清高。

七、生命应日月

《内经》论述人的生命规律过程是生、长、壮、老、死，这是生命的完整周期。

女子七岁，肾气盛，齿更发长；二七，而天癸至，任脉通，太冲脉盛，脉事以时下，故有子；三七，肾气平均，故真牙生而长极；四七，筋骨坚，发长极，身体盛壮；五七，阳明脉衰，面始焦，发始堕；六七，三阳脉衰于上，面皆焦，发始白；七七，任脉虚，太冲脉衰少，天癸竭，地道不能，故形坏而无子也。

丈夫（男子）八岁，肾气实，发长齿更；二八，肾气盛，天癸至，精气溢泻，阴阳和，故能有子；三八，肾气平均，筋骨劲强，故真牙生而长极；四八，筋骨隆盛，肌肉满壮；五八，肾气衰，发堕，齿槁；六八，阳气衰竭于上，面焦，发鬓须白；七八，肝气衰，筋不能动，天癸竭，精少，肾脏衰，形体皆极；八八，则齿发去。肾者主水，受五脏六腑之精而藏之，故五脏盛，乃能泻；今五脏皆衰，筋骨解堕，天癸尽矣，故发鬓白，身体重，行步不正，而无子耳。(《素问·上古天真论》)

人生十岁，五脏始定，血气已通，其气下，故好走；二十岁，血气始盛，肌肉方长，故好趋；三十岁，五脏大定，肌肉坚固，血脉盛满，故好步；四十岁，五脏六腑十二经脉，皆大盛以平定，腠理始疏，荣华颓落，发颇斑白，平盛不摇，故好坐；五十岁，肝气始衰，肝叶始薄，胆汁始灭，目始不明；六十岁，心气始衰，苦忧悲，血气懈惰，故好卧；七十岁，脾气虚，皮肤枯；八十岁，肺气衰，魄离，故言善误；九十岁，肾气焦，四脏经脉空虚；百岁，五脏皆虚，神气皆去，形骸独居而终矣。(《灵枢·天年》)

我们从经文的阐述可以看出，生命规律的生、长、壮、老、死过程，主要是肾气的作用。而肾者主水，水为月精，可知月亮运动与生命规律有密切关系。肾精上充于脑，肾和脑被称为上下命门，为生命之门。

朔望月一回归年 50 特征点（天衍之数），实行 49 特征点，每年比 12 个朔望月 48 特征点超前 1 特征点，60 年超前 60 特征点，形成 15 朔望月回归周期。但月亮是伴随地球绕太阳运行的，地球绕太阳公转也运行了 4 特征点，所以朔望月绕太阳运行了 54 特征点和 53 特征点。

在 15 朔望月回归周 60 特征点的背景上，月每年的终点（也是下一年的始点），按 53 特征点计，则每年退行 7 位，即所谓"隔八相生"；若按 54 特征点计，则每年退行 6 位，我们称之"隔七相生"（图 5-14）。"隔八""隔七"大概就是《素问·上古天真论》所述男女两性的生命规律。《素问·阴阳应象大论》称此为"七损八益"，53 特征点为不足，则益之，54 特征点为有余，则损之。

"七七"四十九，不就是朔望月在一回归年实行之数吗？不就是在 60 回归年中 15 朔望月回归周所行之数（742 朔望月 ÷15 明望月）吗？49 年是一个循环周期，故女子可出现"任脉虚，太冲脉衰少，天癸竭，地道不通"的月经绝的

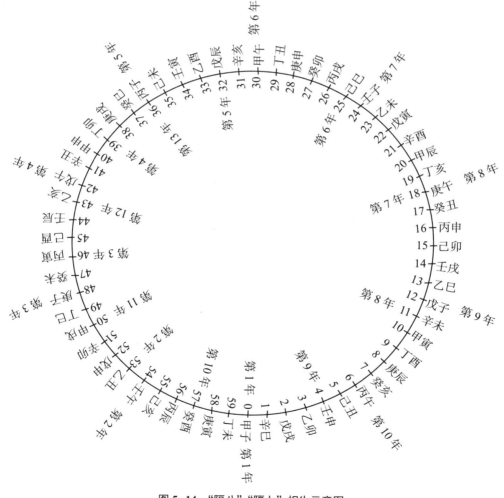

图 5-14 "隔八""隔七"相生示意图

147

现象。女子月经每月一来，也是应一月小周期的表现。有人认为犹太教固有的宗教周期就是"七"，如犹太教规定每隔七年有一个安息年，让土地休息。每隔七七四十九年为禧年。犹太教还规定每隔七日一循环为一星期周，并将第七日定为安息日。佛家著作《瑜伽论》卷以论佛家轮回学说，也是以"七七"四十九为周期。道士炼丹拜斗也是以"七七"为周期。在中国则演变为七月七日牛郎织女一年一会的生动故事。看来"隔七"循环规律具有世界性。

"八八"六十四，不就是 15 朔望月回归周封闭为 16 朔望月的特征点数吗？不就是人类的生命密码数吗？看来 64 年也是一个循环周期，故男子可出现"齿发去"精气竭的现象。按太极图正反阴阳为一大循环周期规律看，120 岁（60×2）到 128 岁（64×2）当是人类的生命极限年。

大衍之数 50，为人生半百，正反阴阳一周为 100，故《素问·上古天真论》言："其知道者，法于阴阳，和于术数，食饮有节，起居有常，不妄作劳，故能形与神俱，而尽其天年，度百岁乃去"；《灵枢·天年》说："百岁，五脏皆虚，神气皆夫，形骸独居而终矣"。

《灵枢·天年》论述人类的生命规律为什么以 10 年为一层次？因为 5 年是一个封闭朔望月周，10 是两个封闭朔望月周，是中运的 10 年周期，可用数表示如下。

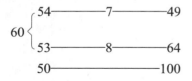

朔望月 4 月相特征点的复原周是 4 年，但原始点的复原周却是 5 年，即一个封闭式朔望月周，所以一个封闭朔望月长 20.53. 天 ×5/4=36.9 天，按正反阴阳规律应有 36.9×2=73.8 的周期。又主运主气是五位和六位周期，客运客气是六位和七位周期，六位和七位的调谐周是 42，按正反阴阳规律应有 84 的周期。73.8 和 84 的周期，大概就是人们常说的"73、84，阎王不请自己去"之年吧。

《灵枢·阴阳二十五人》说："天地之间，六合之内，不离于五，人亦应之。"又说："凡人之大忌，常加九岁、七岁、十六岁、二十五岁、三十四岁、四十三岁、五十二岁、六十一岁，皆人之大忌，不可不自安也，感则病行，失则忧矣。当此之时，无为奸事，是谓年忌。"将宇宙分为上下左右前后六个面，正是郑军说的三维六面结构体，含朔望月所行 54 特征点，每面有 9 个数值的变化。此"七岁"是以"隔七"之数为基数，而加每面变化之 9 数，就是"常加九岁"的年忌数。

由上述可知，月亮运动规律对生命的影响是巨大的，朔望月的运动规律就是生命规律的天文背景。所以刘温舒在《运气论奥》中说："岁运者，运之为言，动也。主天地之间，人物化生之气，中之位也。"岁运，即中运，纪月亮运动，月亮运行于日地之间，主人身万物生生化化之气。

然而维持生命体活动的物质——"人气"却与太阳的运行规律有关系。《灵枢·阴阳系日月》说，太阳从冬至点运行到夏至点（天文学上的春夏），"人气"在人体的左半身；太阳从夏至点运行至冬至点（天文学上的秋冬），"人气"在人体的右半身。所以《灵枢·岁露》说："人，与天地相参也，与日月相应也。"《素问·宝命全形论》说："人生于地，悬命于天，天地合气，命之曰人……人以天地之气生，四时之法成……人生有形，不离阴阳。"《灵枢·阴阳系日月》说："天为阳，地为阴，日为阳，月为阴。"这就是说，天地阴阳的盛衰现象本源于日月运行规律，故《素问·八正神明论》在论述诊治疾病时说，必先知"日之寒温，月之虚盛，四时气之浮沉，参伍相合而调之"。

人气之会有三：其一，寅初会手太阴肺。其二，会于半夜子寸。《素问·脉解》说："太阴，子也，十一月万物皆藏于中……"《灵枢·阴阳系日月》说："子者，十一月，主左足之太阴。"其三，平旦会于目。

手太阴肺，足太阴脾。肺主呼吸、主皮毛，接触阳光和氧气，排出废气。脾胃纳食物是"仓廪之本"，化糟粕，转味出入。所以人气与肺脾会，是为了吸收光、气及食物营养，排出废毒物。是人出生后，摄取充养生命体之后天物质所必须进行的功能。这一功能就是新陈代谢，产生"生物能"，维持生命活动。后天之精主要是蛋白质和氨基酸。

目为命门，如《灵枢·根结·卫气》说："命门者目也。"王冰注《素问·阴阳离合论》："命门者藏精，光照之所，则两目也。"我在拙作《中医内伤火病学》和《生命与八卦：医易启悟》两书中曾对命门做过详细探讨，读者可参阅。目命门，又称脑命门，脑髓源于肾精，即连于肾命门。这就是说，《内经》提出的命门是以"肾气"为准则，肾气由肾精所化，肾精来源于先天（父母），这个遗传密码就储存在核酸 DNA 中，DNA 的基础特质是脱氧核苷酸。

人气会于命门，就是先天之精与后天之精的结合，即 DNA 经过 RNA 的转录并翻译成蛋白质的过程。所以说，生命规律就是核酸及蛋白质代谢的规律。繁殖、生长、发育、再繁殖，周而复始、无穷无尽地进行着，也就是先天之精的DNA 及 RNA 无休止复制、转录、翻译、合成蛋白质的循环。

肺和脾所吸入的营养物质通过血液会合于心。肺为天，脾为地，所以由肺吸收的光、气与脾吸收的食物营养结合，就是天地之合。天地之合生成"生物能"，放出热量，所以说"心主火"，心与日相应。如《素问·六节脏象论》说："天食人以五气，地食人以五味。五气入鼻，藏于心肺，上使五色修明，声音能彰。五味入口，藏于肠胃，味有所藏，以养五气，气和而生，津液相成，神乃自生。"这段经文就阐明了心肺脾之间的关系。人气与肾精的会合，就是肾水与心火的结合，就是日与月的结合，《周易参同契》比喻为坎卦（主月、水）与离卦（主日、火）的结合，称结胎之时，谓："晦至朔旦，震来受符。当斯之际，天地媾其精，日月相撢持，阳雄播玄施，阴雌化黄包。混沌相交接，权舆树根基。经营养鄞鄂，凝神以成躯。众夫蹈以出，蠕动莫不由。"

　　请看，远在汉代就有文字阐述现代生物学才发现的 DNA 及 RNA 无休止复制、转录、翻译、合成蛋白质生命体的过程。日月合朔是生化万物的关键时刻。

　　综上所述的内容，就可以理解"人，与天地相参也，与日月相应也"的内在含义了。

　　《黄帝虾蟆经》论述了人气与月亮盈亏的密切关系，如下。

　　月生一日，虾蟆生头喙，人气在足小（少）阴。

　　月生二日，虾蟆生左肩，人气在足内踝后足小阴。

　　月生三日，虾蟆生右肩，人气在股里。

　　月生四日，虾蟆生左胁，人气在腰中输。

　　月生五日，虾蟆生右胁，人气在承浆，又舌本。

　　月生六日，虾蟆生后左股，人气在足太阴。

　　月生七日，虾蟆生后右股，人气在足内踝上，与足厥阴交（三阴交）。

　　月生八日，虾蟆生尻，身形尽具，人气在鱼际（手太阴）、股内廉。

　　月生九日，兔生头，人气在（足）阳明。

　　月生十日，兔生左肩，人气在足阳明。

　　月生十一日，兔生右肩，人气在口齿鼻柱。

　　月生十二日，兔生左胁，人气在人迎发际。

　　月生十三日，兔生右胁，人气在头。

　　月生十四日，兔生左股，人气在阳陵泉。

　　月生十五日，兔生右股，身形尽具，人气在巨虚上下廉。

　　月毁十六日，虾蟆始省头，人气在足太阳、目眦风府。

　　月毁十七日，虾蟆省左肩，人气在脊膂。

　　月毁十八日，虾蟆省右肩，人气在肾募，下至髀股。

月毁十九日，虾蟆省左胁，人气在委阳。

月毁二十日，虾蟆省右胁，人气在外踝后京骨。

月毁二十一日，虾蟆省左股，人气在足少阳，目外眦及耳后。

月毁二十二日，虾蟆省右股，人气在缺盆腋下。

月毁二十三日，虾蟆省尻，身形尽，人气在髀厌中。

月毁二十四日，兔始省头，人气在脚外踝陷者中。

月毁二十五日，兔省左肩，人气在（足）太阴，至绝骨又太陵。

月毁二十六日，兔省右肩，人气在足厥阴大敦。

月毁二十七日，兔省左胁，人气在内踝上交太阴。

月毁二十八日，兔省右胁，人气在脚内廉。

月毁二十九日，兔省左股，人气在鼠仆、环阴、气街。

月毁三十日，兔省右股，身形都尽，人气阴阳气促，关元至阴孔。

月蚀者毁，赤黄而无光，阴气大乱。

由上述可知，虾兔身形尽具之日，是在朔望月的朔、上弦、望、下弦四特征点处。月生八日，为上弦，虾蟆身形尽具。月生十五日，为月圆，兔身形尽具。月毁二十三日，为下弦，虾蟆身形尽具。月毁三十日，为晦，兔身形都尽，兔尽具在朔、望，虾蟆尽具在上下弦。人气之所在与朔望的位置有关，更与六经有密切关系，见图 5-15。

我们知道，由朔到望月生为阳，人气在足少阴，足太阴、足阳明，由望到晦月毁为阴，人气在足太阳、足少阳、足厥阴。这就是我在拙作《中医外感三部六经说》中所分的表里部分，阳明、太阴、少阴主里阴宜受阳邪，太阳、少阳、厥阴主表阳宜受阴邪。

按：《内经》的"天人合一"观，是探讨人与自然和谐关系的学说，是典型的东方哲学。既然天地育化了人类万物，那么人类万物与天地就是不可分割的整体。天地由日、月、地组成，统称为"天道"。天道作用于人，人受制于"天道"，人必须顺应"天道"，即指人体气血运行及脏腑组织，都应日月及其循环。其循环周期规律都在六十甲子循环中。

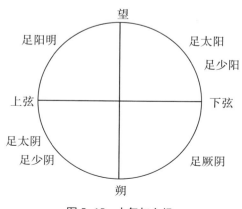

图 5-15 人气与六经

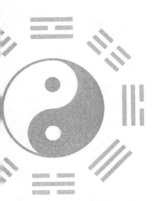

第6章 五运六气发微

五运六气理论是中医学的精髓，关于五运和六气的含义，古今的解释难以令人信服。

我认为，六气是日地体系之间的事，主气来源于地球自身运动，客气来自太阳周年视运动。日地之间的关系，就是主气与客气之间的关系。五运是月地二体系之间的事，主运来自地球运动的五方季节，客运来自月亮的周年视运动。月地之间的关系，就是主运与客运之间的关系。因此，五运六气之间的关系就是日月地三体系之间的关系，体现日月地三体系间关系变化的模型是朔望月。主气和主运是对回归年周期的划分，是对地球绕太阳公转周期的描述。客气、客运是描述太阳、月亮对地球上气现象的影响，见图6-1。

人类生活在大地上，由于生活活动的需要，须辨别东西南北方向，因而直觉

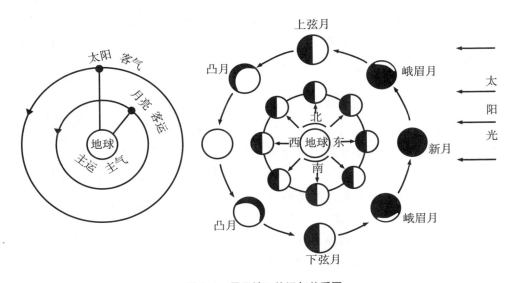

图6-1 日月地三体运气关系图

印象地是方的。人们站在地上观看日月东升西落在天上运行，因而直观印象天是圆的。这种天圆地方观，是中国传统文化的观点。

人站在地球上观天，地是静的，日月是动的。因此，主运主气的气位具有固定的时段、空间与地域，其性稳定不变，我们称其为五运六气的一般规律，常法。客运、客气的气位流动不居，没有固定的时段、空间与地域，其性不稳定常变，我们称其为五运六气的特殊规律，变法。五运六气常法的理论模型是太极图、河图，变法的理论模型是洛书。

《素问·六节藏象论》说："天以六六为节，地以九九制会。""六六为节"，谓一周天 360 度，即"天圆"之谓。"九九制会"，谓八十一为黄钟数。《汉书·律历志》谓："黄者中之色""钟者种也"，即中央生四方，"地方"之谓。因此，《素问·天元纪大论》直截了当地说："天以六为节，地以五为制"。天道六气，风寒暑湿燥火源于太阳光照，故曰六气是日地二体系之事。地道五运，源于月亮运行九道，下应地之九州五方，故曰五运是月地二体系之事。

天之六气下降于地，为"应地之气，静而守位，故六期而环会"（《天元纪大论》）。张景岳说："应地之气，天气之应地支也。静而守位，以地承天而地支不动也。"地之五运上升于天，为"应天之气，动而不息，故五岁而右迁"。日运化六气，月运化五运。日行一度，月行十三度有奇，月行速，故曰"动而不息"。从现代天文学角度来看，地球在绕太阳运转，太阳相对于地球是静的，月伴随地球相对于太阳是动的。言月地"动而不息""五岁而右迁"，太阳"静而守位""六期而环会"，似更为直接。

"天以六为节，地以五制会"，天为阳，地为阴。又日为阳，月为阴。天日六气虽为阳，因其为"应地之气"，故用地支标记之。地月五运虽为阴，因其为"应天之气"，故用天干标记之，说明干支纪时是有其天文背景的，即源于日月的运行规律。

日运化六气，《汉书·天文志》说："日为寒温""若日之南北（冬至、夏至）失节，暑过而长为常寒，退而短为常燠。……暑长为潦，短为旱"。这就是说，在立杆测日影时，当日影在子午线上时，冬至没有来临，过了子午线冬至才来临之年，气温要偏低。当日影还未到子午线上时，冬至已经来临，其年气温要偏高。这是日地体系。

月运化五运，月影响"大气潮"，气动为风。月主海潮，雨为水。故《汉书·天文志》说："月为风雨""月失节度而妄行，出阳道则旱风，出阴道则阴雨"（青赤出阳道，白黑出阴道）"至月行，则以晦朔诀之………，日之所行为中道，月、五星皆随之""月去中道，移而东北入箕，若（至）东南入轸（出东青阳道），则多风。……月失中道，移而西入毕（出西白阴道），则多雨""水旱至冲而应，及五星之变，必然之效也"。这就是说，虽然"月为风雨"，但必须有五星之变的影响才准确，所以，日月运行图中的"经天五气"应是五星之气。由上述看，太乙移日必为之风雨，似指北斗与月运的关系。

六气来源于日地体系，在这对关系中，主要取决于太阳相对于地球的视运动。"日为寒温"，即太阳对地球的光照作用。太阳的光照能量是地球上大气运动、季节变化及万物生化的原动力。我们一般把太阳的光照用气温表示，温度是万物生长必不可少的条件，万物生长靠太阳。

五运来源于月地体系，在这对关系中，主要取决于月亮运动对地球的影响。《开元占经》引范子计然曰："月者，水也。"《淮南子》说："月者，天之使也。水气之精者为月。"这就是说，月为水气的调节者，水气包括雨和湿。《内经》强调月亮对大海潮的作用，可能即是这种作用吧。空气中的水汽用湿度表示，湿度亦是万物生长必不可少的条件。《内经》所注重的月亮对日地阴阳——气温的调节作用，恐怕主要是靠水气吧。《素问·天元纪大论》说："夫五运阴阳者，天地之道也，万物之纲纪，变化之父母，生杀之本始，神明之府也，可不通乎！"突出强调了太阳月亮极其重要的作用。

运气学说最重要的价值是预测天气，因为天气是物候及病候的先决条件。运气学说不仅能预测全年、半年及小阶段天气变化之常，还能预测其变，即不仅能预测天气的一般规律，还能预测天气的特殊规律。

《内经》指出，决定全年性天气变化的因素是中运与岁支，岁支分司天之气与在泉之气。中运决定全年天气，司天之气影响上半年天气，在泉之气影响下半年天气。也就是说，定风雨的月亮运动决定全年的气候变化，定寒温的太阳运动影响上下半年的气温变化。而风云突变，则取决于五星运动。太阳运动南北往来分成上下半年，即司天与在泉。月亮运动分大小月，大月为有余，小月为不足，阳干纪有余，阴干纪不足。故《素问·天元纪大论》说中运的正常规律是"有余而往，不及随之；不足而往，有余从之。"不过《素问·五常政大论》又称中运有余为太过，不足为不及。

在五运六气甲子六十年中，日月地三体的相互关系，可形成三组二体关系和一组三体关系，现陈述于下。

第一，五运中的月地关系。

月亮运动，虽有朔望月（29.530589 天）、回归月（27.32158 天）、近点月

（27.55455 天）、交点月（27.21222 天）、恒星月（27.32166 天）之别，但在汉代之前，古人直接观测到的只有朔望月。朔望月最明显的月相变化是朔月、上弦月、望月、下弦月。一个朔望月有 4 种特征点（生霸、死霸、既生霸、既死霸定点说），一回归年约有 49.47 个特征点，化为整数约为 50，此 50 即《系辞传》所言"大衍之数"。其用 49 者，取实数也。"挂一"者，是除去不足一个朔望月的那个特征点，因为所用 48 恰是 12 个朔望月的特征点。

以日心为参考，则一年地球绕太阳右旋 4 特征点（冬至、春分、夏至、秋分），月亮伴随地球绕太阳右旋 53 特征点（取实数）或 54 特征点（取大衍数），月亮超前 49 特征点或 50 特征点。所以郑军说："十天干所化之运，叫作'中运'，通纪全年，故又称'大运'。这是月地运动对太阳（日地连线）关系的表达。"月地关系中，还有白道与赤道之间交角的关系，交角在 $18°18'\sim28°36'$ 之间变化。《内经》将地分为五方，而朔望月视运动的月相即接五方纳于十天干，分为五运，每运为 72 天，五运 360 天。《内经》说："五运相袭，而皆治之，终期之日，周而复始，时立气布，如环无端""五运更治，上应天期，阴阳往复，寒暑迎随"。月地体系主日时。

第二,六气中的日地关系。

古人以地心为参考，太阳绕地球右旋一年为 365.25 天，日行冬至点、春分点、夏至点、秋分点 4 种特征点。并将一年划分成 6 等份，称之为六步，每步60.875 天，再将每步两分之划为 12 个月，每月 30.4375 天。

每年日行 365.25 天，4 年后 0.25 天整数化为 1 天，所以 4 年为其调谐点。

日地之间的关系，还有黄道与赤道之间交角的关系，是形成一年四季变化的根源。日地体系主年月。

第三，客气加临客运中的日月关系。

以地心为参考，日月视运动右行。《素问·六节藏象论》说"行有分纪，周有道理，日行一度，月行十三度而有奇焉。"

一回归年 365.25 天，朔望月行 49.475 个特征点，则一个特征点有 365.25 天 ÷49.475=7.3825 天。所以一年朔望月行 53 特征点，即 7.3825 天 × 53=391.2725 天。这样，就比实际闰年 384 天多 7.2725 天，即多一个特征点，相位超前 $90°$。又391.2725 ÷ 29.53=13.25，说明日行 $1°$，月行 $13.25°$。

以地心为参考，日月右行，则月亮在太阳所行黄道面上的运行轨迹，是连续的类余弦曲线。每年年终相位超前 $90°$，构成一个小周。按每年月行 54 特征点，4 年共 216 特征点。60 年 15 小周构成一大周，共 3240 特征占点。可知 60 年是根据日月地三体运动建立起的甲子六旬周期。

一回归年日行 365.25 天，4 年后天数整数化 也是以 4 年为调谐点。知日月皆以 4 年为调谐点。但日月的运动有快慢，那么它们多长时间相会一次呢？4 年一小周日月相位皆复原，调谐一次（表 6-1）。60 年 15 小周日月都回归到原始出发点而相会。

表 6-1　4 年日月相位复原表

4 年周期	日月 4 特征点			
	子	丑	寅	卯
	辰	巳	午	未
	申	酉	戌	亥
水下时刻	一刻	二十六刻	五十一刻	七十六刻
月相	朔	上弦	望	下弦
日相	0.25 天	0.5 天	0.75 天	1 天

一个朔望月行 4 特征点，每年退行 2 个月（一气 60 天长）为 8 特征点，年年退行 8 特征点，即所谓的"隔八相生"，与音律"隔八相生"一致，可知"隔八相生"是天体运动固有的韵律。

日月之间的关系，还有白道与黄道之间交角的关系，交角约为 5°9′。由于月亮运行于黄道南北，故在黄道南北有 ±5°9′ 的变化。由于太阳的引力作用，月亮与黄道的交点在不停地沿黄道从东向西移动，更由于月亮交点的西退运动，引起白道与赤道交角在 18°18′～28°36′ 不断地改变，从而影响了地球上的气候变化和万物生化。这就是日主寒温和月主风雨的来源。

第四，五运六气中的日月地三体关系。

我们已知，五运是月地二体之事，六气是日地二体之事，而且主运、主气属地气，客运、客气属大气，就是说，地气是主、是常，天气是客、是变。所谓"客主加临"，即大气加临地气，指日月（客气、客运）加临地球（主气、主运），指日月地三体运动规律（图 6-2）。

运是朔望月的运动规律，15 朔望月 60 特征点的长度是 442.95 天（29.53×15），太阴一年 12 朔望月的长度

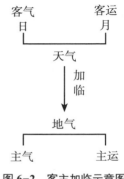

图 6-2　客主加临示意图

是 354.36 天，闰年 13 朔望月的长度是 384 天。大衍之数 50，朔望月行 369.125 天，其用 49 朔望月行 361.7425 天。

60 年中有 22 个闰月，这 22 朔望月也是一个回归周期。15 朔望月乘以一回归年朔望月实际运行的 49.47 特征点，恰是 60 年中的 742 个朔望月（49.47×15）。14 朔望月乘以实用的 53 特征点，也恰是 60 年中的 742 个朔望月（14×53），说明 14 朔望月也是一个回归周。又每年朔望月实际超前 1.47 特征点，60 年共超前 1.47×60=88.2 特征点，正合 22 个朔望月。

一个朔望月运动有上半月与下半月运动方向相反之月相，上半月太阳从西方照射到月球上，下半月太阳从东方照射到月球上，所以朔望月有半个月 15 天的运行周期。大言之，朔望月一年运行 54 特征点，有半年 27 特征点周期及一年 54 特征点周期和两年 108 特征点周期。这 108 之数，中国古代即有之，如五台山台怀镇显通寺前的石台阶有 108 个（寺内有太极八卦十二辰石晷仪）;《水浒传》中有 108 将；前音律节讲音律也有 108 之数；以及历法中的一日分 108 刻。不仅中国有，外国也有，如柬埔寨的吴哥神殿有 5 个门，每扇门外有一条神道，每一条神道两边有 108 尊神像，每边 54 尊。我认为，这座神殿与中国古代的明堂有相似的作用，即考察天体的运动而布政。神殿的每一扇门代表一运，五门代表五运，一运有 2 年（如甲己土运），五运 10 年，朔望月共行 540 特征点。所以 15、27、30、54、108、270、540、1 月、14 月、15 月、1 年、2 年、27 年、54 年等，都是朔望月的运行周期数。

天气——客运（月）客气（日）加临于地气，其对应情况如何？《内经》首先将此进行了立体处理。《素问·生气通天论》说："天地之间，六合之内，其气五州、九窍、五脏、十二节，皆通乎天气。"所谓"六合"，指上下四方的六面立体，郑军称此为太极太玄三维六面体。如果把六面体看作是地球的六个面，那么世界各地的气象情况就都能根据朔望月的运动规律进行预测了。因为六面体的每个结构面都是朔望月 60 特征点和 54 特征点的一个结构面。

如果我们把太阳、月亮和地球当作天地人"三极"关系，即是"三极之道"。如果说这种设想不恰当，那么把一回归年划分成的六气当作六爻总可以吧！如此便有了《系辞传》所说的"六爻之动，三极之道"的含义了。陈继元先生用现代科学论证了"六爻之动，三极之道"有 720 种狭义三角格局和 4096 种广义三角格局，并进一步证明六十甲子循环有 720 种三角格局，与 30 年中的 720 气和 60 年中的 720 个月（除闰月）不谋而合。郑军说："甲子六十年有 60 种性质演化模式，并且各不相同。只要准确掌握一个月亮远地点回归周（按：我把它改为十五朔望月周期）60 点的性质，便可比较准确地预测每一年由月地日位相关系所决定的性质，并能准确地确定所居时间和先后次序。如果再把地球对应点考虑在内，还能预测每种性质表现的空间（地域）对应性。如果能把更高层次（高级周期现象）的控制作用也了解清楚，低级周期叠加的方法，不仅可预测六十年内每一年的演变情况，还可以用一个六十年来预测今后的若干个六十年。中医运气学说（及其演算方法和结果），正是应用干支纪年的科学原理，利用周期现象的可预测性，对六十年间天象、气象、地象和人体疾病的关系所做的一种科学预测，是对干支纪年科学原理的创造性应用。"

一、中运

五运有中运、主运、客运之分，所以以五为制的时间周期与空间具有不同的层次，正如《素问·天元纪大论》说，"五气运行，各终期日，非独主时也"。

中运，又称大运、岁运，不过应以中运之发最恰当。因为运由月亮运动而定，以地球为参考，日月皆绕地球做视运动，而太阳比月亮离地球远，月亮在日地之间绕地球运行，故称中运。或谓太阳在黄道上所化之六气，上为司天、下为在泉，而月运居其中而得名。

中运，统主一年的气候。《素问·天元纪太论》说："甲己之岁，土运统之；乙庚之岁，金运统之；丙辛之岁，水运统之；丁壬之岁，木运统之；戊癸之岁，火运统之。"《素问·五运行大论》说："土主甲己，金主乙庚，水主丙辛，木主丁壬，火主戊癸。"见图 6-3。

中运的首运起于何运呢？其推算方法如何？《素问·五运行大论》说："正五气之各主岁尔，首甲定运"，即以甲年土运为中运之始。这是因为天干始于甲，甲己化为土运之故。中运的运转排列顺序是土→金→水→木→火→土，并以五音太少相生顺序运转。所以天干十年的次序为甲年太宫→乙年少商—丙年太羽→丁年少角→戊年太徵→己年少宫→庚年太商→辛年少羽→壬年太角→癸年少徵。

《内经》中运，除土、金、水、木、火之名外，还常以五音、五色、五星、河图数、洛书数、生化过程，以及五果、五畜、五虫、五味、

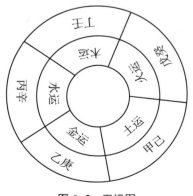

图 6-3　五运图

五谷等作为中运的代称。这是因为五方水土及气候的不同，造成了五方人及物的类别。另外，中运有盛衰规律，《素问·天元纪大论》说："有余而往，不足随之；不足而往，有余从之"，并用五阳干（奇数）纪有余年，五阴干（偶数）纪不足年。对中运的有余不足，《内经》一般以五音太少或以河图生成数代称之，有余为太为成数，不足为少为生数（表 6-2）。

表 6-2　五运配五方物代表

代称 中运 分类	土 运		金 运		水 运		木 运		火 运	
	有余	不足	有余	不足	有余	不足	有余	不足	有余	不足
五音	太宫	少宫	太商	少商	太羽	少羽	太角	少角	太徵	少徵
河图数	五	五	九	四	六	一	八	三	七	二
洛书数	五宫、四维		七宫		一宫		三宫		九宫	
五星	镇星		太白星		辰星		岁星		荧惑星	
五色	黅（黄）		白（素）		玄（黑）		苍（青）		赤（丹）	
气化	化		收		藏		生		长	
五果	枣		桃		栗		李		杏	
五畜	牛		鸡		彘		犬		马、羊	
五虫	倮虫		介虫		鳞虫		毛虫		羽虫	
五谷	稷		稻（黍）		豆		麻		麦、黍	
五味	甘		辛		咸		酸		苦	

中运为什么会有有余不足呢？因为五运源于朔望月运动，一朔望月是 29.53 天，小月 29 天，不足一个朔望月，大月 30 天有余于一个朔望月。《内经》岁用回归年 365.25 天纪，年用朔望月纪，这是朔望月运动的一般正常规律。故《素问·六元正纪大论》说："运有余其至先，运不及其至后，此天之道也，气之常也。"

太阳运行化六气而主寒温，上半年春夏主温热，下半年秋冬主清寒，对气候的影响，年年如此，没有多大变化。

月亮运行化五运而主风雨，所以气候的变化主要是受月亮运动的影响，月运规律决定着全年的气候变化，故曰中运统主一年的气候变化。尽管太阳运化的六气有司天在泉加临的不同，中运有余者仍为有余，不足者仍为不足，即使天符、岁会、太一天符年也如此。

中运主全年的气候变化而人应之，必然影响人体的生理和病理变化，特别是对当年受孕的胎儿影响特别大，决定了人体先天性的生理素质特征及病理定位——人体脏腑终生易发病的薄弱环节。特别是在幼儿和老年抗病能力弱的时期，表现更为突出。这是抓个人养生的主要环节，也是治病必须注意的问题（表6-3）。

表6-3　五运常态气候征象表

中　运	甲己土	乙庚金	丙辛水	丁壬木	戊癸火
五　音	宫	商	羽	角	徵
生成数	五	四九	一六	三八	二七
特　点	雨化、湿化	清化	寒化	风化	热化、火化
常态气候	阴雨阴埃	凉	寒	多风	暑热
征　象	柔润重淖，时雨	雾露清切，萧瑟肃飚	凝惨凉冽	鸣条启拆	暄暑郁燠

据《素问·五常政大论》，中运有余的化生规律一般是"政恒其理"。"政恒其理则所胜同化"，是指中运有余，不仅助长本运所化生之物，而且能使本运气（如木）所胜（土）与所不胜（金）之运气所化生之物得以同化。如木运有余，肝脾同化，谷果虫畜物木金同化，色味木土金同化；火运有余，心肺同化，谷果虫畜物火水同化，色味火金水同化；土运有余，脾肾同化，谷果虫畜物土木同化，色味土水木同化；金运有余，肺肝同化，谷果虫畜物金火同化，色味金木火同化；水运有余，肾心同化，谷果虫畜物水土同化，色味水火土同化。其一般发病规律是本运所主之脏太过而自病，并不影响他脏发病，具体见表6-4。

表6-4　中运有余化生规律表

中　运	壬　木	戊　火		甲　土	庚　金	丙　火	同　化
有余特征	发生	赫曦		敦阜	坚成	流行	
气象与物候	启敕。土疏泄，苍气达，阳和布化，阴气乃随，生气淳化，万物以荣	蕃茂。阴气内化，阳气外荣，炎暑施化，物得以昌	阴气阳化，炎暑得以昌	广化。厚德清静，顺长乃盈，至阴内实物化充成，烟埃朦郁，见于厚土，大雨时行，湿气乃用，燥政乃辟	收引。天气洁，地气明，阳气随，燥行其政，物以司成，收气繁布，化洽不终	封藏。寒司物化产凝，天地藏政以布，长令不扬	

（续表）

中 运	壬 木	戊 火	甲 土	庚 金	丙 火	同 化
有余特征	发 生	赫 曦	敦 阜	坚 成	流 行	
其化	生	长	圆	成	凛	
其气	美	高	丰	削	坚	
其政	散	动	静	肃	谧	
其令	条舒	鸣显	周备	锐切	流注	
其德	鸣靡启坼	喧暑郁蒸	柔润重淖	雾露萧瑟	凝惨寒雰	
五谷	麻（木）稻（金）	麦（火）豆（水）	稷（土）麻（木）	稻（金）黍（火）	豆（水）稷（土）	
五畜	犬（木）鸡（金）	羊（火）彘（水）	牛（土）犬（木）	鸡（金）马（火）	彘（水）牛（土）	本气与不胜同化
五果	李（木）桃（金）	杏（火）栗（水）	枣（土）李（木）	桃（金）杏（火）	栗（水）枣（土）	
五虫	毛（木）介（金）	羽（火）鳞（水）	倮（土）毛（木）	介（金）羽（火）	鳞（水）倮（土）	
五物	中坚（木）外坚（金）	脉（火）濡（水）	肌（土）核（木）	壳（金）络（火）	濡（水）满（土）	
五色	青（本）黄（土）白（金）	赤（火）白（金）玄（水）	黅（土）玄（水）苍（木）	白（金）青（木）丹（火）	黑（水）丹（火）黅（土）	本气与不胜及所胜同化
五味	酸（木）甘（土）辛（金）	苦（火）辛（金）咸（水）	甘（土）咸（水）酸（木）	辛（金）酸（木）苦（火）	咸（水）苦（火）甘（土）	
应人体	足厥阴，足少阳，肝（木）脾（土）	手少阴，手太阳，手厥阴，手少阳，心（火）肺（金）	足太阴，足阳明，脾（土）肾（水）	手太阴，手阳明，肺（金）肝（木）	足少阴，足太阳，肾（水）心（火）	本气与所胜同化
五动	掉眩巅疾	炎灼妄扰	濡积并蓄	暴折疡疰	漂泄沃涌	
其发病	肝太过自病怒	心太过自病，笑，疟，疮疡，血流，狂忘，目赤	脾太过自病，腹满，四肢不举	肺太过自病，喘喝，胸凭仰息	肾太过自病，胀	
其象	春	夏	长夏	秋	冬	

据《素问·五常政大论》，中运不足的化生规律一般是"乘危而行，不速而至"，使不足之中运不过于受抑制，即本气、所不胜之气与所生之气兼。如木运不足，肝受化生，谷果金土兼化，虫畜物色味音木金兼化；火运不足，心受化生，谷果水金兼化，虫畜物色味音火水兼化；土运不足，脾受化生，谷果水木兼化，虫畜物色味音土木兼化。金运不足，肺受化生，谷果木火兼化，虫畜物色味音金火兼化；水运不足，肾受化生，谷果火土兼化，虫畜物色味音水土兼化。其一般发病规律是本运之气不足而所主之脏随之而虚，使邪气乘虚而伤之，具体见表6-5。

表6-5 中运不足兼化规律表

中运	丁木	癸火	己土	乙金	辛火	兼化
不足特征	委和	伏明	卑监	从革	測流	
气象与物候	胜生。生气不政，化气乃扬，长气自平，收令乃早，凉雨时降，风云并兴，草木晚荣，苍干凋落，物秀而实，肤肉内充。雾露凄沧	胜长。长气不宣，藏气反布，收气自政，化令乃衡，寒清数举，暑令乃薄，承化物生，生而不长，成实面稚，遇化已老，阳气屈伏，蛰虫早藏。冰雪霜寒	感化。化气不令，生政独彰，长气整，雨乃愆，收气平，风寒并兴，草木荣美，秀而不实，成而粃也。飘怒，振发	折收。收气乃后，生气用扬，长化合德，火政乃宣，庶类以蕃。明曜炎烁	反阳。藏令不举，化气乃昌，长气宣布，蛰虫不藏，土润，水泉减，草木繁茂，荣秀满盛，埃郁昏翳	
五气	歛	郁	散	扬	滞	
五用	聚	暴	静定	躁切	渗泄	
五谷	稷（土）稻（金）	豆（水）稻（金）	麻（木）豆（水）	麻（木）麦（火）	黍（火）稷（土）	所胜与不胜兼化
五果	枣（土）桃（金）①	栗（水）桃（金）	栗（水）李（木）	李（木）杏（火）	杏（火）枣（土）	
五虫	毛（木）介（金）	羽（火）鳞（水）	倮（土）毛（木）	介（金）羽（火）	鳞（水）倮（土）	
五畜	犬（木）鸡（金）	羊（火）彘（水）	牛（土）犬（木）	鸡（金）马（火）	彘（水）牛（土）	
五物	核（木）壳（金）	络（火）濡（水）	肉（土）②核（木）	壳（金）络（火）	濡（水）肉（土）	本气与不胜兼化
五色	苍（木）白（金）	丹（火）玄（水）	黄（土）苍（木）	白（金）丹（火）	玄（水）黔（土）	
五味	酸（木）辛（金）	苦（火）咸（水）	甘（土）酸（木）	辛（金）苦（火）	咸（水）甘（土）	

（续表）

中运	丁 木	癸 火	己 土	乙 金	辛 火	兼 化
不足特征	委和	伏明	卑监	从革	涸流	
五脏	肝（木）	心（火）	脾（土）	肺（金）	肾（水）	
五动	缫戾拘缓	彰伏变易	疡涌、分溃、痈肿	铿禁瞀厥	坚止	
五发病	邪伤肝，惊骇，摇动注恐，肢废，痈肿疮疡，生虫	邪伤心，痛，昏惑悲忘	邪伤脾。濡滞，留满痞塞，飧泄	邪伤肺，咳喘。嚏咳衄蚵	邪伤肾，燥槁，痿厥坚下，癃闭	

① 徐振林注：原文作"李"，当改为"桃"
② 原文作"需"，当改为"肉"

二、主运

五运六气理论系统以历法为主线，上贯天体运动，下涉气化规律，以太阳周年视运动定岁，以朔望月视运动定年。定岁首在冬至，定年首在正月朔日。颛顼历以冬至后四十五日立春节为历元年首日。以冬至定一岁天气之始，以天地之气相差三十度有奇定地气之始在大寒。从正月朔日定一年主运主气之始。如《素问·六元正纪大论》说："夫六气者，行有次，止有位，故常以正月朔日平旦视之，观其位而知其所在矣。"《素问·六节藏象论》说："五运之始……求其至也，皆归始春。"王冰注："始春，谓立春之日也。"立春正是颛顼历历元年的正月朔日，可知主运主气不是始于大寒。为什么以立春为年首？因立春日对应的是春分点。

据《内经》记载，预测全年气候开始的关键是观测每年正月初一的气候。如《开元占经》载："正月一日风雨，其年大恶，微风小雨，年小恶。风悲鸣，疾作灾起。……米贵蚕伤……正月一日无风而雨，岁中下，田麦成，禾黍小贵。正月晦日雨风兼至，籴贵禾恶。"又如《乙巳占》载："正月旦，风从西北方来，有小雨；正北风，多水大雨；东北风，丰稔；正东风，大水；东南风，民有疾病；南风，大旱；西南风。小旱。"

《素问·天元纪大论》说："五运终天，布气真灵，总统坤元。"坤为地，指明五运归属地阴，故曰"地以五为制"，所以五运应遵循"地方"的规律。《内经》以春夏秋冬四方四时各七十二日分为木火金水四运，如《素问·阴阳类论》说："春甲乙青，中主肝，治七十二日。"此举木运为例，余可类推。而土运不独主于时,分布于四维,亦即四季之末月各十八日。如《素问·太阴阳明论》说:"脾者土也,治中央,常以四时长四藏,各十八日寄治,不得独主于时也。"《素问·刺要论》说:"脾动则七十二日四季之月……"所以《素问·气交变大论》指出土运主四维。

地之五方即地理之五方主五运,《内经》多处皆论之,如《素问·异法方宜论》《素问·四气调神大论》《素问·金匮真言论》《素问·阴阳应象大论》《素问·五运行大论》等(表6-6)。

主运起始于立春,其排列顺序是:木→火→土→金→水,五行相生始于木,终于水,固定不变,年年如此。但运分五音太少,则哪些年份始于太角,哪些份始于少角呢?根据《素问·六元正纪大论》"太角"和"少角"为"初正""太羽",以及"少羽"为"终"的记载,将主运太少与年份的关系列于表6-7。

推算方法以中运为基准,如庚年中运为太商,按太少相生的原理逆推之,生太商者为少宫,生少宫者为太徵,生太徵者为少角,所以庚年主运的初运为少角,余四主运则按太少五行相生规律排下去,二运火为太徵,三运土为少宫,四运金为太商,五运水为少羽。其他年份的推算仿此。

由此可以看出,五运之治,太角壬统五运,少角丁统五运。壬癸甲乙丙五年主运初运皆太角,终运皆太羽。客运则以壬癸甲乙丙回环,初运为中运。丁戊己庚辛五年主运初运皆少角,终运皆少羽。客运则以丁戊己庚辛五运回环,初运为中运。而壬丁直生不环,故曰"正"。自壬至丙五运为一周,自丁至辛五运也为一周,所谓地以五为制,终地纪者,五岁为一周,此之谓也(图6-4)。

从图6-4可以看出,A就是前经脉应日月图中的手经应日图(图5-1),太角五者应左为阳,少角五者应右为阴。五运十年可以分成太角与少角两仪。两仪各为一周期在不停地轮换循环运动。五年一小周期,十年一大周期,就是说,在十年周期中,有连续五年的主运初运是太角,有连续五年的主运初运是少角。

主运五步合地之五方,五方加上四维则为九方,于是"地以五为制"即变为"地以九九为制"。《素问·五运行大论》说"黄帝坐明堂,始正天纲,临观八极,考建五常",这居中之明堂而观八方,即言"九九为制",九以应地九州之分野。《灵枢·九针论》论述了人身形体与九野相应的情况(见第5章)。

地分九野而合洛书九宫,上应月亮所行九道。月亮所行九道的实象见于月体纳甲图,说明月行九道纳甲法,正是五方五行天干配属的来源。以"地以五为制"为理论模型的是河图,以"地以九九制会"为理论模型的是洛书。

表6-6 主运化生规律表

五 方	东	南	中央	西	北
五 运	木（丁壬）	火（戊癸）	土（甲己）	金（乙庚）	水（丙辛）
气化特征	生；发陈	长，蓄秀	化	收，容平	藏，闭藏
地理气象物候与风情人体生理病理	天地之所始生。鱼盐之地，海滨傍水，其民食鱼而嗜咸，鱼使人热中，故其民皆黑色疏理，其病皆为痈疡。地不满。天地俱发，万物以荣。天气始开，地始泄，冻解冰释，水行经通。多肝、风病。病气在头，在经脉	天地所长养，阳之所盛处，其地下，水土弱，雾露之所聚。其民嗜酸而食胕（同腐），其民皆致理而赤色，其病挛痹。天地气交，万物华实。经满气溢，入孙络受血，充实皮肤。火始治，心气始长，阳气留溢，热熏分腠。多心火病。病气在藏	地平以湿，天地之所以生万物也众。其民食杂而不劳，其病多痿厥，寒热。经脉皆盛，内溢肌中。多脾、湿病	金玉之城，沙石之处，天地之所收引，其民陵居而多风，水土刚强，其民不衣而褐荐，其民华食而脂肥，故邪不能伤其形体，其病生于内。天气急，地气以明。金始治，天气始收而肃杀。多肺、燥病，病气在肩背	天地所闭藏之域，地高陵居，风寒冰冽，其民乐野处而乳食，藏寒生满病。水冰地坼。水始治，阳气衰少伏沉，阴气至盛。冬者闭藏，血气在内，著于骨髓。多肾、水病。病气在四肢
季 节	春	夏	长夏	秋	冬
化 气	生风	生热	生湿	生燥	生寒
助五谷	麦	黍	稷	稻	豆
助五畜	鸡	羊	牛	马	彘
助五虫	毛虫	羽虫	倮虫	介虫	鳞虫
助五果	李	杏	枣	桃	栗
助五菜	韭	薤	葵	葱	藿
助五色	青	赤	黄	白	黑
助五味	酸	苦	甘	辛	咸
助五音	角	徵	宫	商	羽
助五味	臊	焦	香	腥	腐
助人体	肝、目、筋、爪、魂生心	心、血、脉、耳、舌、神、生脾	脾、口唇、肌肉生肺	肺、鼻、皮毛、魄生肾	肾、二阴、耳骨、髓发、精、生肝
气在五输	荥	腧	经	合	井
气在五体	毛、经脉、头脉	孙络、脉、皮肤	肌肉、舌本、肉	皮肤、皮毛、分肉	骨髓、溪、骨、筋骨

表6-7　主运太角少角起始五分表

纪　年	主　运				
	初运木	二运火	三运土	四运金	五运水
壬、癸、甲、乙、丙	太角初正	少徵	太宫	少商	太羽终
丁、戊、己、庚、辛	少角初正	太徵	少宫	太商	少羽终

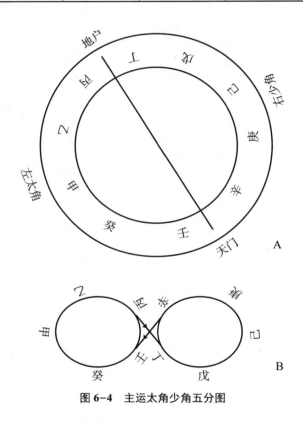

图6-4　主运太角少角五分图

三、客运

五运是月地二体系之间的关系，就是主运与客运的关系。主运源于地的五方，客运源于月亮运动。客运朔望月的视运动规律见月体纳甲图。《素问·天元纪大论》说："天有五行御五位，以生寒暑燥湿风。"《素问·气交变大论》说："五运更治，上应天期，阴阳往复，寒暑迎随。"《素问·六节藏象论》说："五

运相袭，而皆治之，终期之日，周而复始，时立气
布，如环无端。"点出了主运与客运的关系，以地
五方之位静而守位，天上之月周转不息地运行九道
于五方与其相应。但天道圆，所以将月运之道划分
为五段。如《素问·玉机真藏论》说："一日一夜
五分之。"《素问·六节藏象论》称之为"五行时"。
一日之五运的划分是：平旦、日中、日昳、下晡和
夜半。一年之五运的划分是：春、夏、长夏、秋、
冬。如《素问·阴阳类论》说："春甲乙青，中主

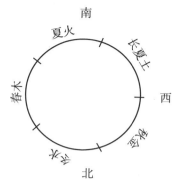

图 6-5　客运五气图

肝，治七十二日。"《素问·藏气法时论》说："肝
主春……其日甲乙……心主夏……其日丙丁……脾主长夏……其日戊己……肺主
秋……其日庚辛……肾主冬……其日壬癸。"客运按每运"七十二日"均分一年，
长夏土在夏秋之间的位置，若按方位言，长夏土在西南（图 6-4）。

客运分五步，那么初运起始于何时呢？《素问·六节藏象论》说："五运之
始……求其至也，皆归始春。"《内经》中"春"有两种含义：一是从立春到立夏
为春天，二是正月、二月、三月称"春三月"。

客运五步的推算方法，也以中运为准则。中运年的五音太少，就是该年
客运的初运，然后循五运五行相生的次序生出一年的五运。在十年之间，每一
年天干不同，初运就不同，因而每年的五客运就年年不同，十年一周期。例如
甲年的中运为太宫，太宫也就是该年客运的初运。不过每年的五客运顺序，只
有丁壬木运年是按五音太少相生排列的，其余火运、土运、金运、水运八年的
五客运顺序的推算法有顺有逆。《素问·六元正纪大论》对此有详细记载，见
表 6-8。

表 6-8　客运五分表

五客运		初 运	二 运	三 运	四 运	五 运
太角 壬所 统五 客运	壬年	太角（初正）	少徵（癸）	太宫（甲）	少商（乙）	太羽（丙终）
	癸年	少徵	太宫（甲）	少商（乙）	太羽（丙终）	太角（壬初）
	甲年	太宫	少商（乙）	太羽（丙终）	太角（壬初）	少徵（癸）
	乙年	少商	太羽（丙终）	太角（壬初）	少徵（癸）	太宫（甲）
	丙年	太羽（终）	太角（壬初）	少徵（癸）	太宫（甲）	少商（乙）

（续表）

五客运		初 运	二 运	三 运	四 运	五 运
少角 丁所 统五 客运	丁年	少角（初正）	太徵（戊）	少宫（己）	太商（庚）	少羽（辛终）
	戊年	太徵	少宫（己）	太商（庚）	少羽（辛终）	少角（丁初）
	己年	少宫	太商（庚）	少羽（辛终）	少角（丁初）	太徵（戊）
	庚年	太商（庚）	少羽（辛终）	少角（丁初）	太徵（戊）	少宫（己）
	辛年	少羽（终）	少角（丁初）	太徵（戊）	少宫（已）	太商（庚）

从表 6-8 可以看出，甲年客运的初运为太宫，太宫生少商为二运，少商生太羽为三运，若按太少相生顺推序当为太羽生少角，但经文记载为太角，乃逆推后两运。即生太宫的是少徵，生少徵的是太角。说明主运和客运都受丁壬太少两分统辖，将十年大周期分成两个五年小周期。

若以太羽和少羽的变化作图 6-6，从中可看出其变化是一对旋臂，一个旋臂为阴，一个旋臂为阳。这与主运初运一半是太角、一半是少角一致。

十年周期中的客运，每年都在轮转变化，所以我们称客运为变法。但从十年周期来说，这又是变法中的常法，有一定的规律，是相对固定的。客运的这种常

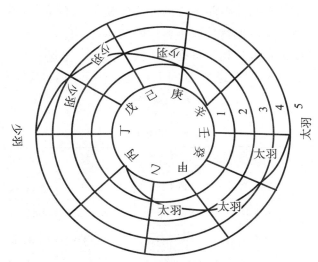

图 6-6 客运太少两分图

注：内圈十天干处是客运每年的初运，往外数第 2 圈为二运，第 3 圈为三运，第 4 圈为四运，第 5 圈为五运

变法，是由中运的有余或不足造成的，所以这种常变法就是前面中运中阐述过的有余不足变化。

在客运中应特别引起我们注意的是气不承袭现象。如甲年土运，客运的三运为太羽，四运为太角，以太生太，不符合太少相生的规律，因此就产生了气不承袭现象。

客运讲的是朔望月运行规律，朔望月运行规律概括在月体纳甲图说中，详见拙著《中国古代历法解谜：周易真原》一书。

四、五运客主加临

主运是五运的常法，客运是五运的变法，在我们掌握了主运常法和客运变法的基础上，就能知常而达变，执常而御变，从而推算出五运客主加临所发生的变化，这才是五运真正的变法。

五运相袭，而皆治之，终期之日，周而复始；时立气布，如环无端，候亦同法。故曰不知年之所加，气之盛衰，虚实之所起，不可以为工矣。帝曰：五运之始，如环无端，其太过不及何如？岐伯曰：五气更立，各有所胜，盛虚之变，此其常也。帝曰：平气何如？岐伯曰：无过者也。帝曰：太过不及奈何？岐伯曰：在经有也。帝曰：何谓所胜？岐伯曰：春胜长夏，长夏胜冬，冬胜夏，夏胜秋，秋胜春。所谓得五行时之胜，各以气命其藏。帝曰：何以知其胜？岐伯曰：求其至也，皆归始春，未至而至，此谓太过，则薄所不胜，而乘所胜也，命曰气淫，不分邪僻内生工不能禁；至而不至，此谓不及，则所胜妄行，而所生受病，所不胜薄之也，命曰气迫。所谓求其至者，气至之时也，谨候其时，气可与期，失时反候，五治不分，邪僻内生，工不能禁也。帝曰：有不袭乎？岐伯曰：苍天之气，不得无常也；气之不袭，是谓非常，非常则变矣。帝曰：非常而变奈何？岐伯曰：变至则病，所胜则微，所不胜则甚，因而重感于邪，则死矣。故非其时则微，当其时则甚也。(《素问·六节藏象论》)

五气更立，各有所先非其位则邪，当其位则正。帝曰：病生之变何如？岐伯曰：气相得则微，不相得则甚。(《素问·五运行大论》)

不知年之所加，气之同异，不足以生化。(《素问·五常政大论》)

先立其年，以明其气，金木水火土运行之数，寒暑燥湿风火临御之化，则天道见，民气可调，阴阳卷舒，近而无惑，数之可数者，请遂言之。(《素问·六元正纪大论》)

经文告诉我们，判断五运太过、不及、平气的关键在于"始春"，而《内经》对春天的解释有两种；一是从立春到立夏为春天，如王冰注"始春"，谓春始于立春日。这是以太阳运动规律划分的节气，太阳运动是六气划分的依据。二是以正月、二月、三月为春天，称为"春三月"，此始于正月朔日。这是以朔望月运动规律划分的月份。朔望月运动是五运划分的依据。在颛顼历的历元年，这两种春天的始点皆在立春日，即正月朔日合于立春日，其后则有差错，过六十年就又重合于始点。这两种春天时段的调谐，就是日月运动周期的调谐，也就是五运与六气的调谐。据此才能真正解释清楚"求其至也，皆归始春"的意思，"皆"字概括春的两种含义。就是说，五运与六气都要以"始春"为基准日（在历元年，主运与主气"皆"始于立春），才能测量太过、平气与不及，即早至或迟至，这在《内经》中有明确阐述。

《素问·六元正纪大论》说："夫六气者，行有次，止有位，故常以正月朔日平旦视之，睹其位而知其所在矣。运有余，其至先；运不及，其至后。此天之道，气之常也。运非有余，非不足，是谓正岁，其至当其时也"，表明六气的次序和气位，要以"正月朔日"为始点。《素问·至真要大论》说"初气终三气，天气主之；四气尽终气、地气主之"《素问·六元正纪大论》说："岁半以前，天气主之；岁半以后，地气主之"，上半年、下半年之分以"正月朔日"为始点。而判断运的先至后至，要以六气的始点"正月朔日"为参照点，这是"天之道，气之常"，就是说它是有天文背景的。由经文所述可以明白，六气主气属于春天风木的初之气厥阴，应当始于"正月朔日"，而不是一般所说的大寒。从上面对春天的两种解释来看，大寒不能划在春天范围内。

在颛顼历元年，正月朔日合于立春日，即六气的始点与五运的始点重合，在历元年之外则有差错。六气化生于太阳，二十四节气的划分也源于太阳运动，若以立春日为参照基准日，那么以朔望月运动规律春天始日"正月朔日"的到来，就有先后之别。先于立春者为早春太过，后于立春者为晚春不及，合于立春者为"正岁"平气。五运化生于月亮，十二月划分于朔源望月运动，若以"正月朔日"为参照基准日，也可以说明问题。

为什么要以立春为"始春"泥？因为立春日在地户到天门之半，即在太阳从地户冬至点运行到天门夏至点之半的春分点，正是阴阳气分之时，术数推算以立春为分界点的含义亦在于此。

《内经》中的有余、不足与太过、不及、平气三气是两个概念，不容混淆。有余、不足讲中运和主运的规律，有余而往，不足随之，不足而往，有余随之，不是有余，就是不足，没有中间无有余无不足者。虽然有时也称有余为太过、不足为不及，但应注意两者的真正区别，这是对一个事物相邻两阶段不同长短盛衰来讲的。而太过、不及、平气三气则是讲客气加临客运的规律，有先至、后至及同至之不同，是对两个事物的比较，即一个事物与另一事物的比较。就会出现所谓的天符、岁会等"三合为治"的情况。如《素问·五常正大论》《素问·六元正纪大论》等篇章中所论。客运加临主运，客气加临主气，它们只是在同一时间阶段内的加临，没有先至后至之分，故没有太过不及之别，只有盛衰强弱之分。如甲年土运，主运初运是太角，客运初运是太宫，太宫加临于太角，木克其土，风木强于湿土，风当是该年初运的主气。

另外应注意的一点是《内经》二十四气的划分，其一年是三百六十天。《素问·六节藏象论》说："五日谓候，三候谓之气，六气谓之时，四时谓之岁，而各从其主治焉。"一候五天，三候十五天为一节气，六气九十天为一季，四季三百六十天为一年。这是五运的时间长度，也是五运六气一年的时间长度。所以"正月朔日"与立春日的比较，应以三百六十天为期限，不是回归年三百六十五又四分之一天的长度。

由上述可知，五运的太过、不及、平气三气是与六气始点比较得出的结论，不是五运自己主运与客运比较得出的结论。客运加临主运得出的结论有三，如下。

第一，主运主常，客运主变，太少主盛衰。

主运五运的阶段性气候是固定不变的，属常规运转，故主常。客运在六十年内年年流转，变化不定，故主变。其相同点是，无论主运还是客运，其盛衰可由五音太少表示，太表示盛，少表示衰。

第二，客运加临主运后的盛衰。

首先要明白"年之所加"，据"年之所加"定出中运，由中运推算出主运五运和客运五运。然后以生克判盛衰，即客运生、克主运，以客运为主；主运生、克客运，以主运为主。以太少判盛衰，即客运太临主运少，则客盛主弱，以客运为主；客运少临主运太，则主盛客弱，以主运为主。

第三，看是否合时位节气。

当位则为正，不当位则为邪。太过（强盛）则薄所不胜（即克我者）而乘所胜（即我克者）；不及（衰弱）则所胜（即我克者）妄行而所生（即我生者）受病，所不胜（即克我者）薄之。当其位，虽病而轻；不当位，病重。时胜邪则病轻，邪胜时则病重（表6-9）。

如壬年木运，初运客主都是太角，同运相助，故初运风气盛；二运主客都

表6-9 客运加临主运表

主运		初运木太角	二运火少徵	三运土太宫	四运金少商	五运水太羽
年之所加客运	壬	太角	少徵	太宫	少商	太羽
	癸	少徵	太宫	少商	太羽	太角
	甲	太宫	少商	太羽	太角	少徵
	乙	少商	太羽	太角	少徵	太宫
	丙	太羽	太角	少徵	太宫	少商

主运		初运木少角	二运火太徵	三运土少宫	四运金太商	五运水少羽
年之所加客运	丁	少角	太徵	少宫	太商	少羽
	戊	太徵	少宫	太商	少羽	少角
	己	少宫	太商	少羽	少角	太徵
	庚	太商	少羽	少角	太徵	少宫
	辛	少羽	少角	太徵	少宫	太商

是少徵，同运相助，热气平而不衰；三运主客都是太宫，故湿气盛；四运都是少商，故燥气平；五运主客都是太羽，故寒气盛。

又如己年土运，主运初运是少角，客运初运是少宫，少角木克少宫土，应以主运为主，所以初运风气为主；主运二运是太徵，客运二运是太商，太徵火克太商金，所以二运热气为主；主运三运是少宫，客运三运是少羽，少宫土克少羽水，所以三运湿气为主；主运四运是太商，客运四运是少角，太商金克少角木，所以四运燥气为主；主运五运是少羽，客运五运是太徵，少羽水克太徵火，少水虽克不了太火，但也能消其火垫，所以五运气平。

客运加临主运并不能单独形成每年各季的气候，还必须考虑司天在泉之气的影响，所以这里就不列每年的气候恋化了。

五、主气

六气分布在以六为节的气位上，而有主气、客气、司天之气、在泉之气及岁气等之分，分为三阴三阳。《素问·天元纪大论》说："阴阳之气各有多少，故曰三阴三阳也"，三阴三阳是六气之标，风寒燥湿火热是六气之本。

主气属地，《内经》称之为"地理之应六节气位"，或谓"应地之气"，本于地球绕太阳公转一周所受光照之气。上半年为天气，下半年为地气。

愿闻地理之应六节气位何如？岐伯曰：显明之右，君火之位也。君火之右，退行一步，相火治之，复行一步，土气治之；复行一步，金气治之；复行一步，水气治之；复行一步，木气治之；复行一步，君火治之。（《素问·六微旨大论》）

这就是六气主气的气位划分。《素问·六元正纪大论》说六气始于"正月朔日"，一气六十度有奇，则初之气厥阴风木在正月二月的六十天中。《素问·脉解》《灵枢·阴阳系日月》等篇指出正月属寅。那么，二之气少阴君火应始于季春三月。关键是对"显明"二字的解释。张景岳注："显明者，日出之所，邪正之中，天地平分之处。"后人则据此解释"显明"，指东方卯正之位，因卯正为日出之所，且天地平分之处，按节气当在春分。其实这种解释是不妥当的。显，当训见；明通萌。清代高翔麟《说文字通》："明，通萌。"萌，植物的芽。直出的叫萌，如麦、稻。《礼记·月令》："季春之月……生气方盛，阳气发泄，句者毕出，萌者尽达。"郑玄注："句，屈生者。芒而直曰萌。"《素问·五常政大论》已明确指出，火气之谷类是麦。所以，显明当释为见萌。又《素问·六元正纪大论》说："少阴所至为荣，为形见"，形见即显明之义。君火属阳气，阳气发泄，故万物生气盛而形显。明白了六气的起始位置后，就可列出六气主气的气位划分表（表6–10）。

表6–10　主气气位表

主气位	初之气	二之气	三之气	四之气	五之气	终之气
三阴三阳主气	厥阴风木	少阴君火	少阳相火	太阴湿土	阳明燥金	太阳寒水
月　份	正月二月	三月四月	五月六月	七月八月	九月十月	十一月十二月
十二地支	寅卯	辰巳	午未	申酉	戌亥	子丑
六　季	风季	热季	火季	湿季	燥季	寒季

主气的这种划分是稳定不变的，是化生常法。如《素问·六元正纪大论》说："自得其位，常化也""命其位而方月可知也"。主气主六气的常化规律，即"六气之应见"。现据《六元正纪大论》列于表6–11。

古人认为，地道方，所以属地之主气，必合地道五方之义，即合于地道五方

表 6-11　主气常化规律

气 位	初之气	二之气	三之气	四之气	五之气	终之气
主气	厥阴风气	少阴君火	少阳相火	太阴湿气	阳明燥气	太阳寒气
气象特点	风化	热化	热化	雨化	燥化	寒化
时化之常	和平	暄	炎暑	埃溽	清劲	寒雰
司化之常	风府，璺启	火府，舒荣	热府，行出	雨府，员盈	杀府，庚苍	寒府，归藏
气化之常	生，风摇	荣，形见	长蕃鲜	化，云雨	收，雾露	藏，周密
德化之常	风生 终为肃 毛化	热生 中为寒 羽化	火生 终为蒸溽 羽化	湿生 终为注雨 倮化	燥生 终为凉 介化	寒生 中为温 鳞化
布政之常	生化	荣化	茂化	濡化	坚化	藏化
气变之常	飘怒 太凉	太暄 寒	飘风燔燎 霜凝	雷霆骤注 烈风	散落 温	寒雪冰雹 白埃
令行之常	挠动，迎随	高明焰，曛	光显彤云	沉阴白埃	烟埃霜，劲 切，悽鸣	刚固，坚 芒，立
发病之常	风动，肝病	热肿，心病	热肿，心病	湿濡泄，水 闭胕肿	燥干，肺病	寒浮，肾病
用归不胜	施于太阴	施于阳明	施于阳明	施于太阳	施于厥阴	施于少阴

五运也。如《素问·六微旨大论》说："六气应五行"，如何应合呢？又说："土运之岁，上见太阴；火运之岁，上见少阳少阴；金运之岁，上见阳明；木运之岁，上见厥阴；水运之岁，上见太阳。"可知应地之六气位与五方五运之合，在于君火相火合二为一。于是主气就有了明显的五运特性。《内经》常用五运的一些代称作为六气的代号，见表6-12。

表 6-12　六气五运相应表

五运	木运	火运	土运	金运	水运
六气	厥阴	少阴、少阳	太阴	阳明	太阳
五色	苍	丹	黄	白	黑
五星	上应岁星	上应荧惑星	上应镇星	上应太白星	上应辰星
五音	角	徵	宫	商	羽

总之，五运六气皆与时同化。如《素问·六元正纪大论》说："风温春化同，

热曛昏火夏化同……燥清烟露秋化同，云雨昏暝埃长夏化同，寒气霜雪冰冬化同，此天地五运六气之化，更用盛衰之常也。"

六、客气

客气属天道。

天道六六之节……上下有位，左右有纪。故少阳之右，阳明治之；阳明之右，太阳治之；太阳之右，厥阴治之；厥阴之右，少阴治之；少阴之右，太阴治之；太阴之右，少阳治之；此所谓气之标，盖南面而待也。故曰，因大之序，盛衰之时，移光定位，正立而待之，此之谓也。(《素问·六微旨大论》)

六气分治，司天地……上合昭昭，下合冥冥，此道之所主……天地之大纪，人神之通应。(《素问·至真要大论》)

由"移光定位"可知，客气源于太阳运动。太阳在黄道上运行一周为365.25天，六分之，每气占60.875天，所谓"六十度而有奇"。其言"上下之位"，指司天、在泉之位。"左右有纪"，指"间气"。客气的顺序是少阳→阳明→太阳→厥阴→少阴→太阴→少阳，不同于主气。主气顺序中的少阳在太阴之前，太阴在少阳之后。客气年年轮转，不固定，六年为一周期。

客气的推算方法是先确定当年的上下位，即司天在泉之位，由当年的年支确定。司天居三之气，在泉居终之气。如甲子年，年支是子，子为少阴，则少阴在司天位，位居三之气。然后按客气的顺序数，少阴之后是太阴居四之气，太阴之后是少阳居五之气，少阳之后是阳明居终之气，即阳明位在泉。司天在泉之气确定了，则在泉的左间为初之气，右间为五之气，司天右间为二之气，左间为四之气（图6-7）。

同一客气，由于有司天、在泉及间气、主时令之不同，其作用也不同。司天时从本气之化，在泉时从五味之化，在间气时呈现本气之特性，主时令从五色之化（表6-13）。

七、岁气

岁气一词，见于《素问·六微旨大论》。在《素问·至真要大论》称作"岁主"或"主岁"，并说"主岁者纪岁，间气者纪步"。就是说，主岁之气——岁气，由司天在泉之气组成，司天在泉上下相临，主司一年的气化，间气只主一步六十日的气化。岁气属于客气，包括客气中的司天在泉之气。司天之气不等于天气，其

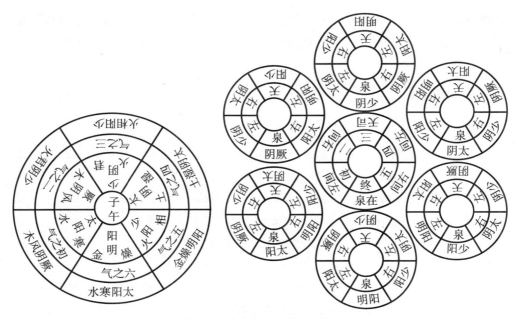

图 6-7　六气司天在泉间气图

表 6-13　六气从时化生规律

	厥阴	少阴	太阴	少阳	阳明	太阳
司天	风化	热化	湿化	火化	燥化	寒化
在泉	酸化	苦化	甘化	苦化	辛化	咸化
间气	动化	灼化	柔化	明化	清化	藏化
司气（主时令）	苍化	（丹化）	黅化	丹化	素化	玄化

为一年中的三之气，天气则包括初之气、二之气和三之气。在泉之气也不等于地气，其为一年中的终之气，地气则包括四之气、五之气和终之气。如《素问·至真要大论》说："初气终三气，天气主之；四气尽终气，地气主之。"《素问·六元正纪大论》说："岁半以前，天气主之；岁半以后，地气主之。"司天在泉之气，虽然不等于天地之气，但司天之气主司上半年的天气，在泉之气主司下半年的地气。六气轮转，主司全年的上下半年之气，所以我们称之为"司岁六气"，简称岁气。《素问·天元纪大论》说："周天气者，六期为一备"，即指出六气司岁的周期是六年。

需要注意的是，上面所谈的岁半前后的天地之气，只是阴阳之气的互语，即上半年为阳，后半年为阴，这样的天地之气，乃是客气之一体，不是真正的天地之气。真正的天气是客气，真正的地气是主气，必须分辨明白。

岁气的推算，由年支确定。

子午之岁，上见少阴；丑未之岁，上见太阴；寅申之岁，上见少阳；卯酉之岁，上见阳明；辰戌之岁，上见太阳；巳亥之岁，上见厥阴。少阴所谓标也，厥阴所谓终也。(《素问·天元纪大论》)

子午之上，少阴主之；丑未之上，太阴主之；寅申之上，少阳主之；卯酉之上，阳明主之；辰戌之上，太阳主之；巳亥之上，厥阴主之。(《素问·五运行大论》)

张景岳注："标，首也。终，尽也。六十年阴阳之序，始于子午，故少阴谓标；尽于巳亥，故厥阴为终。"少阴之上，君火主之，所谓以少阴为首，即《素问·六微旨大论》所载"显明之佑，君火之位"的意思。说明岁气是首子定气，与五运"首甲定运"相似。

岁气为什么要起始于少阴君火、首子定气呢？这还得从日地关系说起。从地道主气六气说，厥阴主正月二月，少阴主三月四月，少阳主五月六月，太阴主七月八月，阳明主九月十月，太阳主十一月十二月。从天道客气说，少阴在冬至点。客气首少阴的冬至点在南回归线上，正是南半球的夏至时。夏至在午，冬至点在子，故曰子午之上，少阴主之（图 6-8）。这就是其天文背景，余气仿此。

"首甲定运"，甲为土运。土运不独主于时，治中央而主四季之末（四维）。首子定气，子为少阴君火。《素问·至真要大论》说，少阴"不司气化，居气为灼化"。新校正：少阴不曰间气，而云居气者，盖尊君火无所不居，不当间之也。说明少阴君火与土运有相似的性质。在自然界指太阳普照四季及万物，土能长养万物。在人体指心血灌溉全身，脾主运化摄取营养而养全身。

岁气随客气流转不固定，由年支而定，六年一小周期，一半阴一半阳，即厥阴、少阴、太阴为三阴年，少阳、阳明、太阳为三阳年。十二年一大周期，寅卯辰三阳年属木，巳午未三阴年属火，申酉戌三阳年属金，亥子丑三阴年属水，木火为阳，金水为阴，也是一半阴一半阳。《越绝·计倪内经》说："太阴三岁处金则穰，三岁处水则毁，三岁处木则康，三岁处火则旱。""六岁一穰，六岁一康，凡十二岁一饥"，大概即指此言。太阴指月亮，是说月亮位于申酉戌的位置则丰收，位于亥子丑的位置则歉收，位于寅卯辰的位置则富足，位于巳午未的位置则干旱（图 6-9）。阳吉阴凶，故寅卯辰三阳年"康"，申酉戌三阳年"穰"，亥子丑三阴年"毁"，巳午未三阴年"旱"。一说太阴指岁星，即木星，因为木星的公

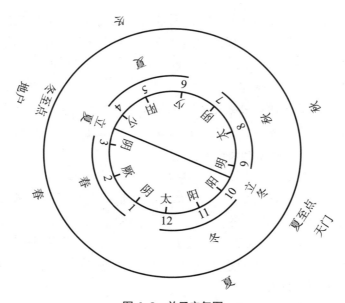

图 6-8　首子定气图

注：内圈为地道左旋，为主气。外圈为天道右旋，为客气

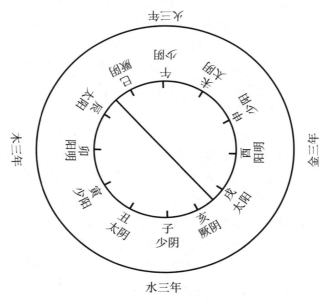

图 6-9　月运吉凶图

转周期是十二年。谁对谁错，有待天文学家考核验证之。

由图 6-9 可以看出，亥子丑对应北方玄武，寅卯辰对应东方苍龙，巳午未对应南方朱雀，申酉戌对应西方白虎。据张巨湘的研究结果知，对应朱雀的巳午未三阴年和对应玄武的亥子丑三阴年均在"黑道凶日"范围内，故为"毁""旱"。

　　岁气由年支而定，每年的气位在司天与在泉之位，现据《素问·天元纪大论》《素问·五运行大论》《素问·六元正纪大论》列于表6-14。

表6-14　岁气司天在泉表

年　支		子	丑	寅	卯	辰	巳	午	未	申	酉	戌	亥
司天	标	少阴	太阴	少阳	阳明	太阳	厥阴	少阴	太阴	少阳	阳明	太阳	厥阴
	本	热气	湿气	火气	燥气	寒气	风气	热气	湿气	火气	燥气	寒气	风气
在泉	标	阳明	太阳	厥阴	少阴	太阴	少阳	阳明	太阳	厥阴	少阴	太阴	少阳
	本	燥气	寒气	风气	热气	湿气	火气	燥气	寒气	风气	热气	湿气	火气

　　岁气的化生规律是由司天在泉之气上下相临产生的（表6-15），如《素问·六微旨大论》说："寒湿相遘，燥热相临，风火相值"；《素问·六元正纪大论》说："水土合德""金火合德""火木同德"。

表6-15　岁气化生规律表

年　支	子　午	丑　未	寅　申	卯　酉	辰　戌	巳　亥
司天在泉上下相临	金火合德燥热相临	湿寒合德寒湿相遘	火木同德风火相值	金火合德燥热相临	水土合德寒湿相遘	风火同德风火相值
气化运行	先天	后天	先天	后天	先天	后天
气象与物候	地气肃，天气明，寒交暑，热加燥，云驰雨府，湿化乃行，时雨乃降。水火寒热持于气交而为病始也。热生于上，清生于下，寒热凌犯，而急于中	阴专其政，阳气退避，大风时起，天气下降，地气上腾，原野昏霿，白埃四起，云奔南极，寒雨数至，物成于差夏。黄黑埃昏，流行气交。阴凝于上，寒积于下，寒水胜火，则为冰雹，阳光不治，杀气乃行	天气正，地气扰，风乃暴举，木偃沙飞，炎火乃流，阴行阳化，雨乃时应。风热参布，云物沸腾，太阴横流，寒乃时至，凉雨并起	天气急，地气明，阳专其令，炎暑大行，物燥以坚，淳风乃治，风燥横运，流于气交，多阳少阴，云趋雨府，湿化乃敷，燥极而泽，蛰虫乃见，流水不冰，清先而劲，毛虫乃死，热后而暴，介虫乃殃，清热之气，持于气交	天气肃，地气静，寒临太虚，阳气不令。寒政大举，泽无阳焰，则火发待时。少阳中治，时雨乃涯，止极雨散，还于太阴，云朝北极，湿化乃布，泽流万物，寒敷于上，雷动于下，寒湿之气，持于气交	天气扰，地气正，风生高远，炎热从之，云趋雨府，湿化乃行。风燥火热，胜复更作，蛰虫来见，流水不冰，热病行于下，风病行于上，风燥胜复，形于中

（续表）

年 支	子 午	丑 未	寅 申	卯 酉	辰 戌	巳 亥
上应五星	荧惑星，太白星	镇星、辰星	荧惑星、岁星	太白星、荧惑星	辰星、镇星	岁星、荧惑星
政令	政明、令切	政肃、令寂	政严，令扰	政切、令暴	政肃、令徐	政挠、令速
岁谷	丹谷、白谷	黔谷、玄谷间谷命太	丹谷、苍谷	白谷、丹谷间谷命太	玄谷、黔谷	苍谷、丹谷间谷命太
湿化	湿化乃行	寒雨数至	雨乃时应	湿化乃敷	湿化乃布	湿化乃行
发病	民病咳喘，血溢、血泄，鼽嚏、目赤，眥疡、寒厥入胃、心痛，腰痛腹大，嗌干肿上	民病寒湿，腹满、身膜愤，胕肿痞逆、寒厥拘急	民病寒中，外发疮疡内为泄满	民病咳嗌塞，寒热发，暴振溧癃闭	民病寒湿，发肌肉痿，足痿不收，濡泄血溢	热病行于下，风病行于上，风燥行于中

从表 6-15 可以得知，岁气的正常化生作用有：第一，司天在泉上下相临合德主司全年，司天在泉之气交互，流行气交。这种互交之气，是岁气的重要内容。第二，土常以生，六气皆能湿化。第三，司天在泉之气皆可以助长本气所生之谷物。气化运行先天不助间谷，气化运行后天则间气所化之谷得助而大，且能损伤本气所生之虫类。第四，明确指出岁气受到五大行星的影响。第五，发病性质皆为六淫，或司天之气发病，或在泉之气发病，或两者合并发病。六淫除"风火相值""燥热相临"发新感温病外，"寒湿相遘"也能导致"火发待时"，而发新感温病。这对温病学的发展产生了重大影响。

岁气虽然由司天在泉之气建构组成，但又与司天在泉之气不同。岁气由司天在泉之气共同组成（岁气中的司天之气与在泉之气、在泉之气与司天之气同时存在），上下交互，流行气交，缺一不可。因为《素问·至真要大论》言："阳之动，始于温，盛于暑；阴之动，始于清，盛于寒……彼春之暖，为夏之暑；彼秋之忿，为冬之怒"，故位于夏暑的司天之气能主上半年之气，位于冬寒的在泉之气能主下半年之气。而司天之气只位于三之气气位上的客气，在泉之气只位于终之气气位上的客气。

为什么《内经》要称前半年为天气，后半年为地气呢？我们从日月五星视运行天象图和足经相应图可以得知，前半年太阳运行在北半球，北半球气温高，天气热，故称初之气至三之气为天之阳、为天气；后半年太阳运行到南半球，北半球气温低，故称四之气至终之气为地之阴、为地气。北半球春夏，则南半球秋冬；北半球秋冬，则南半球春夏。古人习惯称上为南、为热、为夏、为天，下为北、为寒、为冬、为地，故这里所指的上下天地之气交互，实际上指的是南北半球的气体交流。就是说，南北半球气体的横向交流主宰着一年的气候变化，其司天在泉之气是同时存在的。而客气加临主气形成的气体升降交流，则是竖向的交流，两者有一竖一横之妙。司天在泉南北及间气东西气体的交流，可能是产生厄尔尼诺现象和拉尼娜现象的原因。

八、司天之气

司天之气是位于三之气气位上的客气，主司上半年的岁气。司天之作是本气下临为害，所不胜从之起用，使生我者受害。如厥阴司天，本气风气下临，脾气上从，水受害。现据《素问·五常政大论》《素问·至真要大论》列于表 6-16，以解司天之气的气化规律。

九、在泉之气

在泉之气是位于终之气气位上的客气，主司下半年的岁气。在泉之作只是本气为害，没有上从起用者，为害在下而不上。现据《素问·五常政大论》《素问·至真要大论》列于表 6-17，以解在泉之气的气化规律。

从表 6-17 可以看出，在泉之气使五虫"不成""不育"，在司天之气时皆称"静"。说明在泉之气对五虫化生的影响是主要的，司天之气对本气同化的五虫仅有保护作用，没有化生作用，到了下半年这种保护作用也没有了，在在泉之气的作用下使上半年之"静"也变成了"不成""不育"，显示了司天之气在"天为气"、在泉之气在"地成形"的不同作用。司天者本乎天，亲上；在泉者本乎地，亲下。对于植物，《素问·至真要大论》说："先岁物何也？……天地之专精也""非司岁物何谓也……气味有薄厚，性用有躁静，治保有多少，力化有浅深"。《素问·五常政天论》说："五味所资，生化有薄厚，成熟有少多，终始不同，其何故也……地气制之也。"说明在泉之气对地面上万物的影响比司天之气大，它不仅影响气象诸要素，而且影响动植物生育和药物性味。人虽是高级动物，亦会受此影响。

表 6–16　司天的气化规律

司天	少阴	太阴	少阳	阳明	太阳	厥阴
本气	热气	湿气	火气	燥气	寒气	风气
藏气上从	肺气	肾气	肺气	肝气	心气	脾气
起用之气	白起金用木眚	黑起水变火眚	白起金用木眚	苍起木用土眚	丹起火明金眚	黄起土隆水眚
气象、物候、病候	热淫所胜，热气下临，佛热至，大暑流行，火行其政，大雨且至。民病胸中烦热，嗌干，右胠满，皮肤痛，寒热咳喘，鼻窒，唾血，血泄。鼽衄嚏呕，溺色变，甚则疮疡附肿，燔灼，金烁石流，肩背臂臑及缺盆中痛，心痛肺膜，腹大满，膨膨而喘咳，病本于肺。尺泽绝，死不治	湿淫所胜，湿气下临，沉阴且布，埃冒云雨，雨变枯槁。胸中不利，咳唾有血，心如悬；阴痿，气大衰，而不起不用，当其时（土旺时）反腰椎痛，动转不便，厥逆，腰脊头项痛时眩，附肿骨痛阴痹，阴痹者按之不得，大便难，阴气不用，饥不欲食。痛本于肾，太溪绝，死不治	火淫所胜，火气下临，火见燔焫，大暑，温气游行，革金且耗，使金政不平。民病头痛发热恶寒而疟，热上皮肤痛，色变黄赤，传而为水，身面胕肿，腹满仰息，泄注赤白，咳嚏，唾血，鼽衄，鼻窒口疡，疮疡，烦心，胸中热。病本于肺，天府绝，死不治	燥淫所胜，燥气下临，凄沧数至，木乃晚荣，草乃晚生，筋骨内变，大凉革候，名木敛生，菀于下，草焦上首（木伐草萎），蛰虫乃见。民病左胠胁痛，寒清于中，感而疟，咳，腹中鸣，注泄鹜溏，心胁暴痛，不可反侧，嗌干面尘，腰痛，筋痿，不能久立，掉振鼓慄。丈夫㿉疝，妇人少腹痛，目赤，眥疡疮痤痈，病本于肝，太冲绝，死不治	寒淫所胜，寒气下临，寒清时举，胜则水冰，火气高明，热气妄行，寒乃夏，霜不时降，雨暴乃雹。民病血变于中，发为痈疡，心热烦，嗌干，善渴欲饮，厥心痛，呕血，血泄鼽衄，鼽嚏，善忘，善悲，数欠，时眩仆，胸腹满，手热肘挛，腋肿，心澹澹大动，胸胁胃脘不安，面赤目黄，甚则色炲心痛。病本于心。神门绝，死不治	风淫所胜，风气下临，风行太虚，土用革埃昏，云物摇动，寒生春气，流水不冰，蛰虫不去。民病胃脘当心而痛，上支两胁，目转耳鸣，鬲咽不通。饮食不下，舌本强，冷泄腹胀，溏泄瘕水闭，体重肌肉萎，食则呕，食减口爽，病本于脾，冲阳绝，死不治
治则	平以咸寒，佐以苦甘，以酸收之	平以苦热，佐以酸平，以苦燥之，以淡泄之	平以酸冷，佐以苦甘，以酸收之，以苦发之，以酸复之	平以苦温，佐以酸辛，以苦下之	平以辛热，佐以甘苦，以咸写之	平以辛凉，佐以苦甘，以甘缓之，以酸写之
助五虫	羽虫静 介虫育	倮虫静 鳞虫育	羽虫静 毛虫育	介虫静 羽虫育	鳞虫静 倮虫育	毛虫静 羽虫育
制五虫	毛虫不成	羽虫不成	倮虫不成	介虫不成	鳞虫不成	介虫不成

表 6-17 在泉的气化规律

在泉	阳明	太阳	厥阴	少阴	太阴	少阳
本气	燥气	寒气	风气	热气	湿气	火气
气候、物候、病候	燥淫所胜，地乃燥清，凄沧数至，肃杀行，草木变，霜雾清瞑。民病喜呕，呕有苦，善太息，心胁痛不能反侧，甚则嗌干而尘，身无膏泽，足外反热	寒淫所胜，地乃藏阴，大寒且至，蛰虫早伏，地裂冰坚，凝肃惨慄。民病少腹痛控睾，引腰脊，上冲心痛，血见，嗌痛颔肿，时害于食，乘金则止，水增，味乃咸，行水减也	风淫所胜，风行于地，尘沙飞扬，地气不明，平野昧，草乃早秀。民病洒洒振寒，善伸数欠，心痛，胃脘痛，两胁里急，支满饮食不下，鬲咽不通，食则呕，腹胀善噫，得后与气，得后与气，则快然如衰，身体皆重，厥逆，其主暴速	热淫所胜，暴热至，土乃暑，阳气郁发，焰浮川泽，阴处反明，火行于槁，（冬令），流水不冰，蛰虫不藏。民病腹中常鸣，气上冲胸，喘不能久立，寒热如疟，皮肤痛，目瞑齿痛，颐肿，腹大，少腹中痛，小便变	湿淫所胜，土乃润，水丰衍，寒客至，沉阴化，湿气变物，草乃早荣，埃昏岩谷，黄反见黑，至阴之交。民病饮积，中满不食，皮痹肉苛，筋脉不利，心痛耳聋，浑浑焞焞，嗌肿喉痹，阴病血见，少腹痛肿，不得小便，病冲头痛，目似脱，项似拔，腰似折，髀不可以回，腘如结，腨如别，甚则胕肿	火淫所胜，火纵其暴，土乃暑，大热消烁，焰明郊野，寒热更至，蛰虫数见，流水不冰。民病注泄赤白，少腹痛，溺赤，甚则便血
助五虫	介虫育	鳞虫育	毛虫育	羽虫育	倮虫育	羽虫育
制五虫	毛虫耗，羽虫不成	羽虫耗，倮虫不成	倮虫耗羽虫不育	介虫耗，介虫不育	鳞虫不成	介虫耗，毛虫不育
助五谷	丹、素	黅、秬	苍、赤	白、丹	黅、秬	苍、丹
制五味	味酸	味苦	味甘	味辛	味咸	味辛
五味治化	辛苦甘	淡咸	酸苦	辛苦甘	甘咸	苦酸
助化五味	辛化	咸化	酸化	苦化	甘化	苦化
制毒	湿毒不生	热毒不生	清毒不生	寒毒不生	燥毒不生	寒毒不生
发病	燥邪发病 燥邪伤肝	寒邪发病 寒邪伤心	风邪发病 风邪伤脾	热邪发病 热邪伤肺	湿邪发病 湿邪伤肾	火邪发病 火邪伤肺
治则	治以苦温，佐以甘辛，以苦下之	治以甘热，佐以苦辛，以咸写之，以辛润之，以苦坚之	治以辛凉，佐以苦，以甘缓之，以辛散之	治以咸寒，佐以甘苦，以酸收之，以苦发之	治以苦热，佐以酸淡，以苦燥之，以淡泄之	治以咸冷，佐以苦辛，以酸收之，以苦发之

司天在上为阳，在泉在下为阴，阳施阴受，万物化生。就人来说，男为阳施精，女为阴受精，于是女人受精怀胎而生儿女，这恐怕也是受上述理论的影响吧！说明这大概是自然界的一种普适规律。

《素问·五常政大论》说："五类盛衰，各随其气之所宜也。"动物与司天之气五行属性同者"静"或"不成"，与在泉之气五行属性同者"育"，而与在泉之气所胜气（在泉所克者）五行属性同者"不成"或"耗"。说明动物的生长虽靠天气，而繁育靠地气，所谓天生地成也。

司天与在泉组成"寒湿相遘，燥热相临，风火相值"三组遘临关系，反映的是天、地、人三才理论及三角格局。《内经》认为，厥阴为一阴，少阳为一阳，少阴为二阴，阳明为二阳，太阴为三阴，太阳为三阳。《素问·三部九候论》说："一者天，二者地，三者人。"《老子》说："一生二，二生三，三生万物。"据此可列表6-18。

表6-18 三部六经一、二、三关系表

数	阴 阳	六 经	本 气	关 系	主	部 位
一	一阴	厥阴	风	风火相值 互为司天在泉	一主天	属表部
	一阳	少阳	火			
二	二阴	少阴	热	燥热相临 互为司天在泉	二主地	属里部
	二阳	阳明	燥			
三	三阴	太阴	湿	寒湿相遘 互为司天在泉	三主生息	表里相合
	三阳	太阳	寒			

《素问·阴阳类论》说："三阳为父，三阴为母。"父母相遘而生育，即三主生息之意。

十、客气加临主气

主气将一年分为初之气、二之气、三之气、四之气、五之气、终之气六步，六步所主六气的顺序是初气为厥阴风木，然后依次是二气少阴君火，三气少阳相火，四气太阴湿土，五气阳明燥金，终气太阳寒水。此顺序和气位都是固定不变的。

客气六气的顺序是首少阴，然后依次是太阴、少阳、阳明、太阳、厥阴，即一阴、二阴、三阴、一阳、二阳、三阳。这个顺序虽不同于主气六气的顺序，但也是固定不变的。其所变者，乃下临之气位，年年轮转，六年一周期（图6-10和表6-19）。如《素问·至真要大论》说："六气往复，主岁不常也。"

客气加临主气之上，会产生与主气相生、相克、同气、不当位等不同情况。如《素问·至真要大论》说："客主之气，胜而无复也……主胜逆，客胜从，天之道也。"《素问·五运行大论》说："气相得则和，不相得则病""气相得而病者……以下临上，不当位也。"《素问·六微旨大论》说："君位臣则顺，臣位君则逆。逆则其病近，其害速；顺则其病远，其害微，所语二火也。"君指君火，臣指相火。客指客气，主指主气。客气生主气、客气克主气，是客胜，当以客气

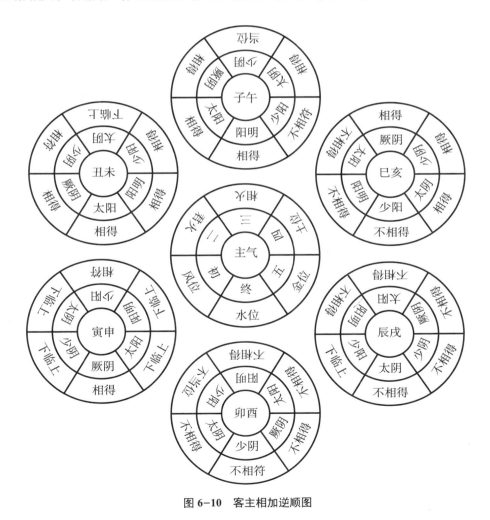

图6-10 客主相加逆顺图

185

表6-19　客主加临表

主气气位	六气	厥阴	少阴	少阳	太阴	阳明	太阳
	气位	初之气（风季）	二之气（热季）	三之气（火季）	四之气（湿季）	五之气（燥季）	终之气（寒季）
	左右间	左间	右间	司天	左间	右间	在泉
客气气位	子午年	太阳	厥阴	少阴	太阴	少阳	阳明
	丑未年	厥阴	少阴	太阴	少阳	阳明	太阳
	寅申年	少阴	太阴	少阳	阳明	太阳	厥阴
	卯酉年	太阴	少阳	阳明	太阳	厥阴	少阴
	辰戌年	少阳	阳明	太阳	厥阴	少阴	太阴
	巳亥年	阳明	太阳	厥阴	少阴	太阴	少阳
	月份	正月　二月	三月　四月	五月　六月	七月　八月	九月　十月	十一月　十二月
	季节	春		夏	秋		冬

为主。反之，主气生客气、主气克客气，是主胜，当以主气为主。客气与时令相合为顺，相违为逆。相火加临君火之上为逆，君火加临相火之上为顺。客气加临主气六位之上，虽有以上不同情况，但也属年度六位之常化，不属胜复之变。《素问·六元正纪大论》对客主加临有详细论述，见表6-20。

　　这种客主加临产生的气象、物候情况，《礼记·月令》也月记载，见表6-21。

　　客气与主气之间，只有胜气，没有复气，主胜客为逆，客胜主为顺。如《素问·至真要大论》说："客主之胜复奈何？岐伯曰：客主之气，胜而无复也。帝曰：其逆从何如？岐伯曰：主胜逆，客胜从，天之道也。"见表6-22。

　　治疗客主之胜，当以平衡为主。如《素问·六元正纪大论》说："天气反时，则可依时，反胜其主则可犯，以平为期，而不可过，是谓邪气反胜者。故曰无失天信，无逆气宜，无翼其胜，无赞其复，是谓至治。"张景岳注："天气即客气，时即主气，客气与主气不合，称为反时，反时者可以从主气。"

　　客主之间的关系，就是日地之间的关系。太阳为天，地球为地，太阳运动形成客气，地球运动形成主气，所以客气又称天气，主气又称地气。前文我们阐述过，天气的最冷时在太阳运行到南回归线的冬至，由于黄赤交角和地球自转的原因，使地气的最冷时间滞后于大寒。以致天地之气间就差"凡三十度而有奇"，

表 6-20　客主加临气化规律

年支		子午	丑未	寅申	卯酉	辰戌	巳亥
初之气	气象与物候	地气迁，燥将去，寒乃始，蛰复藏，水乃冰，霜复降，风乃至，阳气郁，民反周密	地气迁，寒乃去，春气正，风乃来，生乃正，万物以荣，民气条舒，风湿相薄，雨乃后	地气迁，风胜乃摇，寒乃去，候乃大温，草木早荣，寒来不杀	地气迁，阴始凝，气始肃，水乃冰，寒雨化	地气迁，气乃大温，草乃早荣	寒始肃，杀气方重
	发病	风寒为邪	风邪	温病	风湿化热	风火邪	燥风为邪
二之气	气象与物候	阳气布，风乃行，春气以正，万物应荣，寒气时至，民乃和	大火正，物承化，民乃和。湿蒸相薄，雨乃时降	火反郁，白埃四起，云趋雨府，风不胜湿，雨乃零，民乃康	阳乃布，民乃舒，物乃生荣	大凉反至，民乃惨，草乃遇寒，火气遂抑，寒乃始	寒不去，华雪水冰，杀气施行，霜乃降，名草上焦，寒雨数至，阳复化
	发病	风热为邪	热邪	外湿郁火	火邪	外寒热中	寒热为邪
三之气	气象与物候	天政布，大火行，庶类蕃鲜，寒气时至	天政布，湿气降，地气腾，雨乃时降，寒乃随之，感于寒湿	天政布，炎暑至，少阳临上，雨乃涯	天政布，凉乃行，燥热交合，燥极而泽	天政布，寒气行，雨乃降。民病寒，反热中	天政布，风乃时举
	发病	热邪	寒湿邪	火邪	燥热为邪	外寒热中	风火为邪
四之气	气象与物候	溽暑至，大雨时至，寒热互至	畏火临，溽蒸化，地气腾，天气否隔，寒风晓暮，蒸热相薄，草木凝烟，湿不流，白露阴布，以成秋令	凉乃至，炎暑间化，白露降。民气和平	寒雨降	风湿交争，风化为雨，乃长，乃化，乃成	溽暑湿热相薄，争于左之上
	发病	湿热为邪	湿热为邪	清凉与湿热为邪	寒湿为邪	风湿化热	湿热为邪
五之气	气象与物候	畏火临，暑反至，阳乃化，万物乃生，乃长荣，民乃康	惨令已行，寒露下，霜乃早降，草木黄落，寒气及体，君子周密	阳乃去，寒乃来，雨乃降，气门乃闭，刚木早凋，民避寒邪，君子周密	春令反行，草乃生荣，民气和	阳复化，草乃长，乃化，乃成，民乃舒	燥湿更胜，沉阴乃布，寒气及体，风雨乃行
	发病	病温	凉燥为邪	寒邪	风燥为邪	热邪	燥湿为邪

（续表）

年　支		子　午	丑　未	寅　申	卯　酉	辰　戌	巳　亥
终之气	气象与物候	燥令行，余火内格，则寒气数举，则霜雾翳。地将易也	寒大举，湿大化，霜乃积，阴乃凝，水坚冰，阳光不治。寒湿推于气交	地气正，风乃至，万物反生，霜露以行	阳气布，候反温，蛰虫来见，流水不冰，民乃康平	地气正，湿令行，阴凝，埃昏郊野，民乃惨凄，寒风以至	畏火司令，阳乃大化，蛰虫出见，流水不冰，地气大发，草乃生，人乃舒
	发病	寒燥为邪	寒邪	风寒为邪	病温	寒湿为邪	病温

表 6-21　《月令》气化规律

四　季	十二月	气象与物候	主　气
春	孟春正月	行夏令（少阴、少阳），则风雨不时，草木早落（按：落当为荣）	初之气
		行秋令（阳明），则其民大疫，猋风暴雨总至，藜莠、蓬蒿并兴	
		行冬令（太阳），则水潦为败，雪霜大挚，首种不久	
	仲春二月	行夏令，则国乃大旱，煖气早来，虫螟为害	
		行秋令，则某国大水，寒气总至	
		行冬令，则阳气不胜，麦乃不熟	
	季春三月	行夏令，则民多疾疫，时雨不降，山陵不收	二之气
		行秋令，则天多沉阴，淫雨早降	
		行冬令，则寒气时发，草木皆肃	
夏	孟夏四月	行秋令，则苦雨数来，五谷不滋	
		行冬令，则草木早枯，后乃大水，败其城郭	
		行春令（厥阴），则蝗虫为灾，暴雨来格，秀草不实	
	仲夏五月	行秋令，则草木零落，果实早成，民殃于疫	三之气
		行冬令，则雹冻伤谷，道路不通	
		行春令，则五谷晚熟，百螣时起，其国乃饥	
	季夏六月	行秋令，则丘隰水潦，禾稼不熟，乃多女灾	
		行冬令，则风寒不时，鹰隼早鸷	
		行春令，则谷实鲜落	

（续表）

四　季	十二月	气象与物候	主　气
秋	孟秋七月	行冬令，则阴气大胜，介虫败谷	四之气
		行春令，其国乃旱，阳气复还，五谷无实	
		行夏令，则国多火灾，寒热不节，民多疟疾	
	仲秋八月	行冬令，则风灾数起，收雷先行，草木早死	
		行春令，则秋雨不降，草木生荣	
		秋月行夏令，其国乃旱，蛰虫不藏，五谷复生	
	季秋九月	行冬令，土地分裂	五之气
		行春令，则燠风来至，民气解惰	
		行夏令，其国大水，冬藏殃败，民多鼽嚏	
冬	孟冬十月	行春令，则冻闭不密，地气上泄	
		行夏令，则国多暴风，方冬不寒，蛰虫复出	
		冬月行秋令，则雪霜不时	
	仲冬十一月	行春令，则蝗虫为败，水泉咸竭，民多疥疬	终之气
		行夏令，其国乃旱，氛雾冥冥，雷乃发声	
		行秋令，则天时雨汁，瓜瓠不成	
	季冬十二月	行春令，则胎夭多伤，国多固疾，命之曰逆	
		行夏令，则水潦败国，时雪不降，冰冻消释	
		行秋令，则白露早降，介虫为妖	

表 6–22　客主相胜表

客主之胜		客　胜	主　胜
少阴	司天	鼽嚏颈项强，肩背瞀热，头痛少气，发热耳聋目瞑，甚则胕肿血溢，疮疡咳喘	心热烦躁，甚则胁痛支满
	在泉	腰痛，尻股膝髀腨胻足病，瞀热以酸，胕肿不能久立，溲便变	厥气上行，心痛发热，膈中，众痹皆作，发于胠胁，魄汗不藏，四逆而起
	治则	以咸补之，以甘泻之，以咸收之	其写以甘，其补以咸

（续表）

客主之胜		客　胜	主　胜
太阴	司天	首面胕肿，呼吸气喘	胸腹满，食已而瞀
	在泉	足痿下重，便溲不时，湿客下焦，发而濡写，及为肿、隐曲之疾	寒气逆满，食饮不下，甚则为疝
	治则	以甘补之，以苦写之，以甘缓之	其写以苦，其补以甘
少阳	司天	丹胗外发，及为丹熛疮疡，呕逆喉痹，头痛嗌肿，耳聋血溢，内为瘛疭	胸满咳仰息，甚而有血，手热
	在泉	腰腹痛而反恶寒，甚则下白、溺白	热反上行而客于心，心痛发热，格中而呕
	治则	以咸补之，以甘泻之，以咸软之	其写以甘，其补以咸
阳明	司天	清发内余，则咳嗌塞	心鬲中热，咳不止，血出者死
	在泉	清气动下，少腹坚满而数便写	腰重腹痛，少腹生寒，下为鹜溏，则寒厥于肠，上冲胸中，甚则喘不能久立
	治则	以酸补之，以辛写之，以苦泄之	其写以辛，其补以酸
太阳	司天	胸中不利，出清涕，感寒则咳	喉嗌中鸣
	在泉	寒复内余，则腰尻痛屈伸不利，股胫足膝中痛	同客气
	治则	以苦补之，以咸写之，以甘坚之，以辛润之	其写以咸，其补以苦
厥阴	司天	耳鸣掉眩，甚则咳	胸胁痛，舌难以言
	在泉	大关节不利，内为痉强拘瘛，外为不便	筋骨繇并，腰腹时痛
	治则	以辛补之，以酸写之，以甘缓之	其写以酸，其补以辛

即约三十天。就是说，天气的春夏秋冬与地气的春夏秋冬相差"凡三十度"（《素问·至真要大论》）。

岐伯曰：位有终始，气有初、中，上下不同，求之亦异也……

帝曰：何谓初、中？岐伯曰：初凡三十度而有奇，中气同法。帝曰：初、中何也？岐伯曰：所以分天地也。……初者地气也，中者天气也。帝曰：其升降何如？岐伯曰：气之升降，天地之更用也。……升已而降，降者谓天；降已而升，升者为地。天气下降，气流于地；地气上升，气腾于天。故高下相召，升降相因，而变作矣。（《素问·六微旨大论》）

王冰注："气之初，天用事。天用事，则地气上腾于太虚之内。气之中，地气主之。地气主，则天气下降于有质之中。"地气上升，气腾于天，故曰天气用事。天气下降，气流于地，故曰地气主之。这里非常重要，将六气中的每一气中分为初、中两段，则初、中各为 30.4375 天。为什么要将一气分为初、中两部分呢？《素问》讲得很清楚，因为每一气之中包含天气和地气两部分，为了区分天地阴阳二气。每一气之中包括天气和地气，所以《素问·至真要大论》说："天地合气，六节分而万物化生矣"。

日地之间形成的上下升降运动，是竖向的气流运动。而客气中司天在泉形成的上下升降运动，是南北东西横向的气流运动。这一横一竖就形成了一年中复杂的气候变化。

天气始于冬至子时，地气差后"凡三十度"始于大寒丑时，这种天地之气的六分法，正是同岁会、同天符的发生时间。同岁会为辛丑、辛未、癸卯、癸酉、癸巳、癸亥六年，同天符为甲辰、甲戌、庚午、庚子、壬申、壬寅六年。同天符者是天气六步之分，故以"天开于子"为始点六分之。同岁会者是地气六步之分，故以"地辟于丑"为始点六分之。

由上述可知，子丑两点和午未两点是大地二气的最冷点和最热点，于是就出现了十二地支的六合现象，即子与丑合、寅与亥合、卯与戌合、辰与酉合、巳与申合、午与未合。凡相合者，温度大致相同（见十二辰次六合图）。这也是周年黄道十二辰右行与斗建、十二次左行的六合现象。

《协纪辨方书·本原·六合》说："考原曰六合者，以月建与月将（指太阳）教相合也。如正月建寅，月将在亥，故寅与亥合。"正月太阳由子宫到亥宫，故太阳在亥。余类推。

按：前文讲到的十二地支三合局，即子辰申合、丑巳酉合、寅午戌合、卯未亥合，是日月的位相相同者，《内经》称为岁气会同年。此处的十二地支六合局，则是月建与日月会的相合，即凡相合者，其气同或相似。据此，六合三合说便产生了古代属相合婚之说。属相与十二地支的配合是：子鼠、丑牛、寅虎、卯兔、辰龙、巳蛇、午马、未羊、申猴、酉鸡、戌狗、亥猪。由于子辰申合，即属鼠之人与属龙、猴之人婚配，两人性格爱好略同，能合得来，故是吉婚。又因子与丑合，故属鼠之人与属牛之人婚配，吉；午与未合，故属马之人与属羊之人婚配，吉；卯与戌合，故属狗之人与属兔之人婚配，吉。余皆仿此类推。说明属相配婚有一定的科学道理，是一种最佳配合选择，并非无稽之谈，不是迷信。虽然是最佳的配合选择，但不是唯一的选择。

十一、六气胜复

胜复之作有五运胜复和六气胜复之分。六气胜复属于客气所变范畴，客气依岁气而定，岁气分上半年为天气，下半年为地气，而胜气发生在上半年，复气发生在下半年，所以也属于岁气之变。上半年以司天之气为主，下半年以在泉之气为主，所以胜复之气也发生于司天在泉。上半年有胜气，下半年必有复气，无胜则无复。若无胜复自制的平衡作用，就会发生损害而伤生。如《素问·六元正纪大论》说："夫六气正纪，有化有变，有胜有复……"《素问·至真要大论》说："初气终三气，天气主之，胜之常也；四气尽终气，地气主之，复之常也。有胜则复，无胜否。"就是说，天气所主是胜气常见的时位，地气所主是复气常见的时位。但是"胜有微甚，复有少多"，所以说"胜复之变"有早晚，"胜复之作，动不当位，或后时而至"。这是因为"气之生与其化，衰盛异也"，大概早晚差"凡三十度"，就是说，胜复之气虽有常见的时位，却不一定都发生于所主时位。"时有常位，而气无必也"，此之谓也。胜气发生的时候，复气就已萌始，胜气尽而复气发作。胜复之变，随其之盛衰，可反复发作。所以说"胜至则复，无常数也，衰乃止耳。复已而胜，不复则害""胜至已病，病已愠愠，而复已萌也。夫所复者，胜尽而起，得位而甚，胜有微甚，复有少多，胜和而和，胜虚而虚，天之常也"，说明复气是对胜气系统的自调节反映。

胜复的传变规律，如《素问·五运行大论》说："气有余，则制已胜，而侮所不胜；其不及，则己所不胜，侮而乘之，己所胜轻而侮之；侮反受邪，侮而受邪，寡于畏也"。以木为例，如木胜则克土，而侮金，土之子金受侮极反成复气。木不足，则金成胜气，而木之子火成为复气。

《素问·六元正纪大论》载，"大地之气，盈虚何如？岐伯曰：天气不足，地气随之，地气不足，天气从之……上胜则天气降而下，下胜则地气迁而上，多少而差其分，微者小差，甚者大差，甚则位易气交易，则大变生而病作矣。大要曰：甚纪五分，微纪七分，其差可见。"胜气，盛也，"太过则其至先……太过者化先天"。不但先至，且至而不去，会影响到其后面的气位，如《素问·至真要大论》说："胜复之作，动不当位，或后时而至"。盛微小差，盛甚大差，小差者七分，大差者五分。一回归年分天气三气和地气三气共六气。一回归年 365 天，七分之约为 52 天，影响到后面相邻的一个气位；五分之约为 73 天，可影响到后面相邻的 2 个气位，加上本气位为三个气位，所谓天气三位、地气三位也。《素问·六元正纪大论》说："太者之至徐而常，少者暴而亡。"就是说，胜甚者徐缓而时间长，胜微者急暴而很快消失。复气也如此。

在泉的地气不足，则司天的天气有余而胜，天气胜则降下，气流于地，于是在泉的地三气"俱病"，就以地三气为其病名。司天的天气不足，则在泉的地气有余而胜，地气胜则上升，气腾于天，于是司天的天三气"俱病"，就以天三气为其病名。这就是所谓的"位易气交易"，这是就对有胜气而复气未发而言的。若复气发生，则不论上胜与下胜，其病名都根据复气的性质来定。如《素问·至真要大论》说："上胜而下俱病者，以地名之；下胜而上俱病者，以天名之。所谓胜至，报气屈伏而未发也。复至，则不以天地异名，皆如复气为法也。"

天气与地气的升降，是气候变化的根源，也是万物生死的源。

岐伯曰：气之升降，天地之更用也。帝曰：愿闻其用何如？岐伯曰：升已而降，降者谓天，降已而升，升者谓地。天气下降，气流于地，地气上升，气腾于天，故高下相召。升降相因，而变作矣。帝曰：善。寒湿相遘，燥热相临，风火相值，其有闻乎？岐伯曰：气有胜复，胜复之作，有德有化，有用有变，变则邪气居之。帝曰：何谓邪乎？岐伯曰：夫物之生，从于化，物之极，由乎变，变化之相薄，成败之所由也。故气有往复，用有迟速，四者之有，而化而变，风之来也。帝曰：迟速往复，风所由生，而化而变，故因盛衰之变耳。成败倚伏游乎中，何也？岐伯曰：成败倚伏，生乎动，动而不已，则变作矣。(《素问·六微旨大论》)

寒湿相遘，指太阳太阴的司天在泉。燥热相临，指阳明少阴的司天在泉。风火相值，指厥阴少阳的司天在泉。六气的往来产生气流，形成风。气流的快慢大小，决定着风的快慢大小，客气加临主气形成的是上下升降的竖向气流，客气司天三气和在泉三气形成的是南北东西横向气流。胜复之气发生在司天三气与天气及在泉三气与地气之间，所以胜复之气形成的是南北东西的横向气流，此八风所成也。

据《素问·六元正纪大论》，胜复之气发生的作用灾病规律可列于表 6–23，以说明之。

表6–23　六气胜克施化

	厥阴	少阴	太阴	少阳	阳明	太阳
六气之用	厥阴风化，施于太阳	少阴热化，施于阳明	太阴雨化，施于太阳	少阳火化，施于阳明	阳明燥化，施于厥阴	太阳寒化，施于少阴
六气之变	飘怒（木胜），太凉（金复）	太暄（火胜），寒（水复）	雷霆骤注（土胜），烈风（木复）	飘风燔燎（火胜），霜凝（水复）	散落（金胜），温（火复）	寒雪冰雹（水胜），白埃（土复）

（续表）

	厥阴	少阴	太阴	少阳	阳明	太阳
病候	里急，支病，缓戾，胁痛，呕泄	疡胗身热，惊惑，恶寒战慄，谵妄，悲妄，衄蔑，语笑	积饮否隔，畜满，中满，霍乱，吐下，重，胕肿	嚏呕，疮疡，惊躁，瞀昧，暴病，喉痹，耳鸣，呕涌，暴注，瞤瘛，暴死	浮虚，尻，尻阴股膝髀腨胻足病，皲揭，尻嚏	屈伸不利，腰痛，寝汗，痉，流泄

关于六气之胜，《素问·六元正纪大论》说："风胜则动，热胜则肿，燥胜则干，寒胜则浮，湿胜则濡泄，甚则水闭胕肿，随气所在以言其变耳"。

六气胜复的治则是，"气之胜也，微者随之，甚者制之；气之复也，和者平之，暴者夺之。皆随胜气，安其屈伏，无问其数，以平为期，此其道也"。

《素问·至真要大论》对胜气称"××之胜"，对复气称"××之复"，即以三阴三阳称胜复之气，说明胜复之气病在标，而不在本（表6-24）。

十二、五运胜复

五运胜复规律不同于六气胜复规律。六气胜复详见于《素问·六元正纪大论》《素问·至真要大论》，胜气发生于前半年，复气发生于后半年，前半年有胜气，后半年必有复气，甚则有"位易气交易"之变。五运胜复详见于《素问·气交变大论》，不分上下半年。如木运不及，所不胜之金气成为胜气，木之子火气成为复气。

木不及……春有惨凄残贼之胜，则夏有炎暑燔炼之复。（《素问·气交变大论》）

木不及，燥金胜，春行秋令，故有"惨凄残贼"之象。木之子为火，火克金，故夏有火气之复。由此可知，在不及年发生胜复之变，胜复之气总是相继发生，前运有胜气，相邻后一运必有复气。太过之年又不同于此，如木运太过，则本气之气为胜气，所不胜之金气成为复气，且不是相继发生。五运胜复的规律，是本气与所生及所不胜之气间的关系，本气不及，所不胜之气为胜气，所生为复气，本气太过而胜，所不胜之气为复气。五运胜复没有"气交易"之说，但必与上应五星有关，"岁运太过，畏星失色而兼其母，不及则色兼其所不胜"。现据《素问·气交变大论》《素问·五常正大论》《素问·六元正纪大论》列于表6-25。

表6-24　六气胜复表

三阴三阳		厥 阴	少 阴	太 阴	少 阳	阳 明	太 阳
胜气	气象、物候、病候	耳鸣头眩，愦愦欲吐，胃鬲如寒，大风数举，倮虫不滋，胠胁气并，化而为热，小便黄赤，胃脘当心而痛，上支两胁，肠鸣飧泄，少腹痛，注下赤白，甚则呕吐，膈咽不通	心下热善饥，齐下反动，气游三焦。火暑至，木乃津，草乃萎。呕逆躁烦，腹满痛溏泄，传为赤沃	火气内郁，疮疡于中，流散于外，病在胠胁，甚则心痛热格，头痛、喉痹、项强。独胜则湿气内郁，寒迫下焦，痛留顶，互相眉间，胃满。雨数至，燥化乃见，少腹满，腰脽重强，内不便，善注泄，足下温，头重足胫胕肿，饮发于中，胕肿于上	热客于胃，烦心心痛，目赤欲呕，呕酸善饥，耳痛溺赤，善惊谵妄，暴热消烁，草萎水涸，介虫乃屈，少腹痛，下沃赤白	清发于中，左胠胁痛溏泄，内为嗌塞，外发㿗疝，大凉肃杀，华英改容，毛虫乃殃，胸中不便，嗌塞而咳	凝凓且至，非时水冰，羽乃后化。痔疟发，寒厥入胃，则内生心痛，阴中乃疡，隐曲不利，互引阴股，筋肉拘苛，血脉凝泣，络满变色，或为血泄，皮肤否肿，腹满食减，热反上行，头项囟顶脑户中痛，目如脱，寒入下焦，传为濡泻
	治则	治以甘清，佐以苦辛，以酸泻之	治以辛寒，佐以苦咸，以甘泻之	治以咸热，佐以辛甘，以苦泻之	治以辛寒，佐以甘咸，以甘泻之	治以酸温，佐以甘辛，以苦泄之	治以甘热，佐以辛酸，以咸泻之
复气	气象、物候、病候	少腹坚满，里急暴痛，偃木飞沙，倮虫不荣。厥心痛，汗发呕吐，饮食不入，入而复出，筋骨掉眩清厥，甚则入脾，食痹而呕。冲阳绝，死不治	燠热内作，烦躁鼽嚏，少腹绞痛。火见燔焫，嗌燥，分注时止，气动于左，上行于右，咳，皮肤痛，暴瘖心痛，郁冒不知人，乃洒淅恶寒，振慄谵妄，寒已而热，渴而欲饮，少气骨痿，隔肠不便，外为浮肿，哕噫，赤气后化，流水不冰，热气大行，介虫不复，病痱胗疮疡，痈疽痤痔，甚则入肺，咳而鼻渊。天府绝，死不治	湿变乃举，体重中满，食饮不化，阴气上厥，胸中不便，饮发于中，咳喘有声。大雨时行，鳞见于陆。头顶痛重，而掉瘛尤甚，呕而密默，唾吐清液，甚则入肾，窍泻无度。太溪绝，死不治	大热将至，枯燥燔焫，介虫乃耗。惊瘛咳衄，心热烦躁，便数憎风，厥气上行，面如浮埃，目乃瞤瘛，火气内发，上为口糜呕逆，血溢血泄，发而为疟，恶寒鼓慄，寒极反热，嗌络焦槁，渴引水浆，色变黄赤，少气脉萎，化而为水，传为胕肿，甚则入肺，咳而血泄。尺泽绝，死不活	清气大举，森木苍干，毛虫乃厉。病生胠胁，气归于左，善太息，甚则心痛否满，腹胀而泄，呕苦咳哕，烦心，病在鬲中，头痛，甚则入肝，惊骇筋挛。太冲绝，死不治	厥气上行，水凝雨冰，羽虫乃死。心胃生寒，胸膈不利，心痛否满，头痛善悲，时眩仆，食减，腰脽反痛，屈伸不利，地裂冰坚，阳光不治，少腹控睾，引腰脊，上冲心，唾出清水，及为哕噫，甚则入心，善忘善悲。神门绝，死不治

（续表）

三阴三阳		厥阴	少阴	太阴	少阳	阳明	太阳
复气	治则	治以酸寒，佐以甘辛，以酸泻之，以甘缓之	治以咸寒，佐以苦辛，以甘泻之，以酸收之，以辛苦发之，以咸软之	治以苦热，佐以酸辛，以苦泻之，燥之泄之	治以咸冷，佐以苦辛，以咸软之，以酸收之，辛苦发之，发不远热，无犯温凉	治以辛温，佐以苦甘，以苦泄之，以苦下之，以酸补之	治以咸热，佐以苦辛，以苦坚之

十三、南北政各家学说

帝曰：夫子言察阴阳所在而调之，论言人迎与寸口相应，若引绳小大齐等，命曰平。阴之所在，寸口何如？岐伯曰：视岁南北，可知之矣。帝曰：愿卒闻之。岐伯曰：此政之岁，少阴在泉，则寸口不应；厥阴在泉，则右不应；太阴在泉，则左不应。南政之岁，少阴司天，则寸口不应；厥阴司天，则右不应；太阴司天，则左不应。诸不应者，反其诊则见矣。帝曰：尺候何如？岐伯曰：北政之岁，三阴在下，则寸不应；三阴在上，则尺不应。南政之岁，三阴在天，则寸不应；三阴在泉，则尺不应。左右同。（《素问·至真要大论》）

南北政之说出于《素问·至真要大论》，对于南北政问题，历代医家各执一说，主要有以下4种。

第一，土运为南政说。此说出于托名张南阳《伤寒钤法》，王冰、马元台、张景岳等人继承之，认为土运之岁，面南行令，木火金水运之岁，面北受气而分南北政。如王冰在《素问·至真要大论》注："木火金水运，而北受气"；张景岳在《类经图翼·南北政说》谓："甲己为南政，余为北政是也"，其理由是"五运以土为尊"。

第二，火运为南政说。张志聪等人认为，戊癸火运之岁为南政，余为北政。如张志聪在《黄帝内经素问集注·至真要大论》中注：五运之中，戊癸化火，以戊癸年为南政，甲乙丙丁己庚辛壬为北政。

第三，黄道南纬为南政说。此说为陆儋辰首创，见载于《运气辨》一书，任应秋在《运气学说》中从之。陆氏说："南即黄道南纬，起寿星、辰宫，至娵訾亥宫，亥子丑寅卯辰皆位南……北即黄道北纬，起降娄戌宫，至鹑尾巳宫，巳午未申酉戌皆位北。"此说实质上是按《素问·五运行大论》所言天门地户作为南北政的分界，即以黄道上夏至点和冬至点为分界（图6-11）。

表 6-25　五运胜复表

五运	木运 太过	木运 不及	火运 太过	火运 不及	土运 太过	土运 不及	金运 太过	金运 不及	水运 太过	水运 不及
性质	木胜	金胜	火胜	水胜	土胜	木胜	金胜	火胜	水胜	土胜
胜气·气象物候病象	春，风气流行，脾土受邪。民病飧泄，食减，体重，烦冤，肠鸣，腹支满。甚则忽忽善怒，眩冒巅疾。化气不政，生气独治，云物飞动，草木不宁，甚则草木不宁，冲阳绝者，死不治。四维发振拉飘腾之变，其变振拉摧拔	春，燥乃大行，生气失应，草木晚荣，肃杀而甚，则刚木辟著，悉萎苍干。民病中清，胠胁痛，少腹痛，肠鸣溏泄，凉雨时至，其谷苍，病内含胠胁，外在关节。惨凄残贼胜	夏，炎暑流行，肺金受邪。民病疟，少气，咳喘，血溢，血泄，注下，嗌燥，耳聋，中热，肩背热。甚则胸中痛，胁支满，胁痛，膺背肩胛间痛，身热，骨痛而为浸淫。收气不行，长气独明，其谷丹。病内舍膺胁，外在髋髀膝关节，长气独明，太渊绝者，死不治	夏，寒乃大行，长政不用，物荣而下，凝惨而甚，则阳气不化，乃折荣美。民病胸中痛，胁支满，两胁痛，膺背肩胛间及两臂内痛，郁冒蒙昧，心痛暴喑，胸腹大，胁下与腰背相引而痛，甚则屈不能伸，髋髀如别，病内舍膺胁，外在经络	长夏，雨湿流行，肾水受邪。民病腹痛，清厥，意不乐，体重烦冤，甚则肌肉痿，足痿不收，行善瘛，脚下痛，饮发中满，食减，四肢不举。变生得位，藏气伏，化气独治之，泉涌河衍，涸泽生鱼，大雨至，四维发埃昏骤注之变，震惊飘骤崩溃	四维发振拉飘腾之变，大风大行，振拉飘腾，化气不令，草木茂荣，飘扬而甚，秀而不实。民病飧泄，霍乱，体重，腹痛，筋骨繇复，肌肉𥆧酸，善怒，脏气举事，蛰虫早附，咸病寒中，其谷苍，病内含心腹，外在肌肉四肢	秋，燥气流行，肝木受邪。民病两胁下少腹痛，目赤痛，眦疡，耳无所闻。肃杀而甚，则体重烦冤，胸痛引背，两胁满且痛引少腹，气峻，生气下，草干凋敛，苍干，病反暴痛，胠胁不可反侧，咳逆甚而血溢，太冲绝者，死不治	夏，炎烁，炎火乃行，生气乃用，长气专胜，庶物以茂，燥烁以行，民病肩背瞀重，血便注下，收气乃后，其谷坚芒。病内舍膺胁肩背，外在皮毛。炎光赫烈	寒乃流行，邪害心火。民病身热，烦心，躁悸，阴厥，上下中寒，谵妄心痛，寒气早至。甚则腹大胫肿，喘咳，寝汗出，憎风。大雨至，神门脉绝者，死不治。甚则冻裂，夏有凝惨，其变冰雪霜雹	四维发埃昏骤注之变，其化柔润重泽，其变震惊飘骤，其灾霖溃。大雨，长化乃速，暑雨数至，民病腹满，身重，濡泄，寒疡流水，腰股痛发，腘腨股膝不便，烦冤，足痿清厥，脚下痛，甚则跗肿，藏气不政，肾气不衡，病内含腰脊骨髓，外在溪谷踹膝
胜气·五星	上应岁星	上应太白星	上应荧惑星	上应辰星、荧惑星	上应镇星	上应岁星、镇星	上应太白星	上应荧惑星、太白星	上应辰星、荧惑星	上应镇星、辰星

（续表）

五运		木运		火运		土运		金运		水运	
		太过	不及	太过	不及	太过	不及	太过	不及	太过	不及
性质		金复	火复	水复	土复	木复	金复	火复	水复	土复	木复
复气	气象物候病候	摇落，反胁痛而吐甚，秋气劲切，甚则肃杀，清气大至，草木凋零，邪乃伤肝，秋有雾露清凉之复	夏，炎暑流行，湿性燥，柔脆草木焦槁，下体再生，华实齐化，病寒热疮疡疿疹痈痤，其气乃屈，咳而鼽，甚则入肺，咳而鼽，其谷不成，而赮，炎暑沸腾，飞蠹蛆雉，乃为雷霆	雨水霜寒，时见凝惨，甚则雨水霜雹切寒，邪伤心，秋有冰雹霜雪之复	埃郁，大雨且至，黑气乃辱。病骛溏腹满，食饮不下，寒中，肠鸣泄注，腹痛暴挛痿痹，足不任身，青谷不成。不时有埃昏大雨之复，埃昏骤雨，霜雾，其主飘雨，雷霆震惊，沉黔淫雨	风雨大至，土崩溃，鳞见于陆，病腹满溏泄，肠鸣，反下甚。大风迅至，邪伤脾，不时有飘荡振拉之复	秋肃杀霖霪，收政严峻，名木苍凋，胸胁暴痛，下引少腹，善太息，虫食甘黄，气客于脾，飧泄，食少失味，苍谷乃损，其主败折虎狼，清气乃用，生政乃辱	喘咳逆气，肩背痛，尻阴股膝髀腨胻足皆病。长气斯救，大火流，炎烁且至，将销肺，暑熇烁之复	秋有寒雨霖霪，乃零冰雹霜雪杀物，阴厥且格，阳反上行，头脑户痛，延及囟顶，发，热，丹谷不成，民病口疮，甚则心痛。其主鳞伏彘鼠，藏气早至，乃生大寒	大雨下降，埃雾朦郁，埃昏气交，埃昏骤雨，大雨时降，邪伤肾，不时有埃昏大雨之复	不时有飘荡，振拉，暴发，草偃木零，面色不鲜，筋骨并辟，肉瞤瘛，目视䀮䀮，物疏璺，肌肉胗发，气并鬲中，痛于心腹，黄气乃损，其谷不登，其主毛显狐狢，变化不藏
	五星	上应太白星	上应荧惑星、太白星	上应辰星	上应镇星、辰星	上应岁星	上应太白星、岁星	上应荧惑星	上应辰星	上应镇星	上应岁星
	灾处	东方、肝、眚三		南方、心、眚九		四维、脾、眚四	眚四维	西方、肺、眚七		北方、肾、眚一	

198

第四，卯酉线分南北政说。徐振林不同意任应秋以天门地户作为南北政分界的说法，他在《内经五运六气学》中说："我认为，天门地户之说是太阳视周年运动，与十二支纪年是两回事。考《灵枢·卫气行》《素问·六微旨大论》对十二辰方位的论述，当以午为南、子为北。"十二辰方位的南北政划分见表6-26，实质上是按地球赤道卯酉线分南北政。

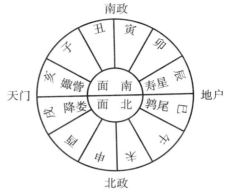

图 6-11 黄道南纬南政图

表 6-26 卯酉分南北政表

十二辰	卯辰巳午未申	酉戌亥子丑寅
南北政	南政之年	北政之年

十四、南北政新解

我认为，以上各家关于南北政的解说，均未得经文原意。要想弄清楚什么是南北政，首先要确定"南北"及"政"的含义。所谓"南北"，乃古人站在地上来命面南面北；所谓"政"，实指六气中司天的"三之气""天政布"之政。如《素问·六元正纪大论》所载"太阳之政""太阳司天之政""三之气，天政布"。故"政"指天气所布之政，即客气中司天之气所布之政。所谓"南北政"，实指以客气六气司天在泉为划分界线（图6-12）。

论言天地者，万物之上下；左右者，阴阳之道路，未知其所谓也。岐伯曰：所谓上下者，岁上下见，阴阳之所在也。左右者，诸上见厥阴，左少阴，右太阳；见少阴，左太阴，右厥阴；见太阴，左少阳，右少阴；见少阳，左阳明，右太阴；见阳明，左太阳，右少阳；见太阳，左厥阴，右阳明；所谓面北而命其位，言其见也。帝曰：何谓下？岐伯曰：厥阴在上，则少阳在下，左阳明，右太阴；少阴在上则阳明在下，左太阳，右少阳；太阴在上，则太阳在下，左厥阴，右阳明；少阳在上，则厥阴在下，左少阴，右太阳；阳明在上，则少阴在下，左太阴，右厥阴；太阳在上，则太阴在下，左少阳，右少阴；所谓面南而命其位，言其见也……上者右行，下者左行，左右周天，余而复会也。（《素问·五运行大论》）

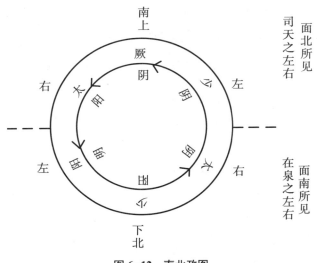

图6-12 南北政图

"上为南为天，下为北为地"，此言岁气中的天气地气，指太阳视周年运动。面南面北指地球的南北。经文说明，"司天"的左右是面向北方时所定，"在泉"的左右是面向南方时所定，故"面北"司天为南政，"面南"在泉为北政。

宋代邵康节《皇极经世书》说："天之阳在南，天之阴在北"，此指司天的天气在天阳之南，在泉的地气在天阴之北。又说："地之阳在北，地之阴在南"，此指地球的南北。面北见天之阳，北半球之春夏也；面南见天之阴，南半球之秋冬也。故又说："日夏在北，冬在南"，可知"面北"为夏热、为南政，"面南"为冬寒、为北政。《素问·至真要大论》说："初气终三气，天气主之""四气尽终气，地气主之"。《素问·六元正纪大论》说："岁半之前，天气主之，岁半之后，地气主之"，王冰注："岁半，谓之立秋日"，则岁首在立春日。从日月五星视运动天象图可以看出，立春对应的是春分点，立秋对应的是秋分点，实质是以黄道上的春分点和秋分点来划分南北政。天道右行，故以寅丑子亥戌酉面北为南政，申未午巳辰卯面南为北政。

十五、南北政所应脉象

人气通天，与日月相应。春气通肝，夏气通心，秋气通肺，冬气通肾，长夏通脾。寸脉应司天，尺脉应在泉。

北政之岁，天冷阴气沉，因此三阴司天之时，寸脉沉细难得，三阴在泉，尺脉沉细难得。

南政之岁，天气热，阳气浮，因此三阴司天时，尺脉沉细难得，三阴在泉时，寸脉沉细难得。

南政之岁，天气热，三阴在上司天，何以尺不应？因为厥阴司天，下临三之气少阳相火，风火相值，内伤肝肾之阴，肝肾在左，故"左尺不应"。少阴司天，下临三之气少阳相火，二火为害，伤两肾之阴，故"两尺不应"。太阴司天，下临少阳相火，湿热下注，必伤于肾，脾肾在右，故"右尺不应"。

南政之岁，天气热，三阴在下在泉，何以寸不应？因为厥阴在泉，少阳司天，火克肺金，肺脉在右寸，故"右寸不应"。少阴在泉，阳明司天，燥火上炎心肺，故"两寸不应"。太阴在泉，太阳司天，寒水克火，故"左寸不应"。

北政之岁，天气冷，三阴在上司天，何以寸不应？因为厥阴司天，风寒伤肺，故"右寸不应"。少阴司天，火不胜其寒，故"两寸不应"。太阴司天，寒湿伤心，故"左寸不应"。

北政之岁，天气冷，三阴在下在泉，何以尺不应？因为厥阴在泉，风寒伤左少阴，故"左尺不应"。少阴在泉，火伤两肾，故"两尺不应"。太阴在泉，寒湿过重，故"右尺不应"。

南政之岁，司天应尺，在泉应寸。南政为天阳主事，寸为阳，故南政之岁以寸脉受应为主。

北政之岁，司天应寸，在泉应尺。北政为天阴主事，尺为阴，故北政之岁以尺脉受应为主（图6-13）。

十六、客运客气每年退一步规律

运气学说规定，客运以中运为初运，循五运相生次序，初运逐年后退一步，每年行运五步。客气则以司天为三之气，依照三阴三阳次序，初之气逐年后退一步，每年行气六步。每年为365.25日，客运一步为73.05日，客气一步为60.875日。客运客气逐年终始不同，是造成五运六气学说年度之间气候差异的原因。那么，客运客气逐年后退一步是怎样形成的呢？我们认为六气的主气和客气是日地体系间的事，五运的主运和客运是月地体系间的事。主运主气都属于地球，客运客气虽有日月之分，但都作用于地球，从而都形成了逐年后退一步的现象。日月对地球的引力作用，使地球发生太阳潮和月亮潮，造成地轴摆动，从而产生地极的移动。极移频谱中最强的钱德勒周期，其值在相当宽的范围内变化，一般认为

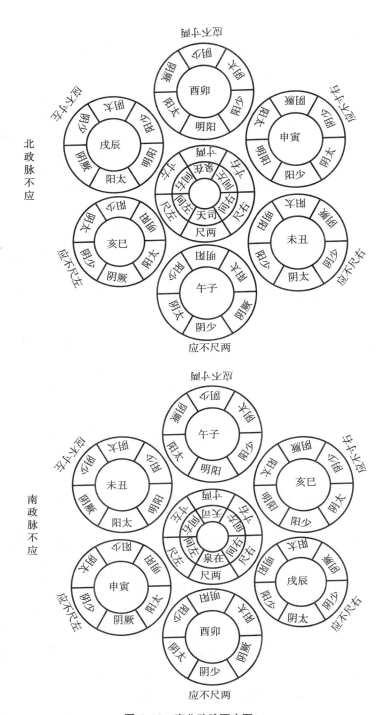

北政脉不应

南政脉不应

图 6-13 南北政脉不应图

是 425～440 日。而客气行七步的时间为 426.1 日，与极移的最小值只差 11 日；客运行六步的时间为 438.3 日，与极移的最大值只差 17 日，恰恰对应钱德勒周期。因此有人说，客运客气逐年后退一步是有天文背景的，即极移钱德勒周期。

我认为，《内经》是将一个回归年周期（即地球公转周期）划分为六气和五运，每一气为 60.875 天，每一运为 73.05 天。也就是说，当六气退行完六步和五运退行完五步时，应是天体运动的某个回归周期，而不是一个范围。我认为该周期，就是前文讲到的 15 塑望月周期，即 442.95 天（29.53×15）。442.95 天除以每一气的 60.875 天为 7 位周期。442.95 除以每一运的 73.05 天为 6 位周期。这不正是郑军所说"客运是六位周期、客气是七位周期"吗？又 442.95 天减去 60.875 天为 382.075 天，与闰年长度 384 天只差约 2 天。442.95 减去 73.05 天为 369.9 天，与大衍数 50 月行 369.125 天只差 0.775 天。

已知客运 10 年一大周期，可划分为 2 组 5 年客运小周期，一阴一阳；客气 12 年一大周期，可划分为 2 组 6 年客气小周期，一阴一阳。根据这一规律，朔望月当有 30 朔望月的大周期。

至此我们应该特别重视如下的结论：

一个朔望月的月相有 4 特征点，即朔、上弦、望、下弦。这在西周之际的文献中已有记载，称之为既死霸、旁死霸（魄）、既望、既生霸、旁生霸（魄），即学者们所讲的王国维"四分一月"。此结论值得引起我们的重视。

一太阴历年 12 朔望月有 48 特征点。一回归年太阳历有 49.5 朔望月特征点，取整数为 49 或 50，这就是著名的"大衍之数""其用四十九"的天文背景。

一回归年是五运六气主运主气的五位和六位周期，一主运长 365.25÷5=73.05 天，一主气长 365.25÷6=60.875 天。若按朔望月在一回归年实际运行 48 月相特征点的长度是 29.53 天 ÷4×49=361.76 天，舍去 1.76 天为 360 天，这就是《易经》和《内经》所载一年 360 天的来源，如此则一主运长 72 天，一主气长 60 天，就是一个 60 甲子周期。我认为"五"和"六"起源于五方观念和六合观念，于是将一回归年分为五位周和六位周。

60 年 60 月相特征点，含有 15 个朔望月，而不用 15 近点月。因为 15 朔望月回归周期是很重要的，它是五运六气的一个重要周期、是日月地三体系统的基本周期。

15 朔望月回归周是五运六气客运客气的六位和七位周期。15 朔望月长 442.95 天，除以一运长 73.05（或 72）天得 6（取整数），除以一气长 60.875（或 60）天得 7（取整数），可知 15 朔望月回归周期是客运的六位周期和客气的七位周期。这是 15 近点月回归周中所没有的含义，根本不必用极移钱德勤周期解释。

60 年有 742.1 个朔望月，除去 22 个闰月是 720.1 朔望月，则 60 年有 49.5 个 15 朔望月回归周，不算闰月有 48 个 15 朔望月回归周。49.5 正是一回归年朔望月所行的特征点数，48 正是一年 12 个朔望月所行的特征点数。

4 个 15 朔望月回归周是 60 朔望月，为一个甲子周期。"15" 和 "4" 不就是洛书 4 个纵横 15 吗？可知 15 朔望月回归周是洛书的重要内容。以一甲子 60 朔望月为一太极，15 朔望月就是太极四象之一。

60 年 742.1 个朔望月有 12.37 个 60 朔望月甲子周，"12.37" 正是一回归年朔望月所行的特征点数。720 个朔望月有 12 个 60 甲子周，"12" 正是一年 12 朔望月之数。

陈继元先生用数学方法论证了 60 甲子周期中有 720 种狭义三角关系，其三角关系即指日月地三体之间的关系，日月地三体运动形成朔望月之象，故可用 720 个朔望月表示 60 甲子周期中的 720 种狭义三角关系。

一个相位复原的朔望月是 4 年一周期，但一个原始点复原的朔望月是 5 年一周期，就是说一个封闭式朔望月是 5 年周期。10 年为 2 个封闭朔望月周，正是十数河图。可知封闭朔望月周是河图的重要内容，4 年周和 5 年周的调谐周是 20 年。我称 4 年周为四象周期，5 年周为五运周期或五行周期。

15 朔望月回归周有 12 个封闭式朔望月和 10 个对点朔望月，把一周天划分成 12 等份和 10 等份，我们用十二地支标记 12 等份、用十天干标记 10 等份，这就是天干地支纪年的天文背景，根本不必用古人不知道的近点月周期和钱德勒极移周期去解释。15 朔望月回归周和 12 封闭朔望月的调谐周是 60 年。

一个封闭朔望月长 29.53 天 ×5/4=36.9125 天，阴阳 2 个封闭朔望月长 73.83 天，为一运之长，这就是把一年划分成五季的根源。一个对点朔望月长 29.53 天 ×6/4=44.295 大，这就是把一年划分成八方八季的根源。2 个对点朔望月长 88.59 天，这就是把一年划分成四季的根源。

2 个封闭朔望月周就是五运六气的中运周期，其中一个 5 年周期的主运次序是太角、少徵、太宫、少商、太羽，所谓壬统之 5 "太" 年，另一个 5 年周期的主运次序是少角、太徵、少宫、太商、少羽，所谓丁统之 5 "少" 年。我们称 5 "少" 年周为阴，5 "太" 年周为阳，故称阴阳两个封闭朔望月。

一个封闭朔望月周是 5 年，5 回归年长 1826.25 天，除以一运长 73.05 天得 25，除以一气长 60.875 天得 30，"25" 和 "30" 就是天数和地数，合之就是 "天地之数五十有五"。这就是"天地之数"的天文背景。

月亮伴随地球一回归年运行 50 特征点，而地球绕太阳公转一周也行 4 特征点，则朔望月一回归年绕太阳行 54 特征点。郑军将此 54 数，称作"太极太玄"立体三维结构数，朔望月一回归年绕太阳行 54 特征点，4 年行 216 特征点。54 是三维结构的 6 个结构面之总值。每一个结构面的值是 9，与月行 9 道之数暗符。把地球看作一个六面体，则月亮只绕地球行 4 个结构面，即 36，4 年行 144 特征点（36×4）。日为乾，地为坤，故把月绕日所行的 216 称为乾之策，把月绕地所行的 144 数称为坤之策，合之就是一年 360 天之数。故《系辞传》说："乾之策二百一十有六，坤之策百四十有四，凡三百六十，当期之日"，一年 360 天，正是《内经》"三百六十日法也"。

一年 360 天，32 年是 11520 天，这就是《系辞传》所说的"万有一千五百二十，当万物之数"，以及《易纬·乾凿度》所说的"法于乾坤，三十二岁……万一千五百二十析（策）"。

朔望月绕太阳行 54 特征点，其实是 53（49+4）特征点。60 年 742 朔望月除以 53 得 14 朔望月，说明 14 朔望月也是一个回归周，其长度是 413.42 天。这就是近年来天文学所发现的月亮近点周和会合周之间的平均会合周期（又称"调制月"），合 15 近点月长。

至于 60 特征点与 60 卦、64 卦的关系，已众所周知，就不多陈述了。

由上述可知，一回归年、60 回归年和 15 朔望月回归周是 60 甲子历的基本周期（图 6–14），在 60 特征点 15 朔望月回归周期中嵌套着 12 个封闭式朔望月与 10 个对点朔望月。这就是将一周天划分成五运与六气的根源。

封闭式朔望月的五年周期，就是中运的周期。12 个封闭式朔望月周期，就是岁气的周期，也是六气的周期。

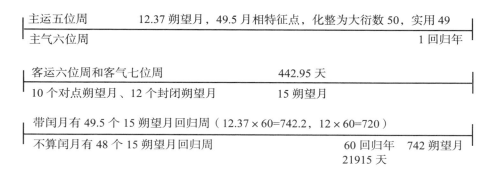

主运五位周　　　　　12.37 朔望月，49.5 月相特征点，化整为大衍数 50，实用 49
主气六位周　　　　　　　　　　　　　　　　　　　　　　　　　1 回归年

客运六位周和客气七位周　　　　442.95 天
10 个对点朔望月、12 个封闭朔望月　　15 朔望月

带闰月有 49.5 个 15 朔望月回归周（12.37×60=742.2，12×60=720）
不算闰月有 48 个 15 朔望月回归周　　　　　　　　60 回归年　742 朔望月
　　　　　　　　　　　　　　　　　　　　　　　21915 天

图 6–14　六十甲子周期示意图

总之，60甲子年含有多种层次周期，但不论哪种级能的层次，都具有阴阳两种相反相成的本性，如月亮的盈与亏，5"太"封闭塑望月周和5"少"封闭朔望月周，60年大纪中有正反30年两小纪，太阳周年视运动的南北往来等，一阴一阳，从而构成如太极图阴阳鱼式的不同双螺旋体，因此又称太极顺逆、太极双向逆反、太极颠倒，即原始返终。这种双螺旋组成的S太极曲线，就是赤道带，就是生命线，太极图外围的大圆就是黄道，是1回归年、60回归年……

一回归年立竿测日影可得出实测阴阳鱼太极图，60回归年也是一个阴阳鱼

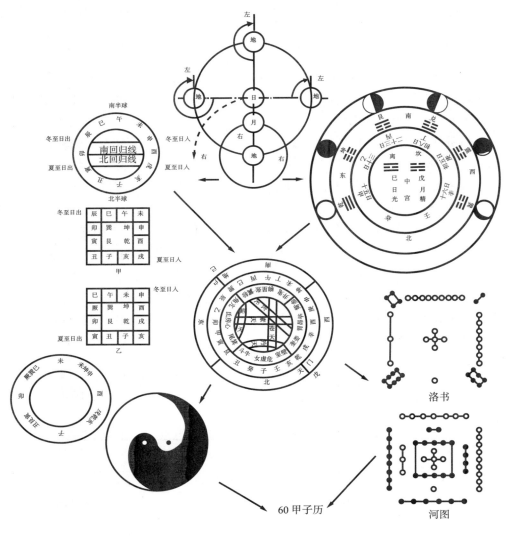

图6-15 六十甲子历本源示意图（医贯图）

太极图（图 6-15）。

五运六气学说告诉我们，五运有五行，六气有三阴三阳，三阳为阳动，三阴为阴静，阳为乾道，阴为坤道，乾坤阴阳交媾而生化出万物。宋代大学者周敦颐对此有精深的领悟，于是作《太极图说》，图文并茂，详细地解说了在六十甲子周期内万物化生的奥秘，而非单纯的炼丹之说（图 6-16）。

无极而太极。太极动而生阳，动极而静，静而生阴，静极复动。一动一静，互为其根；分阴分阳，两仪立焉。阳变阴合，而生水、火、木、金、土。五气顺布，四时行焉。五行，一阴阳也；阴阳一太极也；太极，本无极也。五行之生也，各一其性。无极之真，二五之精，妙合而凝。"乾道成男，坤道成女，二气交感，化生万物。万物生生，而变化无穷焉。唯人也，得其秀而最灵。形既生矣，神发知矣，五性感动，而善恶分，万事出矣。圣人定之以中正仁义，而主静，立人极焉。故圣人与天地合其德，日月合其明，四时合其序，鬼神合其吉凶"。君子修之吉，小人悖之凶。故曰：立天之道，曰阴与阳；立地之道，曰柔与刚；立人之道，曰仁与义。又曰：原始反终，故知死生之说。大哉《易》也，斯其至矣！（《太极图说》）

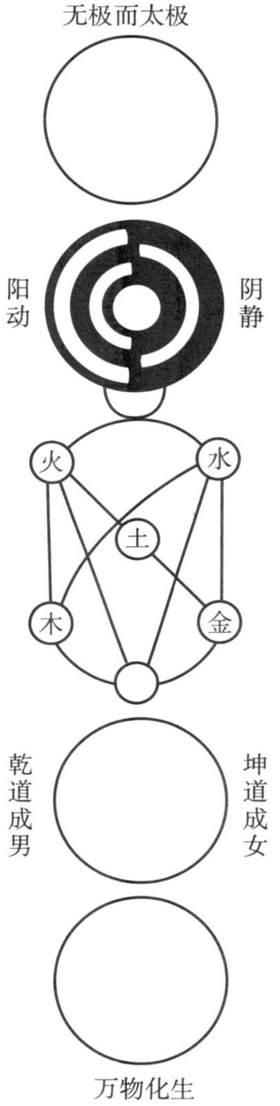

按：精通六十甲子系统是学习好五运六气的关键，而学习好六十甲子系统的关键，是通晓"大衍之数五十，其用四十九"的天文历法背景，其背景关键是朔望月的朔、上弦、望、下弦四月相的四年周期、五年周期及十五朔望月回归周期。五运所始，六气所依，不可不通。

日地体系主年、月，月地体系主日、时，日月地三体系合成年、月、日、时系统，这不仅是医学和易学的纲要，也是术数的纲要，因非本书内容，就不详述了。

月地体系主运，因月亮绕地球运转，常年如此，可影响全年的气候，无上下半年之分。日地体系主气，因太阳周年视运动有南北往来上下半年之分，故分为司天、在泉之气。

图 6-16　周敦颐太极图

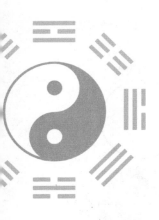

第7章 标本中气

标本中气理论，虽是六气重要理论之一，但不同于六气的主气、客气及司天在泉说，而是自成体系（表7-1）。

表7-1 标本中气

本	中 气	标	所 从
风	少阳	厥阴	从其中气
燥	太阴	阳明	
火	厥阴	少阳	从其本气
湿	阳明	太阴	
寒	少阴	太阳	从本从标
热	太阳	少阴	

一、标本中气的天文背景

标本中气理论，既然是运气理论的重要内谷，当然离不开日月五星运动的天文背景了。本，指风寒暑湿燥火六气。标，指三阴三阳。中见为中气。

寒暑燥湿风火，天之阴阳也，三阴三阳上奉之……厥阴之上，风气主之；少阴之上，热气主之；太阴之上，湿气主之；少阳之上，相火主之；阳明之上，燥气主之；太阳之上，寒气主之。所谓本也，是谓六元。（《素问·天元纪天论》）

张景岳注："三阴三阳者，由六气之化为主，而风化厥阴，热化少阴，湿化太阴，火化少阳，燥化阳明，寒化太阳，故六气谓本，三阴三阳谓标也。然此六者，皆天元一气之所化，一分六为，故曰六元。"六元，就是六气。天元一气，指太阳之气，言六气是由太阳运动化生。

帝曰：愿闻天道六六之节，盛衰何也？岐伯曰：上下有位，左右有纪。故少阳之右，阳明治之；阳明之右，太阳治之；太阳之右，厥阴治之；厥阴之右，少阴治之；少阴之右，太阴治之；太阴之右，少阳治之；此所谓气之标，盖南面而待也。故曰，因天之序，盛衰之时，移光定位，正立而待之，此之谓也。少阳之上，火气治之，中见厥阴；阳明之上，燥气治之，中见太阴；太阳之上，寒气治之，中见少阴；厥阴之上，风气治之，中见少阳；少阴之上，热气治之，中见太阳；太阴之上，湿气治之，中见阳明；所谓本也，本之下，中之见也，见之下，气之标也，本标不同，气应异象。(《素问·六微旨大论》)

所谓"因天之序""移光定位"之"天道六六之节"，就是指太阳运动。那么为什么会有少阳与厥阴、阳明与太阴、太阳与少阴之阴阳离合互见互根呢？

帝曰：愿闻三阴三阳之离合也。岐伯曰：圣人南面而立，前曰广明，后曰太冲，太冲之地，名曰少阴，少阴之上，名曰太阳……中身而上，名曰广明，广明之下，名曰太阴，太阴之前，名曰阳明……厥阴之表，名曰少阳……是故三阳之离合也，太阳为开，阳明为阖，少阳为枢。三经者，不得相失也，搏而勿浮，命曰一阳……然则中为阴，其冲在下，名曰太阴……太阴之后，名曰少阴……少阴之前，名曰厥阴……是故三阴之离合也，太阴为开，厥阴为阖，少阴为枢。三经者，不得相失也，搏而勿沉，名曰一阴。阴阳𩆜𩆜，积传为一周，气里形表而为相成也。(《素问·阴阳离合论》)

所谓"圣人南面而立，前曰广明，后曰太冲，太冲之地，名曰少阴"，知是以少阴定位。南面立于地上，背后为北为下，面前为南为上。

厥阴在上，则少阳在下，左阳明，右太阴；少阴在上，则阳明在下，左太阳，右少阳，太阴在上，则太阳在下，左厥阴，右阳明；少阳在上，则厥阴在下，左少阴，右太阳；阳明在上，则少阴在下，左太阴，右厥阴；太阳在上，则太阴在下，左少阳，右少阴；所谓面南而命其位，言其见也。(《素问·五运行大论》)

所谓"少阴在下"，当指少阴在北、在泉言。少阴在下，左太阴，右厥阴，故《阴阳离合论》以少阴、太阴、厥阴三阴来定位。地北为阴，少阴位焉，地阴对天之阳，故曰少阴之上，热气治之。少阴在北下，太阳在南上，地南为阳，对天之阴，故曰太阳之上，寒气治之。少阴本热而标阴，太阳本寒而标阳，标本天地阴阳属性相反，故曰标本异气。

火唯风用，木能化火，火性炎上，主阳气主升，故少阳与厥阴互为见用。燥从湿化，湿之质为水，水性润下，主阴气、主降，故阳明与太阴互为见用。所谓同气相求也。按"天之序""移光定位"，少阴主冬，寒极生热；厥阴少阳风火互用，主春夏阳气上升；太阳主夏，热极生寒；太阴阳明燥湿调济，主秋阴气下降。火主阳升，湿主阴降，阴阳之升降，火湿之运作耳。六气变化不离火湿，万病根源也不离火湿、阴阳的变化，故张子和"发明火湿二字之义，甚得其要，意谓标本相从之理，止于是矣"。

帝曰：六气标本，所从不同，奈何？岐伯曰，气有从本者，有从标本者，有不从标本者，……少阳太阴从本，少阴太阳从本从标，阳明厥阴不从标本，从乎中也。故从本者，化生于本；从标本者，有标本之化；从中者，以中气为化也。（《素问·至真要大论》）

这就是说，六气与三阴三阳的从化规律有三种：其一，标本同性从其本，指本与标的阴阳属性相同。如少阳之标为阳，本火也为阳；太阴之标为阴，本湿也为阴，是谓标本同性。其二，标本异性从本从标，指本与标的阴阳属性相反。如少阴之标为阴，本热却为阳；太阳之标为阳，本寒却为阴，是谓标本异性。其三，从乎中气，指中气对标本有调济关系。如阳明本燥，燥从湿化，故中见太阴湿。厥阴本风，木从火化，故从中见少阳相火。

由上可知，形成六气与三阴三阳从化关系的原因是，阴阳同气互根规律及阴阳转化规律。体现了一年六气的化生作用，春夏风火相助，生长万物；夏至一阴生，阳极生阴，故有太阳标阳本寒之说；长夏与秋，燥化其湿，万物枯萎凋落；冬至一阳生，阴极生阳，故有少阴标阴本热之说。展现了天道的生长壮老死规律。这是以冬至和夏至为阴阳分界线来划分六气阴阳属性。冬至到夏至为阳，风火主之，故厥阴少阳为表里。夏至到冬至为阴，湿燥主之，故太阴阳明为表里。冬至阴极一阳生，故少阴之上，热气治之；夏至阳极一阴生，故太阳之上，寒气治之；是故少阴太阳为表里。

二、标本中气说对中医学的指导作用

人与天及日月相应也，天道有标本中气的规律，必应之于人。少阴在下，肾应之。左太阴，脾应之。右厥阴，肝应之。少阴之上为太阳，心应之。肾水而心火，水火既济则康健，水火不济则病生。太阴之上为阳明燥，肺应之。脾湿肺燥，燥湿济化，阴气降。厥阴之上为少阳，三焦胆应之。风火相助，阳气升。我据此建立了三部六经体系，著有《中医外感三部六经说》，书中三部六经的分法，就是以标本中气说为基本原理（表7-2）。

表 7–2　三部六经六气本标中气关系

阴阳多少	六 经	本 气	中 气	标 气	所 从
初阳	厥阴	风	少阳	厥阴	从其中气
初阴	阳明	燥	太阴	阳明	
元阳	少阳	火	厥阴	少阳	从其本气
元阴	太阴	湿	阳明	太阴	
盛阳	太阳	寒	少阴	太阳	从本从标
盛阴	少阴	热	太阳	少阴	

　　人身阴阳二气由少到盛的规律与自然界一年四季阴阳盛衰相一致。阳气由少到多的顺序是厥阴（应春）→少阳→太阳（应夏），阴气由少到多的顺序是阳明（应秋）→太阴→少阴（应冬）。初阳、初阴其气新生而尚微，初阳依赖少阳枢转之功才能上升。初阴依赖太阴运化之功才能使阴静之物有生气，而不是死阴。厥阴之标为阴，而主初阳，中见少阳为阳，故当从中见之阳。阳明之标为阳，而主初阴，中见太阴为阴，故当从中见之阴。故厥阴、阳明皆从其中气。再者，阳明之燥，其性干，湿易就之，太阴主湿，故阳明从中气太阴。少阳主火，厥阴主风，火热生风，故厥阴从中气少阳。少阳枢转厥阴初生之阳气上升至太阳。太阴运化阳明初生之阴气顺流而下，聚于少阴。言其从本者，本指源也，即从源气之性。少阳之源头为阳气，本气为火与阳气同性，故从本气，太阴亦然。太阳为盛阳，少阴为盛阴，"物之生从于化"，故厥阴、阳明从中气而化，"物之极由乎变"，故太阳、少阴有本标阴阳之变。

　　标本中气的从化关系，展示了三组互为表里的承制关系（表 7–3），即风火相助、燥湿调济、水火既济。

表 7–3　三部六经表里关系

本 气	六 经	关 系
寒	太阳	相为表里
热	少阴	
燥	阳明	相为表里
湿	太阴	
火	少阳	相为表里
风	厥阴	

太阳为盛阳，少阴为盛阴，阴阳平衡，生机勃勃。阴阳处于动态平衡时，心之阳热内交于肾阴，得肾阴之含纳，心阳才能收藏不越。少阴肾有了心之阳热内交才不至于为亢盛的死阴。肾之阴寒外交于心阳，心阳有了阴寒之交才不至于浮越，不至于发展为亢盛的老阳；心阳得阴气之养，阴为阳气之守，则阴阳才有旺盛的青春活力。所以太阳本气为寒而标阳，少阴本气为热而标阴，相为表里。

燥为阳明的本气，肺主之。"燥以干之"，能杀万物。如果没有水湿之气的涵濡，则肺为枯金，金不能生水。肺金必得脾土转输水之精气以上奉，才能含阴不枯。水之精气得肺输布，才能充周一身。太阴脾主湿气，"湿以濡之"，能濡润万物。如果没有肺的输布调节，则湿聚成为死水，也能使万物溺死。阳明与太阴互相配合才能燥湿适中，濡养万物，故太阴与阳明互为表里。

厥阴为阴尽阳生之所，少阳枢转厥阴初生少阳之气，使阳气续生渐升。厥阴本气为风，风性属阳而善行、善动。少阳本气为火，火性炎热。火得风则其热弥散，风得火则为温煦之风，而不至于成为杀万物的寒风，所以少阳与厥阴互为表里。

若以阴阳分类，太阳、少阳、厥阴三经主阳气、主外，督脉统帅之。三经上会于巅顶，下会于前阴，同主筋病、阳病、表病。风为厥阴本气，寒为太阳本气，火为少阳本气，所以火能调和风寒，使自然界保持基本温度，温养万物。人应之，即少阳能调和太阳、厥阴，是调节阳气的中枢，使人保持正常的体温，如果少阳火衰则寒冷。《辨脉法》谓："形冷，恶寒者，此三焦伤也。"阳明、太阴、少阴三经主内，主阴气，任脉统帅之。三经上会于舌咽，下会于关元，主阴病、里病，能通调肺肾水道。燥为阳明本气，热为少阴本气，湿为太阴本气，所以湿能调和燥热，使自然界保持基本的湿度，以滋养万物。人应之，即太阴能调和阳明、少阴，是调节阴气的中枢，使人体津液均布，突出了"火""湿"二字的作用。

如何识别内外阴阳病呢？仲景有"阳病十八，……头痛、项、腰、脊、臂、脚掣痛。阴病十八，……咳、上气、喘、哕、咽、肠鸣、胀满、心痛、拘急"之专论。太阳、少阳、厥阴三经主外、主阳气，督脉统帅之；阳明、太阴、少阴三经主内主阴气，任脉统帅之。这样分阴阳两大类，符合三合局理论，即太阳运动的同点原则。

正月二月，天气始方，地气始发，人气在肝；三月四月，天气正方，地气定发，人气在脾；五月六月；天气盛，地气高，人气在头；七月八月，阴气始杀，人气在肺；九月十月，阴气始冰，地气始闭，人气在心；十一月十二月，冰复，地气合，人气在肾。(《素问·诊要经终论》)

按三部六经体系说，肝为厥阴，脾为太阴，肺为阳明，心为太阳，肾为少阴，则头为少阳。其与十二个月的相应关系如图 7-1。其中子辰申、丑巳酉、寅午戌、卯未亥为一三合局，于辰申、丑巳酉两三合局为少阴、太阴、阳明三经主内、主阴，寅午戌、卯未亥两三合局为厥阴、少阳、太阳三经主外、主阳。

从图 7-1 还可以看出，若以辰巳"巳地户"和戌亥"戊天门"为轴线，则轴线上的太阳与太阴互为司天在泉，轴线两侧对应的少阴与阳明及厥阴与少阳互为司天在泉。

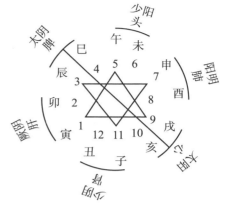

图 7-1　六经三合图

三、标本中气生病的治则

生病有标本中气之别，治疗原则也有标本中气之分。

黄帝问曰：病有标本，刺有逆从，奈何？岐伯对曰：凡刺之方，必别阴阳，前后相应，逆从得施，标本相移，故曰：有其在标而求之于标，有其在本而求之于本，有其在本而求之于标，有其在标而求之于本。故治有取标而得者，有取本而得者，有逆取而得者，有从取而得者。故知逆与从，正行无问；知标本者，万举万当；不知标本，是谓妄行。夫阴阳逆从，标本之为道也，小而大，言一而知百病之害。少而多，浅而博，可以言一而知百也；以浅而知深，察近而知远。言标与本，易而勿及。治反为逆，治得为从。先治而后逆者，治其本；先逆而后病者，治其本；先寒而后生病者，治其本；先病而后生寒者，治其本；先热而后生病者，治其本；先热而后生中满者，治其标；先病而后泄者，治其本；先泄而后生他病者，治其本，必且调之，乃治他病；先病而后生中满者，治其标；先中满而后烦心者治其本。人有客气有同气，小大不利治其标，小大利治其本；病发而有余，本而标之，先治其本，后治其标；病发而不足，标而本之，先治其标，后治其本。谨察间甚，以意调之，间者并行，甚者独行。先小大不利而后生病者治其本。（《素问·标本病传论》）

概言之，要以标本中气的从化规律，决定其治疗原则。少阳太阴从本治，少阴太阳从标本治，阳明厥阴从中气治。《素问·至真要大论》说："病反其本，得标之病，治反其本，得标之方。"意思是说，懂得病生于本，反过来就会明白病生于标，治疗病生于本的方法，反过来就是治疗病生于标的方法。

第8章 六十年六气与五运相临规律

前文阐述了日地体系六气系统和月地体系五运系统各自的一般规律，为本章研究日月地三体系、六气与五运相临规律铺平了道路。本章所述是运气学说中最重要的内容。

论言五运相袭而皆治之，终期之日，周而复始，余已知之矣，原闻其与三阴三阳（六气）之候，奈何合之？……夫五运、阴阳（三阴三阳六气）者，天地之道也，万物之纲纪，变化之父母，生杀之本始，神明之府也，可不通乎？……应天之气，动而不息，故五岁而右迁；应地之气，静而守位，故六期而环会，动静相召，上下相临，阴阳相错，而变由生也。……天以六为节，地以五为制，周天气者，六期为一备；终地纪者，五岁为一周……五六相合，而七百二十气为一纪，凡三十岁；千四百四十气，凡六十岁而为一周，不及太过，斯皆见矣。（《素问·天元纪大论》）

五运有太过、不及、平气之分，阴阳六气有多少之别，六气五运相合有同化、异化及从化三种情况。《素问·六元正纪大论》说："夫五运之化，或从五（当作'天'）气，或逆天气，或从天气而逆地气，或从地气而逆天气，或相得，或不相得……使上下合德，无相夺伦，天地升降，不失其宜，五运宣行，勿乖其政。"又说："天气不足，地气随之，地气不足，天气从之，运居其中，而常先也。恶所不胜，归所同和，随运归从，而生其病也。"这里的"天气"指司天之气，"地气"指在泉之气。即五运与六气司天在泉相临合，是发生灾病的根源。该经文概述了六气与五运相合的总规律，所以又说"此天地之纲纪，变化之渊源"。如何掌握这些规律呢？《素问·六元正纪大论》说："先立其年，以明其气，金木水火土运行之数（五运），寒暑燥湿风火（六气）临御之化，则天道可见，民气可调，阴阳卷舒，近而无惑。"

《素问·五运行大论》又指出"五运"与"六气"相合，为什么"不合阴阳之数"？因为"天地阴阳者，不以数推，以象之谓也"。强调的是天象，并描绘出了"七曜纬虚"——日月五星运行天空的天象图，这是自然界万象的根本。

六气属日地体系，五运属月地体系，六气与五运相临，阐述的就是日月地三体系的事，是讲日月相临及五星运行对地球产生的影响情况（图 8-1）。

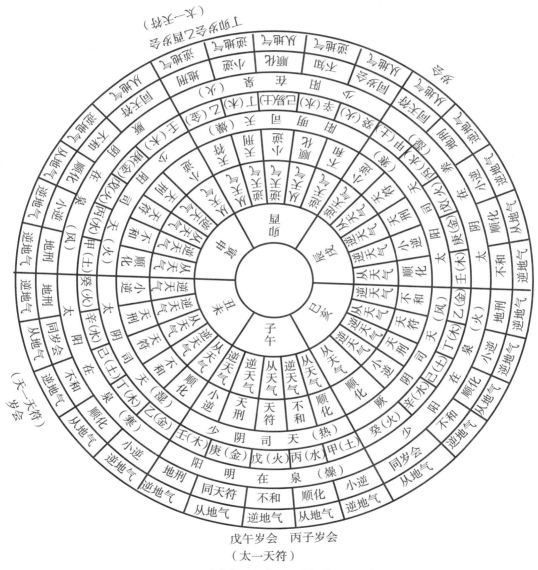

图 8-1　六十年气运相临图（徐振林，1990 年）

附《医宗金鉴》六十年运气上下相临歌：客运中运主一岁，客气天泉主半年。气生中运曰顺化，运被气克天刑言。运生天气乃小逆，运克司天不和愆。气运相同天符岁，另有天符岁会参

一、六气与五运相临同化规律

《素问·六微旨大论》和《素问·六元正纪大论》都讲述了六气与五运相临的同化问题。所谓同化，是指中运与六气的司天、在泉之气及岁支之气的五行属性相同，有天符、岁会、太乙天符、同天符、同岁会等情况。中运与司天之气属性相同者称为天符年，《素问·天元纪大论》谓之"应天"，《素问·六微旨大论》谓之"天之与合"。中运与岁支之气十二辰方位属性相同者称为岁会年，《素问·天元纪大论》谓"承岁为岁直"，《素问·六微旨大论》谓之"当位"。中运与司天之气及岁支之气属性都相同者称为太乙天符年，《素问·天元纪大论》谓之"三合为治"。中运太过（阳年）与在泉之气属性相同者称为同天符年，中运不及（阴气）与在泉之气属性相同者称为同岁会。

木运临卯，火运临午，土运临四季，金运临酉，水运临子，所谓岁会，气之平也。……土运之岁，上见太阴；火运之岁，上见少阳少阴；金运之岁，上见阳明；木运之岁，上见厥阴；水运之岁，上见太阳……天之与会也……故《天元册》曰天符。天符岁会何如？……太乙天符之会也。……天符为执法，岁会为行令，太乙天符为贵人。……寅午戌岁气会同，卯未亥岁气会同，辰申子岁气会同，巳酉丑岁气会同，终而复始。（《素问·六微旨大论》）

五运行同天化者，命曰天符，余知之矣。愿闻同地化者……太过而同天化者三，不及而同天化者亦三，太过而同地化者三，不及而同地化者亦三，此凡二十四岁也。……甲辰甲戌太宫下加太阴，壬寅壬申太角下加厥阴，庚子庚午太商下加阳明，如是者三；癸巳癸亥少徵下加少阳，辛丑辛未少羽下加太阳，癸卯癸酉少徵下加少阴，如是者三；戊子戊午太徵上临少阴，戊寅戊申太徵上临少阳，丙辰丙戌太羽上临太阳，如是者三；丁巳丁亥少角上临厥阴，乙卯乙酉少商上临阳明，己丑己未少宫上临太阴，如是者三；除此二十四岁，则不加不临也。（《素问·六元正纪大论》）

中运太过与司天相同处有三，即戊子戊午、戊寅戊申、丙辰丙戌天符六年，运为火运、水运，气为少阴、少阳、太阳。子辰申与寅午戌都是岁气会同年，属阳支。中运不及与司天相同处有三，即丁巳丁亥、乙卯乙酉、己丑己未天符六年，运为木运、金运、土运，气为厥阴、阳明、太阴。巳酉丑与亥卯未都是岁气会同年，属阴支。这十二年阐述的是日月同位相会于司天三之气（约五月、六月）时的情况。中运太过与在泉相同处有三，即甲辰甲戌、壬寅壬申、庚子庚午同天符六年，运为土运、木运、金运，气为太阳、少阳、少阴。中运不及与在泉相同处有三，即癸巳癸亥、辛丑辛未、癸卯癸酉同岁会六年，运为火运、水运，气为厥阴、太阴、阳明。这十二年阐述的是日月同位相会于在泉终之气（约十一月、十二月）时的情况。少阴君火、少阳相火、太阳寒水，常与阳年太过合为司天在泉。厥阴风木、太阴湿土、阳明燥金，常与阴年不及合为司天在泉。三之气在农历的五月、六月，对应北方玄武；终之气在十一月、十二月，对应南方朱雀。由杨公忌日天象可知，这正是张巨湘所说的黑道时间窗。

在甲子六十年中，太乙天符四年、天符十二年、岁会八年、同天符六年、同岁会六年，五者分而言之，共三十六年，合而言之，除去太乙天符四年，剩下三十二年。经言二十四年，除去了岁会八年。但有人说在岁会八年中，除了与"天符"相同的四年（乙酉、己丑、戊午、己未）和"同天符"相同的两年（甲辰、甲戌）外，还有丁卯、丙子不与任何年相同，所以实际应有二十六年。今有人主张再加类岁会两年（辛亥、庚甲），则运气同化共有二十八年。

六气与五运同化年要注意气化的偏胜现象，一般天符年易引起上半年气化偏胜，岁会年易引起下半年气化偏胜，太乙天符年则常出现全年的气化偏胜。气化偏胜导致暴郁发作。

天符为执法，岁会为行令，太乙天符为贵人。邪之中也……中执法者，其病速而危，中行令者，其病徐而持；中贵人者，其病暴而死。（《素问·六微旨大论》）

"执法"在司天之位，"行令"在在泉之位，"贵人"如君主统上下全年。关于气与运同化的周期情况，前文已有阐述，不再复言。

二、六气与五运相临从化规律

六气五运相临的从化现象，又分为齐化与兼化两种情况。

齐化，一般指五运太过的阳年，本气旺，若遇克我之气，不仅不能克我，反被我侮，与其平等，彼我同化，故曰齐化。如戊火运遇太阳寒水司天，水能克火，是以火齐水，曰"火齐、水化""上羽与正徵同"。余皆仿此。若五运不及，遇本气所胜之气司天而从其化，也属齐化现象。如木运不及的"上宫与正宫相同"，即指土出现"齐化平气"。

兼化，一般指五运不及的阴年，本气弱，若遇克我之气，被克受制，而从其化。如己土运遇厥阴风木司天，木能克土，是以木兼土，曰"木兼、土化""上角与正角同"。余皆仿此，若五运太过，遇本气所胜之气司天而从其化，则属兼化现象。如丙子丙午年，水运太过，上遇少阴君火司天，则火从水化。

总之，如《运气论奥》说："其司天与运相临间，有逆顺、相刑、相佐，司天则同其正，抑运则反其平"。运生同天谓之"逆"，司天生运谓之"顺"。司天克运谓之"相刑"，也叫天刑。司天与运五行属性相同，叫作相佐，即天符。司天克抑太过之运，则反成平气之年。

齐化可以化为平气，但兼化则往往形成"春行秋令""夏行冬令"等气候反常现象。

《素问·五常政大论》为什么提出"其岁有不病（此'岁'指岁运，指主岁中运不足引发疾病的原因）而藏气不应不用（指主岁中运相应的脏气不发生作用）"呢？这是因为"天气（司天之气）制之，气（指五运之气，因五脏应五运）有所从"，即司天之气能够使所胜的运气（五脏所应）从化（表8-1）。如"太阳司天，寒气下临，心气上从，而火且明，丹起，金乃眚"。火运被胜己的司天寒水克制，则从司天寒水之气而化，即火从水化。而且被起用从化的火运还可以形成胜气，寒水变为复气。如曰"太阳司天，寒气下临，心气上从……胜则水冰，火气高明……热气妄行，寒乃复，霜不时降"。

表8-1　从化起用表

司天之气及年支	少阳寅申年火气下临	阳明卯酉年燥气下临	太阳辰戌年寒气下临	厥阴巳亥年风气下临	少阴子午年热气下临	太阴丑未年湿气下临
起用运气及年干	白起（金用）甲、丙、戊、壬	苍起（木用）乙、己、辛、癸	丹起（火用）甲、丙、庚、壬	黄起（土用）乙、丁、辛、癸	白起（金用）甲、丙、戊、壬	黑起（水变）乙、丁、己、癸
上从脏气	肺气上从	肝气上从	心气上从	脾气上从	肺气上从	肾气上从
被眚之运	草木眚	土乃眚	金乃眚	水乃眚	草木眚	火乃眚
气象			火且明，火气高明，热气妄行，胜则水冰			
复气			寒乃复，霜不时降			

三、六气与五运相临异化规律

六气与五运相临的异化现象，指气与运的五行属性不同，其间发生克、乘、侮情况而呈现运盛气衰或气盛运表的规律，即运生气、克气，运盛气衰，以运为；气生运、克运，气盛运衰，以气为主。

在运气甲子六十年周期中，除气、运同化的二十八年，所余三十二年皆为气、运异化年。

气、运相生年 { 运生气的共九年：庚辰庚戌（金生水）、辛巳（辛亥）（水生木）、壬子壬午（木生火）。癸丑癸未（火生土）、己卯己酉（土生金）

气生运的共十年：甲子甲午甲寅甲申（火生土）、乙丑乙未（土生金）、辛卯辛酉（金生水）、壬辰壬戌（水生木）

气、运相克年 { 运克气的共七年：丙寅丙申丙午（丙子）（水克火）、乙巳乙亥（金克木）、丁丑丁未（木克土）

气克运的共六年：戊辰戊戌（水克火）、己巳己亥（木克土）、庚寅（庚申）（火克金）、丁酉（丁卯）（金克木）

注：括号中丙子、丁卯（岁会年），辛亥、庚申（类岁会年）四年因属同化年，故不计在内。

四、六气与五运相临化平气规律

《素问·六微旨大论》说："天道六六之节，盛衰何也……因天之序，盛衰之时，移光定位，正立而待之……至而至者，和；至而不至，来气不及也；未至而至，来气有余也。"所谓"至而至者，和"，即言六气的平气。

《素问·六节藏象论》载，"帝曰：五运之始，如环无端，其太过不及何如？岐伯曰：五气更立，各有所胜，盛虚之变，此其常也。帝曰：平何如？岐伯曰：无过也。"所谓"无过"，就是没有太过与不及。《素问·六元正纪大论》说："运非有余，非不足，是谓正岁"，此言五运的平气。

《素问·五常政大论》说："委和之纪（木不及）……上角与正角同，上商与正商同……上宫与正宫同。"上角，指厥阴风木司天。上商，指阳明燥金司天。上宫，指太阴湿土司天。正角、正商、正宫，指木运、金运、土运为平气。木运不及，若遇厥阴司天，得其助，则化为平气；若遇阳明司天，金克于木，金反化为平气；若遇太阴司天，土不畏木，侮而乘之，土则化为平气。此言六气与五运相临所化之平气。太角改为正角，太商改为正商，太宫改为正宫。

由上述可知，看一年是否为平气，主要取决于六气与五运相临的变化。原有的五音"太""少"则改为五音"正"。

《素问·天元纪大论》说："形有盛衰，谓五行之治，各有太过不及也。故其治也，有余而往，不足随之；不足而往，有余从之。"《素问·六节藏象论》说："五气更立，各有所胜，盛虚之变，此其常也。"就是说，五运不是有余，就是不足，太过、不及是正常规律，五运的平气则不是其正常规律。故《素问·六元正纪大论》载："凡运太过用阳天干纪年，运不及用阴天干纪年。"

那么，五运何以化为平气呢？主要取决于相临的岁气，司天之气及在泉之气，其中起关键作用的是司天之气，因为司天之气主要影响上半年的气化，而上半年的气化又决定下半年的变化。若上半年有胜气，则下半年必有复气，胜微复微，胜甚复甚，无胜则无复。正如《素问·五常政大论》说："天气制之，气（运）有所从也。"运太过而得司天之气抑制，运不及而得司天之气扶助，即可由太过不及年转化为平气年。其中有齐化平气、同化平气、兼化平气、得政平气及岁支同化平气之分。徐振林将中运形成平气的主要原因归纳为六种，载于《内经五运六气学》。杨力在《中医运气学》中把平气分为三类，曰正平气年、次平气年及类平气年。正平气年和次平气年为真正平气年，气候平和，只有十九年。类平气年称为伪平气年，因为其年气候反常不和平。

正平气年
（真平气年）
- 运太过被司天之气所抑形成的平气年，共三年：戊辰、戊戌、庚寅年
- 运不及得司天之气所助形成的平气年，共两年：丁巳、乙卯年
- 运不及得岁支之助所形成的平气年，共一年：丁卯年

次平气年
（软平气年）
- 运不及得在泉之气所助形成的平气年，共三年：癸亥、辛丑、辛未年
- 气运相生关系形成的平气年，共八年：癸未、癸丑、辛巳、辛亥、辛卯、己酉、乙丑、乙未年
- 类岁会平气年（水运与岁支五行属性相同，但岁支不在五方正位）共两年：辛亥、庚申年

类平气年　　指兼化平气及得政平气（不属平气），共八年：丁丑、丁未、
（伪平气年）　己巳、丁酉、己亥、乙巳、己卯、乙亥年

五、六气与五运相临出现升降失常及郁发规律

六气与五运相临，往往导致升降运动失常，出现司天在泉不迁正、不退位及间气升降不前的现象。如《素同·刺法论》说："五运之至有前后，与升降往来，有所承抑之。"说明五运的太过、不及，与客气的升降往来有承制抑阻的密切关系。升降不前及不迁正、不退位，导致气化反常，出现郁发及疫病。

（一）升降失常

客气是太阳周年运化之气，运动方向是右旋，右升而左降，升是上移，降是下移。正，指司天在泉之位。上一年司天的左间气，今年升迁为司天三之气，上一年在泉的左间气，今年降迁为在泉终之气，叫作迁正。上一年的司天之气，今年退降为司天右间气，上一年的在泉之气，今年退升为在泉右间气，叫作退位。如果客气受到运气的克制，前一年的左间气不能轮迁为今年的司天、在泉之位，叫作不迁正。前一年的司天、在泉之气滞留不退位于右间气，叫作不退位。前一年司天的右间不能降为今年在泉的左间，前一年在泉的右间不能升为今年司天的左间，这种四间气的当升不升、当降不降现象，叫作升降不前（图 8-2）。

谓其上下升降，迁正退位，各有经论，上下各有不前，故名失守也。

升降不前，愿闻其故……气交有变，是为天地机，但欲降而不欲降者，地

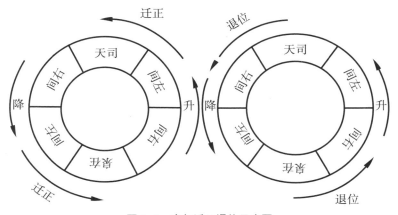

图 8-2　客气迁正退位示意图

窒刑之。又有五运太过，而先天而至者，即交不前，但欲升而不得其升，中运抑之，但欲降而不得其降，中运抑之。于是有升之不前，降之不下者，有降之不下，升而至天者，有升降俱不前……（《素问·本病论》）

由此可知，升降不前是中运（有上应之五星）抑制所应升降的客气形成的。如厥阴木气本应上升，却遇到金星天柱和中运金运的抑制。而不迁正、不退位则是司天、在泉之气太过盛胜造成的。

木欲升而天柱窒抑之……火欲升而天蓬窒抑之……土欲升而天冲窒抑之……金欲升而天英窒抑之……水欲升而天芮窒抑之……木欲降而地晶窒抑之……火欲降而地玄窒抑之……土欲降而地苍窒抑之……金欲降而地彤窒抑之……水欲降而地阜窒抑之（《素问·刺法论》）

所谓天柱、天蓬、天冲、天英、天芮及地晶、地玄、地苍、地彤、地阜，分别是金、水、木、火、土五星的代称。五星应五运，故五星抑之亦曰"中运抑之"。木运应木星（岁星），火运应火星（荧惑星），土运应土星（镇星），金运应金星（太白星），水运应水星（辰星）。五星在天称作天柱、天蓬、天冲、天英、天芮，在地称作地晶、地玄、地苍、地彤、地阜。《素问》谓："岁半之前，天气主之，岁半之后，地气主之。岁半前为春夏，主升；岁半后为秋冬，主降。"这里将五星分作天、地异名称之，大概指五星在初之气至三之气岁半前的位置叫天某，在四之气至终气岁半后的位置叫地某吧。或者是专指五星在司天的位置叫天某，在在泉的位置叫地某，可在实践中验之。

（二）郁发

《素问·刺法论》说："升降不前，气交有变，即暴郁。"又说："升之不前"，木、火、土、金、水"欲发郁，亦须待时"，木、火、土、金、水"降而不下，抑之郁发"。《素问·六元正纪大论》说："郁极乃发，待时而作。"并指出郁气发作之前，必有先兆，而且发有兼作。所谓"待时而作"，指或发于本旺之时，或发于所生之令，或发于所胜之令，或发无时，总之是对郁气发作有利之时。

1. 土金郁，发于主时。

《素问·六元正纪大论》说，土郁"其乃发也，以其四气"，金郁"怫乃发也，其气五"。因为太阴湿土主四之气，阳明燥金主五之气。

2. 火郁发于所生之时。

《素问·六元正纪大论》说，火郁"其乃发也，其气四"。火生湿土，湿土主时于四之气，夏秋之交，乃暑令热极之时，也可谓发于火旺时，但不是火气主时者。

3. **水郁发于所胜之时。**

《素问·六元正纪大论》说："水郁之发……而乃发也，其气二火前后。"少阴君火主二之气，少阳相火主三之气，水克火，故曰发于所胜之时。

4. **发作无时。**

《素问·六元正纪大论》说："木郁之发……而乃发也，其气无常。"因为风性动，风气之起没有定候，所以其发作也无定期。

郁气发作为什么不一样？应该如何识别。《素问·六元正纪大论》认为是因为"五常之气"，有"太过、不及"所以"其发异也"。其发作"太过者暴，不及者徐，暴者为病甚，徐者为病持……太过者其数成，不及者其数生，土常以生也"。

对于郁发现象的形成，有两种不同观点。有的学者认为，郁发是五运系统自己的事，郁指本运之气太亢，至所胜之运气被压抑而成为郁气。发指被郁运气郁到一定程度时的暴发，如木运太过则土气被郁，郁到一定程度则暴发成为发气。有的学者则认为，郁发是五运系统与六气系统之间的事，是岁气出现胜气，所胜中运被郁所致。如太阳辰戌之政，戊辰戊戌年，"寒政大举，泽无阳焰，则火发待时"。这是因为太阳之政年，寒气主司全年气候，寒水克火，而戊运为火运，"其运热，其化暄暑郁燠，其炎烈沸腾，其病热郁"。中运火运被岁气寒水抑郁而怫发则成为发气。我赞同后一种观点。因为五运本系统之间太过与不及会发生胜复之气，六气系统也是只发生胜复之气，在五运与六气之间，无论是气制运还是运制气，都可能出现郁发现象。《素问·六元正纪大论》将郁发现象放在"五运气行主岁之纪"后阐述，其意义即在于此。每言五运主岁居中，即言上有司天、下有在泉之气。而且郁气的暴发，往往有一种引导因素，据《素问·气交变大论》看，引导因素就是上应之五星。从《素问·六元正纪大论》火郁发与土郁发后的化生规律看，经过郁发，化生作用归为平衡，不再反复发作。而胜复之气则有反复发作现象，直到气衰乃止。

对于郁发的治疗，《素问·刺法论》提出当"折郁扶运，补弱全真，泻盛蠲余"，即消散郁结之气，补助不足之虚，泻其有余，勿犯"虚虚实实"之戒。无论是用药，还是针刺，皆尊此法。

（三）疫疠

升降失常，导致气郁，极易发生疫疠之病，应引起我们的重视。如《素问·本病论》说："失之迭位者，谓虽得正岁（当位之岁），未得正位之司（司天、在泉不当位），即四时不节，即生大疫。"所谓"大疫"，包括火疫、水疫、风疫、金疫、湿疫等。

甲子阳年，土运太室……后三年化成土疫。晚至丁卯，早至丙寅，土疫至也。

丙寅阳年太过……后三年化成水疫，晚至己巳，早至戊辰，甚即速，微即徐，水疫至也……又只如丙寅年……后三年化病，名曰水疬，其状如水疫……

庚辰阳年太过……后三年化成金疫也，速至壬午，徐至癸未，金疫至也……又只如庚辰……后三年化疬，名曰金疬，其状如金疫也……

壬午阳年太过……（后三年化成风疫）……又只如壬午……后三年化疬，名曰木疬，其状如风疫也……

戊申阳年太过……后三年化（火）疫也……又只如戊申……后三年化（火）疬，名曰火疬也……

木运升天，金乃抑之，升而不前……民病瘟疫……

君火欲升，而中水运抑之，升之不前……日久成郁……化疫、瘟疬……

太阴升天……中木运抑之，升天不前……日久成郁……化疫也……

少阳升天……升天不前……日久成郁……化成疫疬……君火欲降，水运承之，降而不下……伏之化郁……亦风化疫……

太阳不迁正……民病瘟疫……

厥阴不退位……民病瘟疫……（《素问·本病论》）

为什么后二至三年才发疫疬，还有待科学工作者认真研究。

疫疬的发生是由于外部因素，人体的健康情况是源于内部因素，内部因素才是导致人生病及死亡的根本原因。所以《内经》强调在"三虚"，即天之虚、脏气本虚及精神内虚的情况下会导致"暴亡"。

人病心虚，又遇君相二火司天失守，感而三虚，遇火不及……令人暴亡……人脾病，又遇太阴司天失守，感而三虚，又遇土不及……令人暴亡……（《素问·刺法论》）

为此，《素问·刺法论》提出了积极预防内虚的思想，曰"正气存内，邪不可干"。如何达到"正气存内"？通过气功的修炼。如"肾有久病者，可以寅时面向南，净神不乱思，闭气不息七遍，以引项咽气顺之，如咽甚硬物，如此七遍后，饵舌下津令无数"；又"气出于脑，即室先想心如日，欲将入于疫室，先想青气自肝而出，左行于东，化作林木；次想白气自肺而出，右行于西，化作戈甲；次想赤气自心而出，南行于上，化作焰明；次想黑气自肾而出，北行于下，化作水；次想黄气自脾而出，存于中央，化作土。五气护身之毕，以想头上如北斗之煌煌，然后可入疫室"。

升降失常及郁发情况见表8-2至表8-6。

表 8-2　升之不前

年		辰戌年	巳亥年	子午年	丑未年	寅申年	卯酉年
升气左间		木气升天左间	君火升天左间	太阴升天左间	少阳（火）升天左间	阳明（金）升天左间	太阳（水）升天左间
窒抑星		金星天柱	水星天蓬	木星天冲	水星天蓬	火星天英	土星天芮
抑之中运		金运	水运	木运	水运	火运	土运
气象		清生风少，肃杀于春，露霜复降，草木乃萎	清寒复作，冷生旦暮	风埃四起，时举埃昏，雨湿不化	寒雰反布，凛冽如冬，水复涸，冰再结，喧暖乍作，冷复布之，寒暄不时	时雨不降，西风数举，咸卤燥生	湿而热蒸，寒生两间
病候		民病瘟疫早发，咽嗌乃干，四肢满，肢节皆痛	民病伏阳，而内生烦热，心神惊悸，寒热间作	民病风厥涎潮，偏痹不随，胀满	民病伏阳在内，烦生于中，心神惊骇，寒热争作	民病上热，喘嗽血溢	民病注下，食不及化
郁发	气象	久而化郁，即大风摧拉，折陨鸣紊	日久成郁，即暴热乃至，赤气彰	久而伏郁，即黄埃弗布，雨化乃微	以久成郁，即暴热乃生	久而化郁，即白埃黪雾，清生杀气	久而成郁，冷来客热，冰雹卒至
	病候	民病卒中偏痹，手足不仁	赤风瞳翳，化疫，烦而躁渴，温疠	民病化疫天亡，脸肢府黄疸满闭	赤风肿翳，化成郁疠，伏热内烦，痹而生厥，甚则血溢	民病胁满悲伤，寒鼽嚏嗌干，手坼皮肤燥	民病厥逆而哕，热生于内，气痹于外，足胫酸疼，反生心悸懊热，暴烦而复厥

表8-3 降之不下

年	丑未年	寅申年	卯酉年	辰戌年	巳亥年	子午年
降气左间	厥阴降地	少阴降地	太阴降地	少阳降地	阳明降地	太阳降地
窒抑星	金星地晶	水星地玄	木星地苍	水星地玄	火星地彤	土星地阜
抑之中运	金运	水运	木运	水运	火运	土运
气象	降而不下，苍埃远见，白气承云，风举埃昏，清燥行杀，霜露复下，肃杀布令	降而不下，即彤云见，黑气反生，才布寒常，暄暖如舒，漂洌复作，天云惨凄	降而不下，即黄云见而青霞彰，郁蒸作而大风，雾翳埃胜，折陨乃作	降而不下，即彤云才见，黑气反生，暄暖欲生，冷气乃至，甚即冰雹	天气清而肃，赤气乃彰，喧热反作	降而不入，即天彰黑色，瞑暗凄惨，才施黄埃而湿，寒化令气，蒸温复令
病候					民皆昏倦，夜卧不安，咽干引饮，懊热内烦，天清朝暮	
郁发 气象	久而不降，抑之化郁，即作风燥相伏，暄而反清，草木萌动，杀霜乃下，蛰虫未见	久而不降，伏之化郁，寒胜复作，赤气黄气，风化疫	久而不降，伏之化郁，天埃黄气，地布湿蒸	久而不降，伏之化郁，冷气赤风化，复热，赤风化疫	久而不降，伏之化郁，天清薄寒，远生白气	久而不降，伏之化郁，蒸湿同作，天有沉阴
郁发 病候	惧情伤藏	民病面赤，心烦，目眩，赤气彰而湿病饮作	民病四肢，昏眩，腹满填臆	民病面赤，心烦，头痛，目眩，赤气彰而热病作	民病掉眩，手足不仁，两胁而痛，满目眈疏	民病大厥，四肢重怠，阴痿少力

表 8-4 不迁正

不迁正之气	厥 阴	少 阴	太 阴	少 阳	阳 明	太 阳
气象	风喧不时，花卉萎萃。风欲令而寒由不去，温喧不正，春正失时	冷气不退，春冷后寒，喧暖不时。木气虽有余，而位不过于君火也	云雨失令，万物枯焦。雨化欲令当生不发，热犹治之，温煦于气，方而不泽	炎灼勿令，苗莠不荣，酷暑莠不荣干秋，肃杀晚至，霜露不时	暑化于前，肃杀于后。热化乃布，即清劲未行	冬清反寒，易令于春，杀霜在前，寒冰于后，阳光复治，凛冽不作时。寒化待燥，雾云待时，过失序，与民作灾
病候	民病淋渡，目系转，转筋，喜怒，小便赤	民病寒热，四肢烦痛，腰脊强直	民病手足肢节肿满，大腹水肿，填臆不食，飧泄胁满，四肢不举	民病瘈疭，骨热，心悸，惊，甚时血溢	民病寒热，鼽嚏，皮毛折，爪甲枯焦，嗽息高，悲伤不乐，甚则肺金复病	民病温疬疝至，喉闭嗌干，喘息而有音，烦躁而渴

表 8-5 不退位

不退位之气	厥 阴	少 阴	太 阴	少 阳	阳 明	太 阳
气象	大风早举，时雨不降，湿令不化	温生春冬，蛰虫早至，草木发生	寒暑不时，埃昏布作，湿令不去	热生于春，暑乃后化，冬温不冻，流水不冰，蛰虫出见	春生清冷，草木晚荣，寒热同作	（原文脱）
病候	民病瘟瘟疫疬，风生，肢节痛，头目痛，伏热内烦，咽喉干引饮	民病膈热咽干，血溢惊骇，小便赤涩，丹瘤疹疮，疡留毒	民病四肢少力，食饮不下，泄注淋满，足胫寒，阴痿闭塞，失溺，小便数	民病少气，寒热更作，便血上热，小腹坚满，小便赤沃，甚则血溢	民病呕吐，暴注，食饮不下，大便干燥，四肢不举，目暝掉眩	（原文脱）

表8-6 五运郁发

郁发之运 微甚	土运 微	土运 甚	金运 微	金运 甚	水运 微	水运 甚	木运 微	木运 甚	火运 微	火运 甚
佛之先兆 下气	云横天山，浮游生灭	兼飘骤	夜零白露，林莽声凄	兼清明	太虚深玄，气犹麻散，微见而隐	兼黦雪，色黑微黄	长川草偃，吟高山，柔叶呈阴，虎啸岩响	兼毁折，松	华发水凝，山川冰雪，无泽	兼曛昧，焰阳
初发	云蒸雨府，霞拥朝阳，其乃发也		山泽焦枯，土凝霜卤，佛乃发也		阳光不治，空积沉阴，白埃昏瞑，而乃发也		太虚苍埃，天山一色，或气浊色黄黑，郁若横云，不起雨变		刻终大温，汗濡玄府，其乃发也	
郁发	岩谷震惊，雷殷气交，埃昏黄黑，化为白气，飘骤高深，土石飞空，洪水乃从，川流漫衍，田牧土驹		天洁地明，风清气切，大凉乃举，草树浮烟，燥气以行，霜雾数起，杀气来至，草木苍干，金乃有声		阳气乃辟，阴气暴举，大寒乃至，川泽若凝，寒雾结为霜雪，甚则黄黑昏翳，流行气交，乃为霜杀，水乃见祥		太虚埃昏，云物以扰，大风乃至，屋发折木，木有变		大虚肿，炎火行，大暑至，山泽燔燎，材木流津，广厦腾烟，土浮霜卤，止水乃减，湿化乃后	
发病	民病心腹胀，肠鸣而为数后，甚则心痛胁膜，呕吐霍乱，饮发注下，胕肿身重		民病咳逆，心胁满引少腹，善暴痛，不可反侧，嗌干面尘，色恶		民病寒客心痛，腰椎痛，大关节不利，屈伸不便，善厥逆，痞坚腹满		民病胃脘当心而痛，上支两胁，膈咽不通，食饮不下，甚则耳鸣眩转，目不识人，善暴僵仆		民病少气，疮疡痈肿，胁腹胸背面首四支䐜愤，胕胀疡痱，呕逆瘛疭，骨痛。节乃有动，注下温疟，腹中暴痛，血溢流注，精液乃少，目赤心热，甚则瞀闷懊憹，善暴死	
治则	土郁夺之		金有泄之		水郁折之		木郁达之		火运发之	
常位	以其四维		其气五		其二火前后		其气无常		其气四	
变位	差后三十度有奇		差后三十度有奇		前后三十度有奇				差后三十度有奇	
郁发后化生	化气乃敷，普为时雨，始生始长始化成								动复则静，阳极反阴，湿令乃化成	

　　《素问·六元正纪大论》说："气有多少，发有微甚，微者当其气，甚者兼其下，徵其下气而见可知也。"何谓"兼其下"？下指承气言也。《素问·六微旨大论》说："相火之下，水气承之；水位之下，土气承之；土位之下，风气承之；风位之下，金气承之；金位之下，火气承之；君火之下，阴精承之。"故发作甚者，火兼水气而下，如"火发而曛昧"，曛昧，晦暗也，乃火兼水之状。水兼土而下，如"水发雹雪"，雹雪已成块，乃土兼水之状。土兼木而下，如"土发而飘骤"，暴风骤雨，乃湿兼风之状。木兼金气而下，如"木发而毁所"，乃木发兼金气也。金兼火气而下，如"金发而清明"，清为金气，明为火气。"亢则害……害则败乱，生化大病""承乃制，制则生化"。

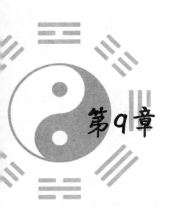

第9章　运气学对国民经济的重大价值

运气学不仅论述了医学知识，还论述了物候学、灾害学等多方面的知识，对医学、农业、林业、畜牧业、渔业、工业、交通运输、生态环境保护及人类生活活动等方面都有重大价值。就是说，运气学对国民经济有重大价值，应引起高度重视。

一、运气物候学

《内经》阐述了十分丰富的物候学知识，物候是天象反映的重要佐证，《素问·五运行大论》曾明确指出日月五星运动的天象是"候之所始"。候，包括各种物候、疾病和气候在内。气是物质，即物。气候只是物质的一种。研究各种物候现象，是深入揭示日月五星运动规律的必要手段。《内经》物候学不仅反映物候的一般规律，还反映特殊的物候规律，从而探讨日月五星运动的一般规律及特殊规律，并逐步掌握各星体对哪些物候有影响（表9-1）。

从表9-1可以看出，当中运不足时，植物类的气化，是所胜之气与所不胜之气兼化。如木运不及，谷果土金兼化；火运不及，谷果水金兼化；土运不及，谷果水木兼化；金运不及，谷果木火兼化；水运不及，谷果火土兼化。而动物类的气化，是本气与所不胜之气兼化。如木运不及，畜虫木金兼化；火运不及，畜虫火水兼化；土运不及，畜虫土木兼化，金运不及，畜虫金火兼化；水运不及，畜虫土木兼化。可是当中运太过时，无论是植物类的气化，还是动物类的气化，都是本气与所不胜之气齐化。如木运太过，木金齐化；火运太过，火水齐化；土运太过，土木齐化；金运太过，金火齐化；水运太过，水土齐化。在中运为平气时，动植物都是同者受助。

"静"，含既不生育，也不耗损的意思。凡"育"者为助，"不成""不育""耗"者为制。《素问·五常政大论》说，六气在司天、在泉及左右间不同的气位对五

表9-1 五运对物候的影响

物候分类	丁壬木运 敷和年 平气	丁壬木运 委和年 不及(土)(金)	丁壬木运 发生年 大过(木)(金)	戊癸火运 升明年 平气	戊癸火运 伏明年 不及(水)(金)	戊癸火运 赫曦年 大过(火)(水)	甲己土运 备化年 平气	甲己土运 卑监年 不及(水)(木)	甲己土运 敦阜年 大过(土)(木)	乙庚金运 审平年 平气	乙庚金运 从革年 不及(木)(火)	乙庚金运 坚成年 大过(金)(火)	丙辛水运 静顺年 平气	丙辛水运 涸流年 不及(火)(土)	丙辛水运 流衍年 大过(水)(土)
谷	麻	稷(土)稻(金)	麻(木)稻(金)	麦	豆(水)稻(金)	麦(火)豆(水)	稷	豆(水)麻(木)	稷(土)麻(木)	稻	麻(木)麦(火)	稻(金)黍(火)	豆	黍(火)稷(土)	豆(水)稷(土)
果	李	枣(土)桃(金)①	李(木)桃(金)	否	栗(水)桃(金)	否(火)栗(水)	枣	栗(水)李(木)	枣(土)李(木)	桃	李(木)否(火)	桃(金)杏(火)	栗	杏(火)枣(土)	栗(水)枣(土)
实、物	核、物中坚	肉(土)壳(金)②	中坚(木)外坚(金)	络、脉	濡(水)壳(金)③	脉(火)濡(水)	肌、肉	濡(水)核(木)	肌(土)核(木)	壳、外坚	核(木)络(火)④	壳(金)络(火)	濡	络(火)肉(土)⑤	濡(水)满(土)
虫	毛	毛(木)介(金)	毛(木)介(金)	羽	鳞(水)羽(火)	羽(火)鳞(水)	倮	倮(土)毛(木)	倮(土)毛(木)	介	介(金)羽(火)	介(金)羽(火)	鳞	鳞(水)倮(土)	鳞(水)倮(土)
畜	犬	犬(木)鸡(金)	犬(木)鸡(金)	马	彘(水)马(火)	羊(火)彘(水)	牛	牛(土)犬(木)	牛(土)犬(木)	鸡	鸡(金)羊(火)	鸡(金)羊(火)	彘	彘(水)牛(土)	彘(水)牛(土)
其化	草木生荣	草木晚荣	生气淳化,万物以荣	蕃茂	生而不长,成实而稚	物得以昌	丰满	草木荣美,秀而不实	物化充成	坚敛	庶类以蕃	物以司成	凝坚	草木条茂,荣秀满盛	长令不扬
气候	温和	雾露凄沧	振拉摧拔	炎暑	冰雪霜寒	炎烈沸腾	溽蒸	飘怒振发	震惊飘骤	清切	明曜炎烁	肃杀凋零	凝肃	埃郁昏翳	冰雪霜雹
病候	里急支满	摇动注恐	怒	胸瞋胀	昏惑悲忘	笑、疟、疮疡、血流狂妄、目赤	否	留满否塞	腹满,四肢不举	咳	嚏、咳、鼽、衄	喘喝胸凭仰息	厥	痿厥坚下	胀

①原文"李",当改为"桃";②原文"核",当改为"肉";③原文"络",当改为"濡";④原文"完",当改为"壳";⑤原文"濡",当改为"核"。

经文中所述"实""物"应属植物类,当从植物类规律。土运不及年核(水)核(木),反映了这一规律,余运不及年当从之,故有改动类动物有着制约的作用，即"同者盛之，异者衰之，此天地之道也，生化之常也""五类衰盛，治之不全，此气之常也"。所谓"同者盛之"，指动物的五行属性与气、运的五行属性相同，得气、运之助而利于其生长发育。即《素问·六元正纪大论》所说："厥阴所至为毛化，少阴所至为羽化，太阴所至为倮化，少阳所至的羽化，阳明所至为介化，太阳所至为鳞化，德化之常也。"所谓"异者衰之"，指动物的五行属性与气、运的五行属性不同，对其生长发育不利或有损耗。

表9-2 六气对物候的影响

六气 物候 生物	厥阴风木 巳亥年		少阴君火 子午年		太阴湿土 丑未年		少阳相火 寅申年		阳明燥金 卯酉年		太阳寒水 辰戌年	
	司天	在泉	司天	在泉	司天	在泉	司天	在泉	司天	在泉	司天	在泉
助五虫	羽虫静（木）羽虫育（火）	毛虫育①（木）	羽虫静（火）介虫育（金）	羽虫育（火）	倮虫静（土）鳞虫育（水）	倮虫育（土）	羽虫静（火）毛虫育（木）	羽虫育（火）	介虫静（金）羽虫育（火）	介虫育（金）倮虫	鳞虫静（水）倮虫育（土）	鳞虫育①（水）
制五虫	介虫不成（金）倮虫耗（土）	羽虫不育（火）	毛虫不成（木）	介虫耗不育（金）	羽虫不成（火）	鳞虫不成（水）	倮虫不成（土）	介虫耗（金）毛虫不育（土）	介虫不成（金）	羽虫不成（火）毛虫耗（木）	鳞虫不成（水）	倮虫不育（土）羽虫耗①（火）
五谷果	苍（木）丹（火）李（木）杏（火）麻（木）麦（火）		丹（火）白（金）杏（火）桃（金）麦（火）稻（金）		黅（土）玄（水）枣（土）栗（水）稷（土）豆（水）		同厥阴 巳亥年		同少阴 子午年		同太阴 丑未年	

注：①原文"鳞虫耗"，当改为"鳞虫查羽耗"；原文"鳞虫不育"，当改为"鳞虫育，羽虫不育"

从表9-2可以看出，对动物的影响，在泉之气比司天之气影响大，可以说动物的生长和发育主要取决于在泉之气的影响。在泉时"同者盛之"，所不胜受制。司天之气只能保护同性动物不受伤害，保持"静"的状态。而对植物的影响，司天在泉则一样。总之，万物的生成不独依靠天气，更重要的是依靠地气。

帝曰：气始而生化，气散而有形，气布而蕃育，气终而象变，其致一也。然而五味所资，生化有薄厚，成熟有少多，终始不同，其故何也？岐伯曰：地气制

之也，非天不生，地不长也。(《素问·五常政大论》)

综上所述，六气与五运决定着万物的生与死。每年之运称中运，受中运影响，万物从五运而化生，《素问·五常政大论》称作"中根"。如高士宗注："五运在中，万物化生，所谓中根也。"六气在中运之外，万物从六气而化生，《素问·五常政大论》称作"根于外"。所以《素问·五常政大论》说："根于中者，命曰神机，神去则机息；根于外者，命曰气立，气止则化绝。故各有制，各有胜，各有生，各有成。故曰不知年之所加，气之同异，不足以言生化，此之谓也。"《内经》把根于中运称作"神机"，主宰万物的生化作用，"神"去则万物生化机能停止。而中运源于月亮运动，说明月亮运动对万物的生化有特殊作用。《内经》曾举海潮与人体气血相应关系进行说明。西方学者研究指出，地球上的生物是由太阳和月亮的运动产生的，太阳能量组成了生物运动机体，月亮能量创造了生物骨骼，使人能站立起来行走，使植物有纤维。并进一步推断，如果没有月亮，地球上的一切生物将是没有纤维、没有骨骼的软体状生命，所以说："万物生长靠太阳，更要靠月亮"。西方的这一发现，比《内经》晚了几千年。我们希望现代科学能重视起来，还月球一个平静的环境，开发月球恐将给地球上的生物带来灾难。

根中之"神机"源于五运，根外之"气立"源于六气，五运六气——日月运动决定着一年的生化活动。生化活动主宰着生物的生命活动，即生物的生长壮老死过程。因此，探索生物生命的规律，不应只局限于生物个体，而应立足于天道规律对生物（包括人在内）的影响。正因为天道规律主宰着万物的化生，而每年的天道都在不停地变化着，影响万物的化生，所以《内经》提出了著名的论断"司岁备物"理论。所谓"司岁备物"，乃指按照当年所司的气、运之气所生之物，以收备之。因为此"岁物"得"天地之专精之化，气全力厚"。

《内经》指出动物（包括人类）的胎育长养受五运六气的影响和制约，强调了天道规律对生命的决定性影响，从而可以了解不同运气年份出生的人，由于禀受不同的运气，而有不同的体质。就是说，人体的生理病理及体质都受天道规律的影响，据天道规律可以预知人的发病规律，这对优生优育及选取优良种子至关重要。这一理论对胎养及出生后的养生与防治疾病有重大启示作用。

运气学不仅论述了气候的一般规律，即气候之"常"，还揭示了气候的各种特殊的变化规律，即气候之"变"，这对研究我国的气候变化有重要价值。气候的变化不仅影响农、林、畜牧业，还对工业、交通运输等影响很大，就是说，对国民经济影响很大。

二、运气灾害学

各种自然灾害不仅造成重大的经济损失，且威胁着人们的生命安危。由天道规律，即运气规律引起的自然灾害，《内经》进行了多层次的定向、定位研究，具有重大价值。研究运气学对预测自然灾害的发生及防患于未然和制订战胜灾害的对策，都具有特殊的意义。

（一）运气的"常""变"与灾害

自然灾害多由天道变化引起。《素问·五运行大论》载日月五星运动之天象是"候之所始，道之所生"，所以自然界"变化之用"的发生机制根源于"七曜纬虚"。"七曜"运动产生的运气规律有"常"和"变"两种，其中"德化政令"为之常，"灾眚变易"则属非常。因为运气的"常"和"变"是由天道规律引发的，所以是客观存在的，不能以人的主观意志为转移，即所谓"德化政令灾变不能相加也，胜复盛衰不能相多也，往来大小不能相过也，用之升降不能相无也"。故《素问·气交变大论》说："是故察其动也，有德有化，有政有令，有变有灾，而物由之，而人应之也。"运气之变，不恒其德，"无德"则引起灾害的发生，极具有破坏性，是万物受伤的根源。如《素问·气交变大论》说："变易者，复之纪；灾眚者，伤之始。"

人类虽然还不能避免灾害，但若是掌握了引起灾害发生的天道规律，就可以进行防范进而减轻灾害的损伤。

（二）运气灾害

自然灾害包括风灾、雨灾、冰雪、霜雾、雷电、火灾、沙尘暴、旱灾、地震、凋零、温病疫疠等，是由天道规律引起的胜复郁发等现象导致的。五运有胜复，六气也有胜复，而郁发则多是由五运与六气加临产生的。

木不及……春有惨凄残贼之胜，则夏有炎暑燔烁之复。其眚东……

火不及……夏有惨凄残凝冽之胜，则不时有埃昏大雨之复。其眚南……

土不及……四维发振位飘腾之变，则秋有肃杀霖霪之复。其眚四维……

金不及……夏有炎烁燔燎之变，则秋有冰雹霜雪之复。其眚西……

水不及……四维发埃昏骤注之变，则不时有飘荡振拉之复。其眚北……

夫五运之政……失常则天地四塞矣。（《素问·气交变大论》）

厥阴所至为飘怒太凉，少阴所至为太暄寒，太阴所至为雷霆骤注烈风，少

阳所至为飘风燔燎霜凝，阳明所至为散落温，太阳所至为寒雪冰雹白埃。（《素问·六元正纪大论》）

辰戌之岁……久而化郁，即大风摧拉，折损鸣紊。民病卒中偏痹，手足不仁。

巳亥之岁……日久成郁，即暴热乃至，赤风瞳翳，化疫，温疠……

子午之岁……久而伏郁，即黄埃化疫也……

丑未之岁……以久成郁，即暴热乃生，赤风气肿翳，化成疫疠……

寅申之岁……久而化郁，即白埃翳雾，清生杀气……

卯酉之岁……久而成郁，冷来客热，冰雹卒至。（《素问·本病论》）

总之，"水发而雹雪，土发而飘骤，木发而毁，金发而清明，火发而曛昧"。

（三）灾害特点

自然灾害是由天道规律导致的，所以其发生有周期性、整体性、连锁性、定位定性性等特点。

1. 周期性　其中有五运周期、六气周期及五运六气的遇合周期。如五运周期中的太过、不及规律，可导致淫迫规律。《素问·六节藏象论》说："未至而至，此谓太过，则薄所不胜，而乘所胜也，命曰气淫。至而不至，此谓不及，则所胜妄行，而所生受病，所不胜薄之也，命曰气迫。"而六气周期则有风化、热化、火化、湿化、燥化、寒化之分。遇合周期如天符、太乙天符等。

2. 整体性　灾害的发生有其整体性而不是孤立的。如《素问·本病论》说：庚戌年，中运为金太过，司天之气为太阳寒水。厥阴风木当从地之右间上升为天之左间，因为金运之气先天时而至，克制厥阴风木之气不能前进升至天之左间，从而导致木郁，郁久则致木发灾害。

3. 连锁性　如六气的上半年之气胜，必定引发下半年的复气来临。胜气甚则复气甚，胜气微则复气微，无胜则无复。

4. 定位定性性　由于天道规律有定位定性的特点，如春东而风化，夏南而火化，秋西而燥化，冬北而水化，所以由天道引发的自然灾害也有定向定位定性性。如《素问·五常政大论》说木运不及，损于东方，"眚于三"。《素问·六元正纪大论》说火运太过，损于南方，"灾九宫"。《素问·气交变大论》说木不及，"其眚东"。

（四）灾害预测

灾害之表现，"候"也。灾害之规律，"道"也。而"候之所始，道之所生"，源于日月五星运动之天象。《素问·六节藏象论》说"终期之日，周而复始，时立气布，如环无端，候亦同法"，指出了"物候"的变化源于天道规律。所以对灾害发生的预测，最重要的是观天象。《内经》对此有丰富的论述，现举例说明于下。

是故天温日明，则人血淖液而卫气浮，故血易泻，气易行；天寒日阴，则人血凝泣，而卫气沉。月始生，则血气始精，卫气始行；月郭满，则血气实，肌肉坚；月郭空，则肌肉减，经络虚，卫气去，形独居。是以因天时而调血气也。是以天寒无刺，天温无疑；月生无泻，月满无补，月郭空无治，是谓得时而调之。因天之序，盛虚之时，移光定位，正立而待之。故曰：月生而泻，是谓脏虚；月满而补，血气扬溢，络有留血，命曰重实；月郭空而治，是谓乱经……淫邪乃起。……以日之寒温，月之虚盛，四时气之浮沉，参伍相合而调之……（按："四时"为四象周期，"参伍"为五运月期）（《素问·八正神明论》）

以上论述了日月星辰对人体的影响。

人与天地相参也，与日月相应也。故月满则海水西盛，人血气积，肌肉充；皮肤致，毛发坚，腠理郄，烟垢着，当是之时，虽遇贼风，其入浅不深。至其月郭空，则海水东盛，人气血虚，其卫气去，形独居，肌肉减，皮肤纵，腠理开，毛发残，膲理薄，烟垢落，当是之时，遇贼风则其入深，其病人也，卒暴。……乘年之虚，逢月之空，失时之和，因为贼风所伤，是谓三虚……逢年之盛，遇月之满，得时之和，虽有贼风邪气，不能危之也……命曰三实。（《灵枢·岁露论》）

以月死生为数，用针者，随气盛衰，以为痏数……月生一日一痏，二日二痏，十五日十五痏，十六日十四痏……针过其日则脱气，不及日数则气不泻……（《素问·缪刺论》）

太一移日，天必应之以风雨，以其日风雨则吉，岁美民少病矣。先之则多雨，后之则多汗（旱）。太一在冬至之日有变……太一在春分之日有变……太一在中宫之日有变……太一在秋分之日有变……太一在夏至之日有变……所谓有变者，太一居五宫之日，病风折树木，扬沙石……（《灵枢·九宫八风》）

以上论述了四时八节的气候变化，《汉书·天文志》将此概括为"月为风雨，日为寒温"。日行化六气，以标言，太阳、阳明、少阳三阳为"温"，太阴、少阴、厥阴三阴为"寒"；以本言，风、热、火三气为"温"，湿、燥、寒三气为"寒"。月行化五运，月盛满为太过，月虚空为不及。月亮不仅能引起海水潮，还能引起大气潮。大气潮的运动决定风雨的强弱及方向，海水潮的运动则会影响气候。

自然灾害的发生，虽主宰于日月，但与五星视运动有密切关系，如《素问·气交变大论》说："岁候，其不及太过，而上应五星"。所以《内经》强调对五星星相的观察。《素问·气交变大论》详细地论述了五星影响岁候的效应和规律。

帝曰：夫子之言岁候，不及其太过，而上应五星。其应奈何？岐伯曰：各从其气化也。帝曰：其行之徐疾逆顺何如？岐伯曰：以道留久，逆守而小，是谓省下；以道而去，去而速来，曲而过之，是谓省遗过也；久留而环，或离或附，是谓议灾与其德也；应近则小，应远则大。芒而大，倍常之一，其化甚，大常之二，其眚即也；小常之一，其化减；小常之二，是谓临视，省下之过与其德也。德者福之，过者伐之，是以象之见也，高而远则小，下而近则大，故大则喜怒迩，小则祸福远。岁运太过，则运星北越，运、气相得则各行以道。故岁运太过，畏星失色而兼其母，不及则色兼其所不胜……

帝曰：其灾应何如？岐伯曰：亦各从其化也。故时至有盛衰，凌犯有逆顺，留守多少，形见有善恶，宿属有胜负，征应有吉凶矣。帝曰：其善恶何谓也？岐伯曰：有善有怒，有忧有丧，有泽有燥，此象之常也。必谨察之。帝曰：六者高下异乎？岐伯曰：象见高下，其应一也，故人亦应之。帝曰：善。（《素问·气交变大论》）

经文分别从速度、方向、形态及色泽等方面对五星进行了观察。

速度，指五星运行的快慢——"徐疾"，还有"留""守""环"之分。

方向，指五星运行的左右旋，"以道"沿周天右旋称为"顺"，与日月运行方向相反的左旋称为"逆"。岁运太过年，应运之星北越。

形态，指五星的大小，大则灾变近，小则灾变远。如"高而远则小，下而近则大，故大则喜怒迩，小则祸福远"。

光芒，指五星远近的光芒变化，有大有小。

色泽，指五星的光泽和颜色。如"岁运太过，畏星失色而兼其母，不及则色兼其所不胜"。

情志，指五星的喜、怒、忧、丧。五星之情志下配五腑之情志，是天人相应的写法，这在《素问·金匮真言论》《素问·阴阳应象大论》中有论述（表9-3）。

表9-3　五星与人相应

方位	东	南	中	西	北
季节	春	夏	长夏四维	秋	冬
五运	木运	火运	土运	金运	水运
五色	青	赤	黄	白	黑
五星	岁星	荧惑星	镇星	太白星	辰星
五脏	肝	心	脾	肺	肾
五志	怒	喜	思	忧	恐

第10章 运气理论对针灸子午流注的指导作用

针灸子午流注理论是针灸学的重要理论，是运用干支纪时原理在十二经五输穴上按时开穴的针法。而干支纪时的原理，却是五运六气理论，因此说运气理论是子午流注说之源头，运气理论对针灸子午流注起着重要的指导作用。子午流注既可以按日时开穴，也可按五运六气的年月开穴，如《素问·刺法论》所述就是子午流注在运气中的应用。

一、运气理论是针灸子午流注之源

针灸子午流注以经脉和腧穴理论为基础，经脉是气血运行的通道。

气之不得无行也，如水之流，如日月之行不休。故阴脉营其脏，阳脉营其府，如环之无端，莫知其纪，终而复始。(《灵枢·脉度》)

经脉十二者，以应十二月；十二月者，分为四时；四时者，春夏秋冬，其气各异……(《灵枢·五乱》)

用针之服，必有法则焉……法天则地，合以天光……凡刺之法，必候日月星辰四时八正之气，气定，乃刺之，是以因天时而调血气也……先知日之寒温，月之虚盛，以候气之浮沉，而调之于身。(《素问·八正神明论》)

《素问·缪刺论》进一步指出，针刺要"以月死生为数""月生一日一痏，二日二痏，渐多之，十五日十五痏，十六日十四痏，渐少之"。《灵枢·营卫生会》指出，营气通行十二经脉之中，昼夜五十营，"常营无已，周而复始"。卫气则日行于阳，夜行于阴，"与天地同纪"。《素问·宝命全形论》说："人以天地之气生，四时之法成"，把人体气血在经脉中的运行与自然界的水流和日月运行现象联系起来，从而说明"人与天地相参……与日月相应"的理论，说明人体与自然有着节律同化现象。《素问·针解》说，针刺"补泻之时与气开阖相合也"。与气开阖相合，就是与日月运行相合，这就是子午流注取穴的原理。

马王堆汉墓出土的中医帛书证实，《灵枢·本输》记载的早期只有十一经脉是事实，阳经六，阴经五。《素问·六节藏象论》说"凡十一藏"，这"十一藏"对应着十一经脉。《灵枢·九针十二原》则详细记载了十一经脉的肘膝关节以下各经重要经穴的名称和具体位置，分别为井、荥、输、经、合，合称"五输"，唯独没有手少阴心经（手厥阴心包络代之），其后《甲乙经》才补充完备。五输穴象征经脉中气血运行的"出、溜、注、行、汇"五种态势，代表经气的浅深出入及盛衰消长。十一经脉的五输穴共有55个（《周易·系辞传》说："天数二十有五，地数三十，凡天地之数五十有五。此所以成变化……"五阴经25穴，六阳经30穴，55穴合天地数），加上《甲乙经》补出的手少阴经5个穴位，共60穴，与甲子60数合。

另外，《灵枢·九针十二原》还提出原穴之名，五脏有原穴，即阴经五输穴中的"输穴"。《灵枢·本输》则补充道，六腑在五输穴之外另有6个原穴，加上60个五输穴，总共是66穴，这就是子午流注所用的穴。但因输穴与原穴同时开，实际只开60穴。五日60个时辰，恰与60个穴相配。我认为，66穴很可能没有《甲乙经》补充的手少阴经5个穴，而是55个五输穴加上五阴经的五原穴和六阳经的六原穴（尽管五阴的原穴即是输穴），只有这样才能突出天地五十五数"所以成变化"（因为输原同开，可以不记原穴）。

我认为，早期的十一经脉说与五运六气有密切关系。五阴经通五脏应五运，六阳经通六腑应六气。五阴经应五运之主运，五输穴应客运加临在主运上的反映点，各经有一应穴，五客运有五次应穴，即此五输穴。如《灵枢·顺气一日分为四时》说："春生、夏长、秋收、冬藏，是气之常也。人亦应之，以一日分为四时，朝则为春，日中为夏，日入为秋，夜半为冬……人有五脏，五脏有五变，五变有五输，故五五二十五输，以应五时。"故"刺有五变，以主五输"。五脏应五运，岂不是说明五输穴应客运吗？"春夏秋冬，各有所刺""冬刺井""春刺荥""夏刺输""长夏刺经""秋刺合"的规律，就是主运的规律。六阳经应六气之主气，阳经六穴（五输穴加一原穴）应六气之客气，客气加临主气之上，故各经有一应穴，六客气有六应穴，即五输穴加原穴。

为什么《灵枢·本输》明确指出阴经的井穴属五行之木，阳经的井穴属五行之金呢？我认为可能与《素问·至真要大论》所说"阳明何谓也……两阳合明也……厥阴何也……两阴交尽也"及《素问·天元纪大论》所说"金木者，生成之终始也"有关。"两阳合明"为阳明燥金，故阳经井穴属金；"两阴交尽"为厥阴风木，故阴经井穴属木。春气属木，阳气始升而生发万物；秋气属金，阴气始降而收敛长成万物。这一木一金为一阴一阳一生成，而为万物之终始。阳升之木根于阴经，阴降之金根于阳经，其中有阳升阴降及阴阳互根的规律。我建立的"三部六经说"即基于此，以阴阳分二类，阳气始厥阴木，次少阳太阳；阴气始阳明金，次太阴少阴。阴经井穴始于木，阳经井穴始于金，然后按五行相生次序排五输穴（表 10-1）。

表 10-1　六十六腧穴表

阳经输穴						阴经输穴					
经别＼五输穴	井（金）	荥（水）	俞（木）	原	经（火）	合（土）	经别＼五输穴	井（木）	荥（火）	俞（土）	经（金）	合（水）
胆（木）	窍阴	侠溪	临泣	丘墟	阳辅	阳陵泉	肝（木）	大敦	行间	太冲	中封	曲泉
小肠（火）	少泽	前谷	后溪	腕骨	阳谷	小海	心（火）	少冲	少府	神门	灵道	少海
胃（土）	厉兑	内庭	陷谷	冲阳	解溪	足三里	脾（土）	隐白	大都	太白	商丘	阴陵泉
大肠（金）	商阳	二间	三间	合谷	阳溪	曲池	肺（金）	少商	鱼际	太渊	经渠	尺泽
膀胱（水）	至阴	通谷	束骨	京骨	昆仑	委中	肾（水）	涌泉	然谷	太溪	复溜	阴谷
三焦（相火）	关冲	液门	中渚	阳池	支沟	天井	心包（相火）	中冲	劳宫	大陵	间使	曲泽

该说法有没有根据呢？有，请看《素问·刺法论》。

木欲升而金运抑之，刺足厥阴之井；火欲升而水运抑之，刺手心包络之荥；土欲升而木运抑之，刺足太阴之输；金欲升而火运抑之，刺手太阴之经；水欲升而土运抑之，刺足少阴之合。（《素问·刺法论》）

这里的五输穴井、荥、输、经、合，配客运客气之五行木、火、土、金、水，不就是实证吗。

木欲降而金运抑之，刺手太阴之出，手阳明之所入；火欲降而水运抑之，刺足少阴之出，足太阳之所入；土欲降而木运抑之，刺足厥阴之出，足少阳之所入；金欲降而火运抑之，刺心包络之出，手少阳之所入；水欲降而土运抑之，刺足太阴之出，足阳明之所入。（《素问·刺法论》）

"出"为井穴，"入"为合穴。阴经井穴为木，阳经合穴为土。风木主阳气之升，湿土主阴气之降。刺阴经井穴木，阳经合穴土，就是调阴阳之升降。

太阳司天不退，厥阴不迁正，刺足厥阴之所流；厥阴司天不退，少阴不迁正，刺心包络之所流；少阴司天不退，太阴不迁正，刺足太阴之所流；太阴司天不退，少阳不迁正，刺手少阳之所流；少阳司天不退，阳明不迁正，刺手太阴之所流；阳明司天不退，太阳不迁正，刺足少阴之所流。

巳亥年，厥阴气胜不退位，刺足厥阴所入；子午年，少阴气胜不退位，刺手厥阴所入；丑未年，太阴气胜不退位，刺足太阴所入；寅申年，少阳气胜不退位，刺手少阳所入；卯酉年，阳明气胜不退位，刺手太阴所入；辰戌年，太阳气胜不退位，刺足少阴所入。（《素问·刺法论》）

"流"作溜，义同，溜为荥穴。"入"为合穴。阴经之荥穴为火，阴经的合穴为水。火性炎上主升，水性润下主降。不迁正是不升，故刺阴经荥火穴助其升。气胜不退位是气不降，故刺阴经合水穴助其降。

由上述可知，针灸子午流注说根源于运气理论，即根源于日月五星运动规律。

二、子午流注纳甲法推算规律分析

子午流注纳甲法规律是阳日阳时开阳经之穴，阴日阴时开阴经之穴，阳经主腑，阴经主脏，其脏腑与天干及五行的关系见表10-2至表10-6。

由表10-2至表10-6可以看出，这正是《内经》的十日五运法，现据《素问·藏气法时论》《素问·平人气象论》《灵枢·顺气一日分为四时》等归纳出表10-7，以做比较。

天干地支相合一周为一个甲子周，大则纪六十年，小则六十时辰。一日十二时辰，六十时辰为五日，故五日为一候。脏腑六经与干支的配合见表10-8。

由表10-8可知，六甲日皆为胆，六乙日皆为肝，六丙日皆为小肠，六丁日皆为心，六戊日皆为胃，六己日皆为脾，六庚日皆为大肠，六辛日皆为肺，六壬日皆为膀胱，六癸日皆为肾。每一天干是一个大循环，而每一组日干循环内又有六个小周期。如六甲值日之内，由甲子到甲戌，由甲戌到甲申，由甲申到甲午，由甲午到甲辰，由甲辰到甲寅，由甲寅到甲子，各历经10个时辰，共为60个时辰，用六十甲子标志。于是，五日为一周，十日再周，也即甲乙丙丁戊五日为一周，己庚辛壬癸五日又为一周，两周就构成甲与己合、乙与庚合、丙与辛合、丁

表 10-2　甲乙木（甲胆乙肝）日值日开五输穴表

五输穴	井		荥		俞		经		合		荥（日干重见）	
五行	金	木	水	火	木	土	火	金	土	水	水	火
腑经穴	窍阴（胆）		前谷（小肠）		陷谷（胃）		阳溪（大肠）		委中（膀胱）		液门（气纳三焦）	
脏经穴		大敦（肝）		少府（心）		太白（脾）		经渠（肺）		阴谷（肾）		劳宫（血归包络）
时辰	甲戌	乙酉	丙子	丁亥	戊寅	己丑	庚辰	辛卯	壬午	癸巳	甲申	乙未
阴阳	阳	阴	阳	阴	阳	阴	阳	阴	阳	阴	阳	阴
输原返还同开					丘墟（胆）	太冲（肝）						

表 10-3　丙丁火（丙小肠丁心）日值日开五输穴表

五输穴	井		荥		输		经		合		输（日干重见）	
五行	金	木	水	火	木	土	火	金	土	水	木	土
腑经穴	少泽（小肠）		内庭（胃）		三间（大肠）		昆仑（膀胱）		阳陵泉（胆）		中渚（气纳三焦）	
脏经穴		少冲（心）		大都（脾）		太渊（肺）		复溜（肾）		曲泉（肝）		大陵（血归包络）
时辰	丙申	丁未	戊戌	己酉	庚子	辛亥	壬寅	癸丑	甲辰	乙卯	丙午	丁巳
阴阳	阳	阴	阳	阴	阳	阴	阳	阴	阳	阴	阳	阴
输原返还同开					腕骨（小肠）	神门（心）						

表10-4 戊己土（戊胃己脾）日值日开五命市非五输穴

五输穴	井		荥		输		经		合		经（日干重见）	
五行	金	木	水	火	木	土	火	金	土	水	火	金
腑经穴	厉兑（胃）		二间（大肠）		束骨（膀胱）		阳辅（胆）		小海（小肠）		支沟（气纳三焦）	
脏经穴		隐白（脾）		鱼际（肺）		大溪（肾）		中封（肝）		少海（心）		同使（血归包络）
时	戊午	己巳	庚申	辛未	壬戌	癸酉	甲子	乙亥	丙寅	丁丑	戊辰	己卯
阴阳	阳	阴	阳	阴	阳	阴	阳	阴	阳	阴	阳	阴
输原返还同开	冲阳（胃）	太白（脾）										

表10-5 庚辛金（庚大肠辛肺）日值日开五输穴表

五输穴	井		荥		输		经		合		合（日干重见）	
五行	金	木	水	火	木	土	火	金	土	水	土	水
腑经穴	商阳（大肠）		通谷（膀胱）		足临泣（胆）		阳谷（小肠）		足三里（胃）		天井（气纳三焦）	
脏经穴		少商（肺）		然谷（肾）		大冲（肝）		灵道（心）		阴陵泉（脾）		曲泽（血归包络）
时	庚辰	辛卯	壬午	癸巳	甲申	乙未	丙戌	丁酉	戊子	己亥	庚寅	辛丑
阴阳	阳	阴	阳	阴	阳	阴	阳	阴	阳	阴	阳	阴
输原返还同开	合谷（大肠）	大渊（肺）										

表 10-6　壬癸水（壬膀胱癸肾）日值日开五输穴表

五输穴	井	荥	输	经	合	井（日干重见）
五行	金 / 木	水 / 火	木 / 土	火 / 金	土 / 水	金 / 水
腑经穴	至阴（膀胱）	侠溪（胆）	后溪（小肠）	解溪（胃）	曲池（大肠）	关冲（气纳三焦）
脏经穴	涌泉（肾）	行间（肝）	神门（心）	商丘（脾）	尺泽（肺）	中冲（血归包络）
时辰	壬寅 / 癸亥	甲辰 / 乙丑	丙午 / 丁卯	戊申 / 己巳	庚戌 / 辛未	壬戌 / 癸酉
阴阳	阳 / 阴	阳 / 阴	阳 / 阴	阳 / 阴	阳 / 阴	阳 / 阴
输原返还同开			京骨（膀胱） / 太溪（肾）			

表 10-7　天干脏腑经络相应表

日干	甲	乙	丙	丁	戊	己	庚	辛	壬	癸
脏腑	肝胆		心小肠		脾胃		肺大肠		肾膀胱	
经络	足厥阴、少阳		手少阴、太阳		足太阴、阳明		手太阴、阳明		足少阴、太阳	
日运	木		火		土		金		水	

表10-8 五日六十时辰表

一日

项目												
脏腑	胆肝		小肠心		胃脾		大肠肺		膀胱肾		肝胆	
天干	甲	乙	丙	丁	戊	己	庚	辛	壬	癸	甲	乙
地支	子	丑	寅	卯	辰	巳	午	未	申	酉	戌	亥
六经司天	少阴	太阴	少阳	阳明	太阳	厥阴	少阴	太阴	少阳	阳明	太阳	厥阴

二日

项目												
脏腑	小肠心		胃脾		大肠肺		膀胱肾		胆肝		小肠心	
天干	丙	丁	戊	己	庚	辛	壬	癸	甲	乙	丙	丁
地支	子	丑	寅	卯	辰	巳	午	未	申	酉	戌	亥
六经司天	少阴	太阴	少阳	阳明	太阳	厥阴	少阴	太阴	少阳	阳明	太阳	厥阴

三日

项目												
脏腑	胃脾		大肠肺		膀胱肾		胆肝		小肠心		胃脾	
天干	戊	己	庚	辛	壬	癸	甲	乙	丙	丁	戊	己
地支	子	丑	寅	卯	辰	巳	午	未	申	酉	戌	亥
六经司天	少阴	太阴	少阳	阳明	太阳	厥阴	少阴	太阴	少阳	阳明	太阳	厥阴

四日

项目												
脏腑	大肠肺		膀胱肾		胆肝		小肠心		胃脾		大肠肺	
天干	庚	辛	壬	癸	甲	乙	丙	丁	戊	己	庚	辛
地支	子	丑	寅	卯	辰	巳	午	未	申	酉	戌	亥
六经司天	少阴	太阴	少阳	阳明	太阳	厥阴	少阴	太阴	少阳	阳明	太阳	厥阴

五日

项目												
脏腑	膀胱肾		胆肝		小肠心		胃脾		大肠肺		膀胱肾	
天干	壬	癸	甲	乙	丙	丁	戊	己	庚	辛	壬	癸
地支	子	丑	寅	卯	辰	巳	午	未	申	酉	戌	亥
六经司天	少阴	太阴	少阳	阳明	太阳	厥阴	少阴	太阴	少阳	阳明	太阳	厥阴

与壬合、戊与癸合的规律，正好合为五运。甲己为土运，乙庚为金运，丙辛为水运，丁壬为木运，戊癸为火运（表 10–9）。

表 10–9　六十时辰合五运表

天干 时辰	十二时辰干支											
甲与己合	甲子	乙丑	丙寅	丁卯	戊辰	己巳	庚午	辛未	壬申	癸酉	甲戌	乙亥
乙与庚合	丙子	丁丑	戊寅	己卯	庚辰	辛巳	壬午	癸未	甲申	乙酉	丙戌	丁亥
丙与辛合	戊子	己丑	庚寅	辛卯	壬辰	癸巳	甲午	乙未	丙申	丁酉	戊戌	己亥
丁与壬合	庚子	辛丑	壬寅	癸卯	甲辰	乙巳	丙午	丁未	戊申	己酉	庚戌	辛亥
戊与癸合	壬子	癸丑	甲寅	乙卯	丙辰	丁巳	戊午	己未	庚申	辛酉	壬戌	癸亥

由甲戌到甲申，胆经值日 11 个时辰，余经也是如此，5 日完成一个循环，10 日共经 110 个时辰，与 10 日 120 个时辰相差 10 个时辰。所以癸日肾经井穴的开穴时间不能起于癸丑，应提前 10 个时辰在癸亥时开井穴涌泉，才能使两种时辰一致，不影响下轮的周期循环。为什么一经值日一天只用 11 个时辰？我认为与古代早期只有十一经脉有关，11 个时辰经历十一经脉。

《内经》认为，甲乙日属春木位东，丙丁日属夏火位南，戊己日属长夏土位中，庚辛日属秋金位西，壬癸日属冬水位北，这十天干的位置不正是月体纳甲图中的方位吗。所以说，子午流注纳甲法源于月亮运动，其模式是月体纳甲图。

为什么子午流注首起甲戌胆经呢？大概是因为"凡十一藏取决于胆"及少阳胆主春木升发阳气和流注子时。又因为子午流注"纳甲法"用的是阳进阴退开井穴法，阴支本应取子，只因阴支为退，不取子退一位而取戌了。

三、子午流注纳支法推算规律分析

针灸子午流注纳支法是以十二地支纳一天十二个时辰与十二脏腑经脉相配应，从而进行取穴针刺的一种治疗方法，一个时辰配一经，按日时取穴。关于气血流注十二脏腑经脉的时间顺序见表 10–10。

一天十二个时辰，气血按时流注十二脏腑经脉，是受太阳周日运动节律的影响。《灵枢·顺气一日分为四时》说，一日可以分为四时，"朝则为春，日中为夏，日入为秋，夜半为冬""人亦应之"。所以，一天内气血流注十二经脉的时间

表 10-10　地支与脏腑经脉配合表

地支与时辰	寅	卯	辰	巳	午	未	申	酉	戌	亥	子	丑
脏腑	肺	大肠	胃	脾	心	小肠	膀胱	肾	心包	三焦	胆	肝
经脉	手太阴经	手阳明	足阳明经	足太阴经	手少阴经	手太阳经	足太阳经	足少阴经	手厥阴经	手少阳经	足少阳经	足厥阴经

段落也有四时之分。四时春为木，夏为火，长夏为土，秋为金，冬为水，故气血流注穴位有木、火、土、金、水五输穴之别。五行之间有相生相克的规律，从而产生了子午流注补母泻子取穴法，原则是"虚则补其母，实则泻其子"。其法有二：第一，取本经五输之间五行生克关系进行补泻。如肝经属木，肝虚则取生木之水——曲泉补之（肝经合穴），肝实则取木生之火——行间泻之（肝经荥穴）。第二，取本经与他经之间五行生克关系进行补泻，如胆经虚证，胆经气流注时辰已过，经穴全属闭穴，则可取生胆木之水膀胱经的水穴通谷（荥穴）补之，或取肾经水穴阴谷（合穴）补之（表 10-11）。

表 10-11　十二经补母泻子取穴表

经脉	五行	流注时辰	补法		泻法		补泻时辰已过	
			母穴	时间	子穴	时间	本穴	原穴
肺	辛金	寅	太渊	卯	尺泽	寅	经渠	太渊
大肠	庚金	卯	曲池	辰	二间	卯	商阳	合谷
胃	戊土	辰	解溪	巳	厉兑	辰	足三里	冲阳
脾	己土	巳	大都	午	商丘	巳	太白	太白
心	丁火	午	少冲	未	神门	午	少府	神门
小肠	丙火	未	后溪	申	小海	未	阳谷	腕骨
膀胱	壬水	申	至阴	酉	束骨	申	通谷	京骨
肾	癸水	酉	复溜	戌	涌泉	酉	阴谷	太溪
心包	丁火	戌	中冲	亥	大陵	戌	劳宫	大陵
三焦	丙火	亥	中渚	子	天井	亥	支沟	阳池
胆	甲木	子	侠溪	丑	阳辅	子	临泣	丘墟
肝	乙木	丑	曲泉	寅	行间	丑	大敦	太冲

四、子午流注开穴规律分析

针灸子午流注纳甲法取法于月体纳甲法，纳支法取法于太阳纳子图，就是说子午流注法源于日月五星运动天象图。据此来说，子午流注的开穴规律也不会远离此天象图。

（一）阳进阴退

阳进阴退指各日开井穴的规律。天干为阳主进，地支为阴主退。在日月五星运动天象图中，天干按甲乙丙丁戊己庚辛壬癸顺时针方向顺序而进，属地左旋；地支则按戌酉申未午巳辰卯寅丑子逆时针方向顺序而退，属天右旋（表 10-12）。

其开穴原则是阳日阳时开阳经穴，阴日阴时开阴经穴。这与五运中阳年阳干（太过年）及阴年阴干（不及年）相间原理相一致。表 10-12 中缺三焦经、心包经，故又补出"气纳三焦""血归包络"说。

表 10-12 子午流注纳甲法开井穴表

阴阳	阳	阴	阳	阴	阳	阴	阳	阴	阳	阴
日干	甲	乙	丙	丁	戊	己	庚	辛	壬	癸
时辰	甲→戌—	乙→酉—	丙→申—	丁→未—	戊→午—	己→巳—	庚→辰—	辛→卯—	壬→寅—	癸→亥—
经脉	胆	肝	小肠	心	胃	脾	大肠	肺	膀胱	肾
井穴	窍阴	大敦	少泽	少冲	厉兑	隐白	商阳	少商	至阴	涌泉

注：→为阳进；—为阴退

（二）俞原返还

输原返还，又叫"返本还原"，"本"指本日值日经，"原"指值日经的原穴。这是输原同开的一种针法，一般开原穴的时辰是在开井穴后四个时辰。为什么要输原同取？因为输穴为本经井穴所克之穴，阳井金，阳输木，金克木；阴井木，阴输土，木克土。而原穴为脏腑原气所出，乃经气之本源，取原穴可补输穴之不足。

（三）气纳三焦、血归包络，开"生我""我生"穴

三焦为阳气之父，诸阳经之气皆归源于三焦，故阳经取其生之，可得其气之

助。所以凡阳经开过五输穴之后，再按"生我"规律，开取三焦经中"生我"（我指值日经）的穴，即谓"气纳三焦"。

心包络为阴血之母，诸阴血皆归源于心包络，故阴经取之，可得其气之助。所以，凡阴经开过五输穴之后，再按"我生"规律，开取心包络经中"我生"的穴，即谓"血归包络"。

由上述可知，子午流注法常取五运中五行生克规律作为其开穴原则。"气纳三焦""血归包络"取六穴的方法，可能与六气有关。

第11章　运气理论对针灸灵龟八法的指导作用

灵龟八法理论与子午流注理论一样，都源于五运六气理论，并且比子午流注所用运气理论更广更深一些。

一、灵龟八法的组成

灵龟八法，又称"奇经纳卦法"，应用《灵枢·九宫八风》中的九宫八卦说和人体奇经八脉的八个交会穴相配合，并结合日时干支推算针灸治疗的方法（表11-1）。

表11-1　九宫八卦八脉八穴配合表

九宫数	9	2	7	6	1	8	3	4
八　卦	离	坤	兑	乾	坎	艮	震	巽
奇　经	任脉	阴跷	督脉	冲脉	阳跷	阴维	阳维	带脉
十二经	肺经	肾经	小肠经	脾经	膀胱经	心包经	三焦经	胆经
交会穴	列缺	照海	后溪	公孙	申脉	内关	外关	临泣

灵龟八法所用的八卦图，就是日月五星运动天象图中的后天八卦图，反映的是太阳周年视运动规律，展示了时空的气化现象。

八脉交会穴歌

公孙冲脉胃心胸，内关阴维下总同；

临泣胆经连带脉，阳维目锐外关逢；

后溪督脉内眦颈，申脉阳跷络亦通；

列缺任脉行肺系，阴跷照海膈喉咙。

二、灵龟八法推算规律分析

灵龟八法的推算有日干支数和时干支数之分（表11-2）。

表11-2　灵龟八法逐日干支数字表

河图数	10	9	8	7	
天 干	甲己	乙庚	丁壬	戊癸	丙辛
地 支	辰戌丑未	申酉	寅卯	巳午	亥子
五 行	土	金	木	火	水
方 位	四维	西	东	南	北

附歌：

甲己辰戌丑未十，乙庚申酉九为期；

丁壬寅卯八成数，戊癸巳午七相宜；

丙辛亥子亦七数，逐日干支即得知。

灵龟八法逐日干支数用的是河图方位数，但缺少北方的水数而被纳入南方的火数内。日干全是五运的天干，甲己本为土运天干，乙庚本为金运天干，丁壬本为木运天干，戊癸本为火运天干，丙辛本为水运天干（表11-3）。日支代表五方的五行。

表11-3　灵龟八法时干支数字表

洛书数	9	8	7	6	5	4
天 干	甲己	乙庚	丙辛	丁壬	戊癸	
地 支	子午	丑未	寅申	卯酉	辰戌	巳亥

灵龟八法的时干支不同于日干支，时干虽用的也是五运的天干，但时支却全是六气的地支，子午为少阴地支，丑未为太阴地支，寅申为少阳地支，卯酉为阳明地支，辰戌为太阳地支，巳亥为厥阴地支。不过运气用河图洛书数在于定方位，而灵龟八法用河图洛书数则为定穴位。

灵龟八法的开穴，是将日、时的干支数字加起来，得出四个数字的和数，然后按照阳日用九除、阴日用六除的公式，去除干支的和数，再将其余数求得八卦所配的某穴的数字，就是当时应开的腧穴。即（日干＋日支＋时干＋时支）÷

6（阴）或 9（阳）＝商……（余数）。如求甲子日甲子时所开穴位，日干甲数 10，日支子数 7，时干甲数 9，时支子数 9，四数相加总和为 35，甲属阳用 9 除，余数是 8，8 为内关穴所应，所以甲子日甲子时当开内关穴。

《素问·六元正纪大论》说："乙丑乙未年，上太阴土，中少商金运，下太阳水，热化寒化胜复同，所谓邪气化日也。灾七宫。"七数定的是西方金位兑卦。

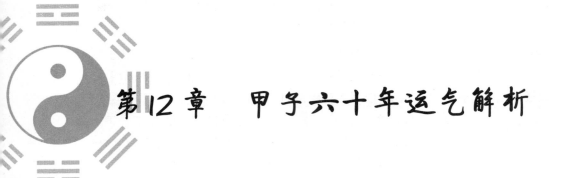

第12章 甲子六十年运气解析

我们已经详细地阐述了五运六气理论来源的天文背景及周期循环奥秘，并将其概括在六十甲子历法内。那么如何将六十甲子历法系统运用到实际中去呢？《素问·六元正纪大论》对此进行了全面解说，具体而详尽地讨论了六十甲子中每一年的运气变化（表12–1），并把六十甲子按六气分为六部分，每部分各统五运十年。所分六部分次序为太阳、阳明、少阳、太阴、少阴、厥阴，是天右旋次序。《伤寒论》的六病即此次序，由此可探讨六病的内在规律。

一、辰戌之纪

《素问·五运行大论》说："辰戌之上，太阳主之。"《素问·天元纪大论》说："辰戌之岁，上见太阳。"所以辰戌之纪是太阳寒水司天之年，六十甲子中共有十年，即壬辰、壬戌、戊辰、戊戌、甲辰、甲戌、庚辰、庚戌、丙辰、丙戌，可按五阳干分为五组。

（一）壬辰、壬戌年

帝曰：太阳之政奈何？岐伯曰：辰戌之纪也。

太阳，太角，太阴，壬辰，壬戌：其运风，其化鸣紊启拆，其变振拉摧拔，其病眩掉目瞑。

太角（初正），少徵，太宫，少商，太羽（终）。

壬辰、壬戌岁：上太阳水，中太角木运，下太阴土，寒化六，风化八，雨化五，正化度也。其化：上苦温，中酸和，下甘温，药食宜也。

解析：首先"先立其年，以明其气"，所以要先读"壬辰、壬戌"，即先知道是什么年份。壬辰、壬戌两年年干是壬，丁壬化木，壬为阳干，是木运太过年，故曰"中（运）太角木运"。辰戌阳支年是太阳寒水司天在上，故曰"上太阳水"。

表 12-1　六十年司天中运在泉之数

年	岁	司天	中运	在泉	胜气	复气	灾宫	气化			药食所宜			备注
								司天	中运	在泉	司天	中运	在泉	
甲子		少阴君火	太过土	阳明金				热化二	雨化五	燥化四	咸寒	苦热	酸热	
乙丑		太阴土	不及金	太阳水	热	寒	七	湿化五	清化四	寒化六	苦热	酸和	甘热	
丙寅		少阳相火	太过水	厥阴木				火化二	寒化六	风化三	咸寒	咸温	辛温	
丁卯	岁会	阳明金	不及木	少阴君火	清	热	三	燥化九	风化三	热化七	苦小温	辛和	咸寒	
戊辰		太阳水	太过火	太阴土				寒化六	热化七	湿化五	苦温	甘和	甘温	
己巳		厥阴木	不及土	少阳相火	风	清	五	风化三	湿化五	火化二	辛凉	甘和	咸寒	
庚午	同天符	少阴君火	太过金	阳明金				热化七	清化九	燥化九	咸寒	辛温	酸温	
辛未	同岁会	太阴土	不及水	太阳水	雨	风	一	雨化五	寒化一	(寒化一)	苦热	苦和	苦热	括号内原文无
壬申	同天符	少阳相火	太过木	厥阴木				火化二	风化八	(风化八)	咸寒	酸和	辛凉	括号内原文无
癸酉	同岁会	阳明金	不及火	少阴君火	寒	雨	九	燥化九	热化二	(热化二)	苦小温	咸温	咸寒	括号内原文无
甲戌	岁会 同天符	太阳水	太过土	太阴土				寒化六	湿化五	(湿化五)	苦热	苦温	苦温	括号内原文无
乙亥		厥阴木	不及金	少阳相火	热	寒	七	风化八	清化四	火化二	辛凉	酸和	咸寒	
丙子	岁会	少阴君火	太过水	阳明金				热化七	寒化六	清化四	咸寒	咸热	酸寒	
丁丑		太阴土	不及木	太阳水	清	热	三	雨化五	风化三	寒化六	苦温	辛温	甘热	
戊寅	天符	少阳相火	太过火	厥阴木				火化七	(火化七)	风化三	咸寒	甘和	辛凉	括号内原文无

（续表）

年	岁	司天	中运	在泉	胜气	复气	灾宫	气化 司天	气化 中运	气化 在泉	药食所宜 司天	药食所宜 中运	药食所宜 在泉	备注
己卯 己酉		阳明金	不及土	少阴君火	风	清	五	清化九	雨化五	热化七	苦小温	甘和	咸寒	
庚辰 庚戌		太阳水	太过金	太阴土				寒化一	清化九	雨化五	苦热	辛温	甘热	
辛巳 辛亥		厥阴木	不及水	少阳相火	雨	风	一	风化三	寒化一	火化七	辛凉	苦和	咸寒	
壬午 壬子		少阴君火	太过木	阳明金				热化二	风化八	清化四	咸寒	酸凉	酸温	
癸未 癸丑		太阴土	不及火	太阳水	寒	雨	九	雨化五	火化二	寒化一	苦温	咸温	甘热	
甲申 甲寅		少阳相火	太过土	厥阴木				火化二	雨化五	风化八	咸寒	咸和	辛凉	
乙酉 乙卯	太乙天符	阳明金	不及金	少阴君火	热	寒	七	燥化四	清化四	热化七	苦小温	苦和	咸寒	括号内原文无
丙戌 丙辰	天符	太阳水	太过水	太阴土				寒化六	（寒化六）	雨化五	苦热	咸温	甘热	括号内原文无
丁亥 丁巳	天符	厥阴木	不及木	少阳相火	清	热	三	风化三	（风化三）	火化七	辛凉	辛和	咸寒	括号内原文无
戊子 戊午	太乙天符	少阴君火	太过火	阳明金				热化七	（热化七）	清化九	咸寒	甘寒	酸温	括号内原文无
己丑 己未	太乙天符	太阴土	不及土	太阳水	风	清	五	雨化五	（雨化五）	寒化一	苦热	甘和	甘热	括号内原文无
庚寅 庚申		少阳相火	太过金	厥阴木				火化七	清化九	风化三	咸寒	辛温	辛凉	
辛卯 辛酉		阳明金	不及水	少阴君火	雨	风	一	清化九	寒化一	热化七	苦小温	苦和	咸寒	
壬辰 壬戌		太阳水	太过木	太阴土				寒化六	风化八	湿化五	苦温	酸和	甘温	
癸巳 癸亥	同岁会	厥阴木	不及火	少阳相火	寒	雨	九	风化八	火化二	（火化二）	辛凉	咸和	咸寒	括号内原文无

太阳司天，则太阴在泉在下，故曰"下太阴土"。于是这两年的运和气便可一目了然。年立运气明白之后，可从以下三方面进一步分析。

1. 运

运分主运、中运、客运。运由宫、商、角、徵、羽五音代表。太过年在五音前加以"太"，不及年在五音前加以"少"。主运五步虽按角、徵、宫、商、羽五音的次序排列，年年不变，但依中运却有太少之分，故原文注有"初""终"。五运十年两分，壬与丁分统。壬统壬癸甲乙丙五年，其主运顺序按太少相生排列为：太角（初正）、少徵、太宫、少商、太羽（终）。丁统丁戊己庚辛五年，其运顺序按太少相生排列为：少角（初正）、太徵、少宫、太商、少羽（终）。

客运也依中运而定太少的次序。如原文所列"太角、少徵、太宫、少商、太羽"，就是壬年太过木运的客运次序，即把中运定为客运的初运，然后由中运往前推到主运的初运，往后推到主运的终运。所以太过壬年木运客运加临主运关系如下。

客运：太角　少徵　太宫　少商　太羽
　　　　｜　　　｜　　　｜　　　｜　　　｜
主运：太角　少徵　太宫　少商　太羽

由此可知，壬年的客运五步次序与主运次序同，此年初运风偏胜，二运火气平，三运湿偏胜，四运燥气平，终运寒偏胜。木运主风，故曰"其运风"。指木运太过年全年多风。客运加临主运既有月地竖向影响，也有南北横向影响。

"其化鸣紊启拆"："化"指生化；"鸣"指风木声，即风和树木发出的声音；"紊"指繁盛；"启拆"指萌芽发而地气开。本句是说，风运正常时，春天风的声响缓和，而地气开发，自然界一片活跃，万物萌芽生长，草木繁盛。

"其变振拉摧拔"："变"指灾变。张景岳："振，撼动也。拉，音腊，支离也。摧，败折也。拔，发根也。"即振动摧折树木拔倒的意思。这是说木运太过年，风气偏胜，胜甚就会狂风大作，摧物拔树，形成灾害。

"其病眩掉目瞑"："眩"指头晕；"掉"指抽搐；"目瞑"指视物不清。天人相应，风木内通于肝。当风气偏胜时，人容易患肝病，而出现头目昏花、肢体震颤的症状。

关于客主之间的关系，《素问·至真要大论》谓："客主之气，胜而无复也……主胜逆，客胜从，天之道也"。就是说，客气与主气只有胜没有复。主气胜客气是逆，客气胜主气是顺，这是自然界的规律。

中运木太过，又称发生纪。木旺克土，则脾土受邪。脾土受伤害，子来救母，则出现金来克木的复气而邪伤肝。

岁木太过，风气流行，脾土受邪。民病飧泄，食减，体重，烦冤，肠鸣，腹支满。上应岁星。甚则忽忽善怒，眩冒巅疾。化气不政，生气独治，云物飞动，草木不宁。甚而摇落，反胁痛而吐甚，冲阳绝者，死不治。上应太白星。(《素问·气交变大论》)

发生之纪，是谓启敕，土疏泄。苍气达，阳和布化，阴气乃随，生气淳化，万物以荣。其化生，其气美，其政散，其令条舒，其动掉眩巅疾，其德鸣靡启坼，其变振拉摧拔，其谷麻稻，其畜鸡犬，其果李桃，共色青黄白，其味酸甘辛，其象春，其经足厥阴、少阳，共脏肝脾，其虫毛介，其物中坚外坚，其病怒。太角与上商同，上徵则其气逆，其病吐利。不务其德，则收气复，秋气劲切，甚则肃杀，清气大至，草木凋零，邪乃伤肝。(《素问·五常政大论》)

经文中提出一个特别重要的问题，应高度重视。那就是木运太过年涉及木土金，即肝脾肺三者之间的关系，在天体中是木星、土星、金星之间的关系。这是自然界普遍存在的整体和调三角形结构关系，是生命体生存的必要条件，能使生命系统保持高度的稳定有序状态。《素问·六节脏象论》把这种三角结构关系称作"三而成天，三而成地，三而成人"。

木运太过为一，木克土为二，金气来复为三，金气三起中间作用，平木助母土，使整体趋于和调，从而生命得到发展。这就是《老子》说的"道生一，一生二，二生三，三生万物。万物负阴而抱阳，冲气以为和"。为什么"三"能生万物？因为它是一种三角结构关系，这种三角结构关系是自然界普遍存在的规律，生物学遗传密码储存的就是这种三角结构，称作"三联体"。"冲气"，帛书作"中气"，中和之意。《运气论奥》也说天地之间的万物"得其冲气而生"。

2. 气

气分岁气、主气、客气。

主气六步次序是初气厥阴风木，二气少阴君火，三气少阳相火，四气太阴湿土，五气阳明燥金，终气太阳寒水，年年不变，故以下的主气皆同此。

客气六步次序为厥阴、少阴、太阴、少阳、阳明、太阳。而客气的初气则由岁气中的司天之气确定，即由年支决定。壬辰、壬戌两年的年支是辰戌，辰戌之上，太阳寒水主之，故辰戌两年客气的司天之气是太阳寒水。所以辰戌两年客气加临主气的关系如下所示。

客气：	少阳	阳明	太阳	厥阴	少阴	太阴
	|	|	|	|	|	|
主气：	厥阴	少阴	少阳	太阴	阳明	太阳
			司天			在泉

凡此太阳司天之政，气化运行先天，天气肃，地气静，寒临太虚，阳气不令，水土合德，上应辰星镇星。其谷玄黅，其政肃，其令徐。寒政大举，泽无阳焰，则火发待时。少阳中治，时雨乃涯，止极雨散，还于太阴，云朝北极，湿化乃布，泽流万物，寒敷于上，雷动于下，寒湿之气，持于气交。民病寒湿，发肌肉痿，足痿不收，濡泻血溢。

初之气，地气迁，气乃大温，草乃早荣。民乃厉，温病乃作，身热头痛呕吐，肌腠疮疡。

二之气，大凉反至，民乃惨，草乃遇寒，火气遂抑，民病气郁中满，寒乃始。

三之气，天政布，寒气行，雨乃降。民病寒，反热中，痈疽注下，心热瞀闷，不治者死。

四之气，风湿交争，风化为雨，乃长乃化乃成。民病大热少气，肌肉痿足痿，注下亦日。

五之气，阳复化，草乃长乃化乃成，民乃舒。

终之气，地气正，湿令行，阴凝太虚，埃昏郊野。民乃惨凄，寒风以至，反者孕乃死。

这一大段经文是对太阳寒水司天十年的概括性总论，既有客气加临主气的竖向气流影响，即太阳周日视运动影响，也有岁气上下半年司天在泉之间的横向气流影响，即太阳周年视运动影响。

"客主之气，胜而无复也。……主胜逆，客胜从，天之道也。"不是主胜，就是客胜。《素问·至真要大论》对此有详细论述。

太阳司天，客胜则胸中不利，出清涕，感寒则咳；主胜则喉嗌中鸣。

太阴在泉，客胜则足痿下重，便溲不时，湿客下焦，发而濡泻，及为肿，隐曲之疾；主胜则寒气逆满，食饮不下，甚则为疝。(《素问·至真要大论》)

"太阳司天"，指太阳寒水司天之年，其年总的来说是上半年气候偏寒。人体感客气寒邪则流清涕、咳嗽。客寒抑制主气少阳相火，少阳气内郁，则"胸中不利"。主胜是少阳相火胜，火胜克肺金，所以"喉嗌中鸣"。"太阴在泉"，下半年气候湿气偏胜。人体感受湿邪则"足痿下重，便溲不时……濡泻，及为肿，隐曲之疾"。主胜是终气寒水胜，人体感受寒邪则"寒气逆满，食饮不下，甚则为疝"。有关其治疗原则，《内经》中亦有记载。

高者抑之，下者举之，有余折之，不足补之，佐以所利，和以所宜，必安其主客，适其寒温，同者逆之，异者从之……治寒以热，治热以寒，气相得者逆之，不相得者从之……木位之主，其泻以酸，其补以辛；火位之主，其泻以甘，其补以咸；土位之主，其泻以苦，其补以甘；金位之主，其泻以辛，其补以酸；水位之主，其泻以咸，其补以苦。厥阴之客，以辛补之，以酸泻之，以甘缓之；少阴之客，以咸补之，以甘泻之，以咸收之；太阴之客，以甘补之，以苦泻之，以甘缓之；少阳之客，以咸补之，以甘泻之，以咸软之；阳明之客，以酸补之，以辛泻之，以苦泄之；太阳之客，以苦补之，以咸泻之，以苦坚之，以辛润之。开发腠理，致津液通气也。(《素问·至真要大论》)

张隐庵注："高者抑之，谓主气之逆于上也。"王冰注："高者抑之，制其胜也。下者举之，济其弱也。有余折之，屈其锐也。不足补之，全其气也。"张景岳注："高者抑之，欲其降也。下者举之，欲其升也。有余者折之，攻其实也。不足者补之，培其虚也。"方药中等注："'高'，此处指热气偏胜。'抑'，指对此偏胜之热邪进行抑制，即治热以寒。'下'，此处指寒气偏胜。'举'，指对此偏胜之寒邪进行矫正，即治寒以热。"合参之，自得真意。

方药中注："'佐'，指治疗上的配合。'和'，指调和。'利'和'宜'，均指适当，亦即恰到好处。这是阐述具体应用时的治疗原则，必须注意药物的配伍，即注意君臣佐使间的配合，使治疗恰到好处。"

"主客"，指主气和客气之盛衰。"安"，即安定，使主客气恢复正常。"适"，指根据。"寒温"，指主客气属性及人体病证表现为寒或温。

"同"，此处指人的病证表现与病因完全相同。如感受寒邪在临床上表现寒证就是"同"。"逆"，指逆治法，即治热用寒药，治寒用热药。"异"，此处指人的病证表现与病因不同，如感受寒邪后在临床上表现为热证就是"异"。"从"，指从治法，即治热病因于寒者用热药，治寒病因于热者用寒药。总之，治病必求于本，"必伏其所主，先其所因"，辨证施治。

"气相得者逆之，不相得者从之"，是对前文"同者逆之，异者从之"的进一步说明。

"正味"，指适宜于治疗主气客气偏胜致病的药物或食物。盛而泻之，衰则补之，所以接下来阐述了主气客气致病的治疗原则。如曰"木位之主，其泻以酸，其补以辛""厥阴之客，以辛补之，以酸泻之，以甘缓之"。厥阴风木，人应之以肝。酸为肝味，辛为肺味，甘为脾味。肝之风木气胜，可侮肺金，可乘脾土，故在治疗风气偏胜时，既要用酸味泻风气偏胜为主药，还要配伍辛味入肺的药以护肺制肝风，以及配伍甘味入脾的药以保脾缓肝风。其余皆仿此。

岁气有司天、在泉之分。

太阳司天，寒淫所胜，则寒气反至，水且冰，运火炎烈，雨暴乃雹。民病血变于中，发为痈疡，厥心痛，呕血血泄，鼽衄，善悲，时眩仆，胸腹满，手热肘挛，腋肿，心澹澹大动，胸胁胃脘不安，面赤目黄，善噫，嗌干，甚则色炲，渴而欲饮，病本于心。神门绝，死不治。所谓动气知其藏也。

寒淫所胜，平以辛热，佐以甘苦，以咸泻之。

岁太阴在泉，草乃早荣，湿淫所胜，则埃昏岩谷，黄反见黑，至阴之交。民病饮积，心痛耳聋，浑浑焞焞，嗌肿喉痹，阴病血见，少腹痛肿，不得小便，病冲头痛，目似脱，项似拔，腰似折，髀不可以回，腘如结，腨如别。

湿淫于内，治以苦热，佐以酸淡，以苦燥之，以淡泄之。(《素问·至真要大论》)

太阳司天之年，上半年气候应温而反偏寒，所以说"寒气反至，水且冰"。如果遇上中运火运太过，并引发主气少阳相火，水火相争则出现暴雨冰雹的气候，所以说"运火炎烈，雨暴乃雹"。寒水抑制君相二火，火气内郁，则见心系统的病变，包括心所主的神明、血液、血脉等。这就是我在拙作《中医外感三部六经说》(《伤寒论医理探源》)中说的太阳主心病也。水胜克火，火子土气来复，土复侮木，所以可见肝病、胃病。

太阴在泉，下半年气候偏湿，雨水多，所以多病"饮积"等脾胃病。湿土胜则克肾水，所以又见肾和膀胱系统的病证。

至于司天、在泉之胜，引发复气，则不同于客主之胜。岁气上半年有胜气，下半年必有复气。

初气终三气，天气主之，胜之常也；四气尽终气，地气主之，复之常也。有胜则复，无胜则否……胜至则复，无常数也，衰乃止耳。复已而胜，不复则害，此伤生也。

夫所胜者，胜至已病，病已愠愠而复已萌也。夫所复者，胜尽而起，得位而甚，胜有微甚，复有少多，胜和则和，胜虚则虚，天之常也。(《素问·至真要大论》)

"初气终三气，天气主之，胜之常也"，指上半年岁气中有胜气，是胜气常见的时位。"四气尽终气，地气主之，复之常也"，指下半年岁气中有复气，是复气常见的时位。有胜必有复，无胜也就没有复了。胜复的次数没有一定的限制，直到气衰减才会停止，因之复气之后又有胜气发生，没有复气的相应发生，就会有损害，而伤人的真气。其治疗原则是："气之胜也，微者随之，甚者制之；气之复也，和者平之，暴者夺之。皆随胜气，安其屈伏，无问其数，以平为期，此其道也"。

胜气轻微者随顺之,胜气很盛就得制约;复气轻微者平调之,复气很盛也得制约。胜气是主要的,有胜才有复,所以复气居其次。故要以治胜气为主,胜气处理得当,则复气就屈伏不发。不必问其微甚,以气平为主。

至于胜复之气所致之病,《素问·至真要大论》说:"上胜而下俱病者,以地名之;下胜而上俱病者,以天名之;所谓胜至报气屈伏而未发也。复至则不以天地异名,皆如复气为法也"。

"上",指上半年的初气到三气,"下",指下半年的四气尽终气。上三气偏胜,导致下三气病者,就以下三气来命名人身受病的部位;下三气偏胜,导致上三气病者,就以上三气来命名人身受病的部位。这是针对胜气已经到来,而复尚未发作而言。若复气已经发作,则不论上胜与下胜,其受病部位都根据复气的性质来定。如张隐庵注:"如身半以上之木火气胜,而身半以下之土金水三气俱病者,以地名之,谓病之在地也。如身半以下之土今水胜,而身半以上之木火气病者,以天名之,谓病之在天也。"

为什么会产生上胜而下病、下胜而上病的情况呢?这是上胜则天气下降,下胜则地气上升造成的。

天气不足,地气随之,地气不足,天气从之,运居其中,而常先也。恶所不胜,归所同和,随运归从,而生其病也。故上胜则天气降而下,下胜则地气迁而上,多少而差其分,微者小差,甚者大差,甚则位易、气交易,则大变生而病作矣。大要曰:甚纪五分,微纪七分,其差可见,此之谓也。(《素问·六元正纪大论》)

什么是"甚""微"?《素问·六微旨大论》说:"非其位则邪,当其位则正,邪则变甚,正则微。"《素问·五运行大论》说:"气相得则微,不相得则甚。"可知"微者小差"是当位,"甚者大差"是不当位、"不相得"。天地之气,指上半年三气为天气,下半年三气为地气。无论是上胜还是下胜,胜微小差七分纪,胜甚大差五分纪。一年分为六气,每气为60.875天,全年365.25天,五分之为73.05天,七分之为52天。微差七分纪是52天,不出本气,当位,故治法曰"微者随之"。甚差五分纪是73天,已超出本气,发生了"位易",故治法曰"甚者制之"。《素问·至真要大论》又说:"胜复之作,动不当位,或后时而至……差有数乎……凡三十度也。"可参考。上胜而下病,下胜而上病,以及上半年胜而下半年复,上下交互,则是"气交易"。"位易、气交易",非其位则为邪化,而"灾眚时至"。《素问·至真要大论》详细阐述了六气胜复的情况及治疗原则,可参见第6章。

在太阳寒水司天的十年中，中运都是阳干太过年，《素问·气交变大论》说"太过者先天"，故曰"凡此太阳司天之政，气化运行先天"。"先天"，指先天时而至，即"未至而至"，气候比季节来得早。太阳寒水司天之年，天气偏寒冷，阴气不足，影响到万物的生长昌盛，安静而不活跃，故曰"天气肃，地气静"。

太阳寒水司天，则太阴湿土在泉，司天之气和在泉之气同时存在，相互配合协同作用，横向影响着自然界的气候变化和生化现象，水湿皆阴气而伤阳，太阳上应辰星，太阴上应镇星，故曰"寒临太虚，阳气不令，水土合德，上应辰星镇星"。太阳司天之气主要管上半年，到三之气则终止，至四之气就是下半年太阴在泉之气所管了，故曰"少阳中治，时雨乃涯，止极雨散，还于太阴"。"少阳中治"指主气的三之气主时之时。

太阳寒水司天则玄化，倮虫育、鳞虫不成，太阴湿土在泉则黅化，倮虫育、鳞虫不成，故曰"其谷玄黅"。就是说在太阳司天太阴在泉之年，全年气候以寒湿偏胜为特点，这种环境适宜玄谷（黑色谷物）和黅谷（黄色谷物）的生长，是当年生长最好的谷物，收岁气之化育，故称作"岁谷"。

太阳寒水司天之年，阳气不足，没有生气，寒水胜而克火，但木运太过而生火，火气被抑郁，郁极而发，故曰"其政肃，其令徐，寒政大举，泽无阳焰，则火发待时"。火发多在三之气少阳主治之时及四之气太阴主治之时。如《素问·六元正纪大论》，火郁"其乃发也，其气四"。这是因为水胜克火，火之子土气来复，太阴湿土在四之气夏暑之时，火乘复气而发。

太阴寒水司天，太阴湿土在泉，故曰"寒湿之气，持于气交，民病寒湿"。"濡泻血溢"不只是寒湿之病，火气郁发也可生此病。

"初之气"至"终之气"则论述客气加临主气之上，竖向影响的现象。

初之气厥阴风木之上由于加临"地气迁"而降下的客气少阳相火，风火相配，风助火威，逼走寒气，故在早春就出现气候温热现象，使草木的萌芽生长较平常早一些。由于春行夏令，气候反常，导致温病发生。

二之气少阴君火之上加临阳明燥金，凉燥协助太阳寒水，使火不能克燥金，反受抑制，故曰"大凉反至，民乃惨，草乃遇寒，火气遂抑"。人应之受此气候影响，发生火气内郁中满症状。

三之气少阳相火之上加临司天之气太阳寒水。司天之本位在此，故曰"天政布"。太阳司天布政寒水，故曰"寒气行"。"民病寒"，指所受邪气的性质是寒气。"反热中"，指水能克火，由于天布寒水政，主气相火反被抑郁于内，故人应之容易出现寒郁于表，热郁于里的表寒里热证。

四之气太阴湿土之上加临厥阴风木，客胜其主，风能化湿，使湿气变为雨，滋润万物的生长成熟，故曰"风湿交争，风化为雨，乃长乃化乃成"。客气风性温，主气为湿，湿温交争，不能化生，伤及营卫，故曰"民病大热，少气，肌肉痿，足痿，注下赤白"，是湿热内蕴的症状。

五之气阳明燥金之上加临少阴君火，客克其主，气候偏热，有利于植物的生长，故曰"阳复化，草乃长乃化乃成"。至此人体内抑郁的火气才得以发泄而感到舒畅，故曰"民乃舒"。

终之气太阳寒水之上加临太阴湿土，湿土据在泉之正位，寒湿交争，阴气盛行于自然界，故曰"地气正，湿令行，阴凝太虚，埃昏郊野，民乃惨凄，寒风以至"。在这种寒湿统治的气候中，能适应的生物就能生长孕育，如玄谷黅谷类、倮虫类。反之不能适应这种环境的生物就不能生长孕育，即使孕育了也要死亡，如鳞虫不育不成。

壬辰、壬戌两年，中运是木太过，司天是太阳寒水，气生运，以气为主，气有余则制已所胜，而侮不胜。即水克火而侮土。太阴湿土在泉，运克气，以运为主。有金来复。湿土胜寒水，水湿内蓄。

太阳司天，寒气下临，必气上从，而火且明，丹起，金乃眚，寒清时举，胜则水冰，火气高明，心热烦，嗌干，善渴，鼽嚏，喜悲，数欠，热气妄行，寒乃复，霜不时降，善忘，甚则心痛。土乃润，水丰衍，寒客至，沉阴化，湿气变物，水饮内畜，中满不食，皮㿋肉苛，筋脉不利，甚则胕肿，身后痈。

太阳司天，鳞虫静，倮虫育。

太阴在泉，燥毒不生，其味咸，其气热，其治甘咸，其谷黅秬。化淳，则咸守，气专，则辛化而俱治。（《素问·五常政大论》）

寒水胜则火内郁，郁极则发。

火郁之发，太虚肿翳，大明不彰，炎火行，大暑至，山泽燔燎，材木流津，广厦腾烟，土浮霜卤，止水乃减，蔓草焦黄，风行惑言，湿化乃后。故民病少气，疮疡痈肿，胁腹、胸背、面首、四肢䐜愤，胪胀疡疿，呕逆瘛疭，骨痛，节乃有动，注下温疟，腹中暴痛，血溢流注，精液乃少，目赤心热，甚则瞀闷懊憹，善暴死。刻终大温，汁濡玄府，其乃发也，其气四。动复则静，阳极反阴，湿令乃化乃成，华发水凝，山川冰雪，焰阳无泽，怫之先兆也。（《素问·六元正纪大论》）

太阳寒水司天，寒水胜而克火，火从水化，所以说"心气上从"。火起郁发而克金，所以说"金乃眚"。金灾无以生水而水难旺，于是肾、心、肺之间形成了一种自稳的调谐三角结构关系。

3. 气、运相临

天干主运，地支主气，气运相临，干支相合，60 年一甲子周期。《素问·六元正纪大论》说："天气不足，地气随之，地气不足，天气从之，运居其中，而常先也。恶所不胜，归所同和，随运归从，而生其病也。"上有司天之气，下有在泉之气，运居司天在泉之中，气交之分，所以天气下降和地气上升，都必须先和中运相交。气运相克为相恶，气运相同为同和，因此要先知当年的中运，才能确定气的盈虚多少。故《素问·五常政大论》说："不知年之所加，气之同异，不足以言生化，此之谓也。"

五运与六气相临有没有规律呢？有。

天以六为节，地以五为制，周天气者，六期为一备；终地纪者，五岁为一周。五六相合，而七百二十气为一纪，凡三十岁；千四百四十气，凡六十岁而为一周，不及太过，斯皆见矣。

应天之气，动而不息，故五岁而右迁；应地之气，静而守位，故六期而环会，动静相召，上下相临，阴阳相错，而变由生也。（《素问·天元纪大论》）

其气运相临而变生可分相得与不相得两类：其一，相得为气运的同化，有天符、岁会、太乙天符、同天符、同岁会之分；《素问·六元正纪大论》说，同化有同天化和同地化之分，"凡二十四岁"。其二，不相得为气运的异化，有顺化、天刑、小逆、不和之别。总的来说，气生、克运，是以上临下为顺，以气为主；运生、克气，是以下临上为逆，以运为主。顺化年是气生中运，天刑年是气克中运，小逆年是中运生气，不和年是中运克气。60 年中除 24 年同化者，余 36 年是异化者。60 甲子周中有 720 种三角关系。

气运相临，上太阳寒水司天，下太阴湿土在泉，太角木运太过在中。木运太过，则反与克木的金化相齐，称"木齐金化"，反侮其胜己者。上半年气生运，是顺化当以气为主，寒气偏胜。下半年运克气，是不和当以运为主，风气偏胜。《素问·六元正纪大论》说："太过者其数成，不及者其数生，土常以生也。"辰戌年为阳干，用成数故曰"寒化六"。太角木运太过，用成数，故曰"风化八"。太阴湿土丑未年为阴支，但因"土常以生"，故曰"雨化五"。下半年以风运为主，能化在泉太阴之湿而成雨，故曰"雨化"，不曰"湿化"。这是壬辰、壬戌两年的正常变化，故曰"正化度"。度即日。"其化"，指《素问·至真要大论》所说的"六化分治"的不同气化。《素问·至真要大论》说："太阳之客，以苦补之""以苦坚之"。故治太阳寒水司天之气，药食宜用味苦性温者。治太阴湿土在泉之气，药食宜用味甘性温者。治木运太角，药食宜用味酸性和者。

应好好掌握壬辰、壬戌两年的解析方法及步骤，因为以下各年原文的解析方法及步骤与此相同，将以简述为主。

（二）戊辰、戊戌年

太阳，太徵，太阴，戊辰，戊戌同正徵：其运热，其化暄暑郁燠，其变炎烈沸腾，其病热郁。

太徵，少宫，太商，少羽（终），少角（初）。

戊辰、戊戌岁：上太阳水，中太徵火运，下太阴土，寒化六，热化七，湿化五，所谓正化日也。其化：上苦温，中甘和，下甘温，所谓药食宜也。

解析：先知其年为戊辰、戊戌两年，中运为戊火太过，司天为太阳寒水，在泉为太阴湿土。

1. 运

中运戊年为火运太过，故用"太徵"代表。"正徵"表示火运平气之年，这是因为太过之火运被司天的太阳寒水克制形成。"岁太过而被抑"则成平气，故说戊辰、戊戌之年，同"正徵"。即《素问·五常政大论》所说"赫曦之纪，上羽与正徵同"。中运确定后，就可据之定出主运、客运。戊年的主运次序是：少角（初正）、太徵、少宫、太商、少羽（终）。客运的次序是：太徵、少宫、太商、少羽（终）、少角（初）。则客运加临主运的关系可表示如下。

客运：太徵　少宫　太商　少羽　少角

主运：少角　太徵　少宫　太商　少羽

由此可以看出，戊年客运的第四运为少羽与第五运少角之间不是太少相生关系，是少生少，出现了不承袭现象。初运主少生客太，客盛主微，以客为主。二运主太生客少，客微主盛，以主运为主，气候偏热。三运主少生客太，客盛主微，以客为主。四运主太生客少，主盛客微，以主为主。五运主少生客少，客主皆少，以客为主。

戊运主热，故曰"其运热"。

"其化暄暑郁燠"，"暄暑"，指暑热；"郁燠"，指郁蒸。意思是说火运正常之年，气候温暖渐渐暑热郁蒸。

"其变炎烈沸腾"，"变"，指灾变；"炎烈沸腾"，指气候酷热如沸水蒸腾，是火气郁发的暴热现象。

"其病热郁"，火热太过而被寒水克制，则可形成热郁现象，人应之而"病热郁"。

中运火太过，又称赫曦纪。火旺克金，肺金受邪。肺金受伤害，子水来救母，寒水来复而邪伤心火。

岁火太过，炎暑流行，肺金受邪。民病疟，少气，咳喘，血溢，血泄，注下，嗌燥，耳聋，中热，肩背热。上应荧惑星。甚则胸中痛，胁支满胁痛，膺背肩胛间痛，两臂内痛，身热骨痛而为浸淫。收气不行，长气独明，雨水霜寒，上应辰星。上临少阴少阳，火燔焫，冰泉涸，物焦槁，病反谵妄狂越，咳喘息鸣，下甚，血溢泄不已。太渊绝者，死不治。(《素问·气交变大论》)

赫曦之纪，是谓蕃茂。阴气内化，阳气外荣，炎暑施化，物得以昌。其化长，其化高，其政动，其令鸣显，其动炎灼妄扰，其德暄暑郁蒸，其变炎烈沸腾，其谷麦豆，其畜羊彘，其果杏栗，其色赤白玄，其味苦辛咸，其象夏，其经手少阴、太阳、手厥阴、少阳，其脏心肺，其虫羽鳞，其物脉濡，其病笑、疟、疮疡、血流、狂妄、目赤。上羽与正徵同，其收齐，其病痓，上徵而收气后也。暴烈其政，藏气来复，时见凝惨，甚则雨水霜雹切寒，邪伤心也。

升明之纪（正徵平气），正阳而治，德施周普，五化均衡，其气高，其性速，其用燔灼，其化蕃茂，其类火，其政明曜，其候炎暑，其令热，其脏心，心其畏寒，其主舌，其谷麦，其果杏，其实络，其应夏，其虫羽，其畜马，其色赤，其养血，其病瞤，其味苦，其音徵，其物脉，其数七。(《素问·五常政大论》)

经文阐述了整体和调的心、肺、肾——火星、金星、水星之间的三角结构关系，义见上文。

2. 气

辰戌之纪十年，主气、客气、岁气皆相同，不再复述。

3. 气运加临

戊辰戊戌年气、运相临，上太阳寒水司天，下太阴湿土在泉，太徵火运在中。上半年气克运为顺，当以气为王，寒气偏胜。火运太过，反侮胜己之水，则出现"火齐水化"现象。气水克运火太过而成平运"正徵"。火运平气称升明纪。

水克火会出现郁闷蒸热气候。火气郁极则发，出现郁发性的暴热，气候酷热。

下半年运生气为逆，小逆之年，当以运为主，气候偏暖，湿热交争。

辰戌年为阳支，故用成数曰"寒化六"。戊为阳干火运太过年，故用成数曰

"热化七"。土常以生，又无风化，故曰太阴"湿化五"，不是"雨化五"。治太阳司天用苦温药食；治中运火气用甘和药食，因其为平气"同正徵"；治太阴在泉用甘温药食，因其火运生湿土。

（三）甲戌、甲辰年

太阳，太宫，太阴，甲辰（岁会、同天符），甲戌（岁会、同天符）：其运阴埃，其化柔润重泽，其变震惊飘骤，其病湿下重。

太宫，少商，太羽（终），太角（初），少徵。

甲戌（岁会、同天符）、甲辰（岁会、同天符）岁：上太阳水，中太宫土运，下太阴土，寒化六，湿化五，正化日也。其化：上苦热，中苦温，下苦温，药食宜也。

解析：先知其年为甲辰、甲戌两年，中运为甲土太过，司天为太阳寒水，在泉为太阴湿土。

1. 运

中运甲年为土运太过，故用"太宫"代表。天干甲为土运，十二支中的辰戌丑未为土且居四维正位，中运与年支的五行属性相同，故曰甲辰甲戌年为岁会年。言日月在四方正位相会，不是朔就是望。是为平气年。《素问·六微旨大论》说："岁会为行令……其病徐而持。"又因中运土与在泉的丑未太阴土五行属性相同，故曰甲辰甲戌年为同天符。

由中运可定出主运和客运。甲年的主运次序是初运为太角的五运次序。客运的次序是：太宫、少商、太羽（终）、太角（初）、少徵。则客主的加临关系可表示如下。

客运：太宫　少商　太羽　太角　少徵
　　　｜　　｜　　｜　　｜　　｜
主运：太角　少徵　太宫　少商　太羽

由此可知，客运三运与四运之间以太生太，出现了不承袭现象。初运主克客，当以主运为主。二运、三运也是主克客，均以主运为主。四运主少克不动客太，虽以客为主，但受克趋于平气。五运主太克客少，当以主运为主。

甲运主土主湿，其性阴。《说文解字》："埃，尘也"，故曰"其运阴埃"，意谓其年多阴湿尘土。一作"阴雨"解。

"其化柔润重泽"，"柔润"，指滋润；"重泽"，指水多。意思是甲辰甲戌两年湿气偏胜，雨水较多。

"其变震惊飘骤"，"震惊"，指雷声大作；"飘骤"，指狂风暴雨。甲辰、甲戌两年，司天寒水过胜，火气受郁，则下半年火之子土湿来复，中运加在泉之上土湿巨变，就会出现震雷声作、狂风暴雨的灾变。《素问·六元正纪大论》说："太阴所至为雷霆骤注烈风。"张志聪注："雷霆骤注，湿土之变，极则风气承之。"就是说，土胜克水，水之子风木来复也。

"其病湿下重"，人与天相应，也会发生体内湿气积留现家，湿气下注低处，则会出现下肢沉重或浮肿的症状。

中运太宫是土太过，又称敦阜。土胜克水，肾水受邪。身水受伤害，子木来救母，风木来复而邪伤脾土。

岁土太过，雨湿流行，肾水受邪。民病腹痛，清厥，意不乐，体重烦冤，上应镇星。甚则肌肉痿，足痿不收，行善瘈，脚下痛，饮发中满，食减，四肢不举。变生得位，藏气伏，化气独治之；泉涌河衍，涸泽生鱼，风雨大至，土崩溃，鳞见于陆，病腹满溏泄，肠鸣，反下甚而太溪绝者，死不治。上应岁星。（《素问·气交变大论》）

敦阜之纪，是谓广化。厚德清静，顺长以盈，至阴内实，物化充成，烟埃朦郁，见于厚土，大雨时行，湿气乃用，燥政乃辟。其化圆，其气丰，其政静，其令周备，其动濡积并稸，其得柔润重淖，其变震惊飘骤、崩溃，其谷稷麻，其畜牛犬，其果枣李，其色黅玄苍，其味甘咸酸，其象长夏，其经足太阴阳明，其脏脾肾，其虫倮毛，其物肌核，其病腹满，四肢不举，大风迅至，邪伤脾也。（《素问·五常政大论》）

脾、肾、肝之间是一种三角结构关系，义见上文。

2.气

见上文。

3.气、运相临

甲辰甲戌年气、运相临，上太阳寒水司天，下太阴湿土在泉，中太宫土运太过。土运太过与木齐化。上半年运克气为逆，年不和，以运为主，寒湿交争为疟，侵害于火，则火郁发为害。下半年中运太宫下加在泉之太阴，同气湿太过而偏胜，湿土胜而风木来复。总之，甲辰甲戌年为岁会、同天符年。

辰戌为阳支，故用成数曰"寒化六"。虽然甲为阳干土运太过，但"土常以生"，故曰"湿化五"。又太阴在泉，也应有"湿化五"，只因重复而从略。

司天寒水胜，故用苦热药食治之。中运和在泉皆湿气，故用苦温药食治之。苦以燥湿，温以祛寒。

（四）庚辰、庚戌年

太阳，太商，太阴，庚辰，庚戌：其运凉，其化雾露萧瑟，其变肃杀凋零，其病燥，背瞀胸满。

太商，少羽（终），少角（初），太徵，少宫。

庚辰、庚戌岁：上太阳水，中太商金运，下太阴土，寒化一，清化九，雨化五，正化度也。其化：上苦热，中辛温，下甘热，药食宜也。

解析：先知其年为庚辰、庚戌两年，中运是庚金太过，司天为太阳寒水，在泉为太阴湿土。

1.运

中运庚金是金运太过，故用"太商"代表。由中运定出主运和客运。庚年的主运次序是初运为少角的五运次序。客运的次序是：太商、少羽（终）、少角（初）、太徵、少宫。则客主加临的关系可表示如下。

客运：太商　少羽　少角　太徵　少宫
　　　　｜　　　｜　　　｜　　　｜　　　｜
主运：少角　太徵　少宫　太商　少羽

由此可知，客运的二运与三运之间以少生少，就出现了不承袭现象。初运客克主，当以客为主，气候偏凉。二运客克主，但客少而主太，克之不能，当以平气为主。三运客克主，当以客为主。四运客克主，当以客为主。五运客克主，当以客为主。总之，庚年是客运克主运年，以客运为主，庚金太过性凉，气候偏清凉。故曰"其运凉"。

"其化雾露萧瑟"，这是对"凉"的具体描述，其自然景象是西风萧瑟，多见雾露。

"其变肃杀凋零"，凉为秋气，遇秋凉之气会出现草木凋零、肃清杀灭的荒凉景象。

"其病燥，背瞀胸满"，"燥"，指干燥；"背瞀胸满"，指前后胸背满闷。燥金与人体肺脏相应，肺居胸中，故会出现胸背部的病变。

中运太商是金太过，又称坚成纪。金胜克木，肝木受邪。肝木受伤害，子火来救，则火气来复而邪伤肺金。

岁金太过，燥气流行，肝木受邪。民病两胁下少腹痛，目赤痛，眦疡，耳无所闻。肃杀而甚，则体重烦冤，胸痛引背，两胁满且痛引少腹，上应太白星。甚则喘咳逆气，肩背痛，尻、阴、股、膝、髀、腨、胻、足皆病，上应荧惑星。收气峻，生气下，草木敛，苍干凋陨，病反暴痛，胠胁不可反侧，咳逆甚而血溢，太冲绝者，死不治。上应太白星（《素问·气交变大论》）。

坚成之纪，是谓收引。天气洁，地气明，阳气随，阴治化，燥行其政，物以司成，收气敏布，化洽不终。其化成，其气削，其政肃，其今锐切，其动暴折疡疰，其德雾露萧瑟，其变肃杀凋零。其谷稻黍，其畜鸡马，其果桃杏，其色白青丹，其味辛酸苦，其象秋，其经手太阴阳明，其脏肺肝，其虫介羽，其物壳络，其病喘咳，胸凭仰息，上徵与正商同。其生齐，其病咳。政暴变，则名木不荣，柔脆焦首，长气斯救，大火流，炎烁且至，蔓将槁，邪伤肺也。（《素问·五常政大论》）

肺、肝、心之间为三角结构关系，义见上文。上徵指火气司天的年份，正商指金气平年。火气复则金气平。

2. 气

见上文。

3. 气、运相临

庚辰庚戌年气、运相临，上太阳寒水司天，下太阴湿土泉，中太商金运太过。金运太过与火齐化。上半年运生气为逆，年遇小逆，以运为主，气候寒凉温度低。金胜克木，木气内郁，郁极而发则狂风大作，摧拔树木，吹起满天尘沙。

木郁之发，太虚埃昏，云物以扰，大风乃至，屋发折木，木有变。故民病胃脘当心而痛，上支两胁，鬲咽不通，食饮不下，甚则耳鸣眩转，目不识人，善暴僵仆。太虚苍埃，天山一色，或气浊色黄黑，郁若横云，不起雨，而乃发也，其气无常。长川草偃，柔叶呈阴，松吟高山，虚啸岩岫，怫之先兆也。（《素问·六元正纪大论》）

"太虚埃昏"，指天空昏暗，尘沙飞扬，今称沙尘暴。2000 年是庚辰年，春夏就多沙尘暴。又水胜克火，火郁发则出现暴热天气，可高达 40℃，2000 年就出现了这种灾害。下半年太阴湿土在泉，气生运为顺，以气为主，燥从湿化，气候寒冷而多雾雨雪，如 2000 年的冬季常因多雾影响交通且事故多。

辰戌为阳支，本应为"寒化六"，但因以运为主，气为次，又有火气之复，故用生数曰"寒化一"。庚为阳干金运太过，以运为主而气清凉，故用成数曰"清化九"。太阴在泉，因受主气终气太阳寒水和中运燥金及木郁之发的影响，为"雨化五"。

司天寒水胜，故用苦热药食治之。中运清凉，故用辛温药食活之。在泉湿土，因受燥金中运的影响，故用甘热药食治之，不用苦温。

辰戌之岁，木气升之，主逢天柱，胜而不前；又遇庚戌，金运先天，中运胜之，忽然不前，木运升天，金乃抑之，升而不前，即清生风少，肃杀于春，露霜复降，草木乃萎。民病温早发，咽嗌乃干，四肢满，肢节皆痛。久而化郁，即大风摧拉，折陨鸣紊。民病卒中偏痹，手足不仁。(《素问·本病论》)

金胜木郁化火，民病瘟疫。久而郁发，则病中风。

（五）丙戌、丙辰年

太阳，太羽，太阴，丙辰（天符），丙戌（天符）：其运寒，其化凝惨溧冽，其变冰雪霜雹。其病大寒留于溪谷。

太羽（终），太角（初），少徵，太宫，少商。

丙戌、丙辰岁：上太阳水，中太羽水运，下太阴土，寒化六，雨化五，正化度也。其化：上苦热，中咸温，下甘热，药食宜也。

解析：先知其年为丙辰、丙戌两年，中运是内水太过，司天是太阳寒水，在泉是太阴湿土。因为阳干丙为水运，司天阳支辰戌为太阳寒水，中运阳干丙与司天阳支辰戌的五行属性相同，为水，故谓天符年，日月会于司天之位。

1. 运

中运丙水是水运太计，故用"太羽"代表。由中运定主运和客运。丙年的主运次序是初运为太角的五运次序。客运的次序是：太羽（终）、太角（初）、少徵、太宫、少商。则客主加临的关系可表示如下。

客运：太羽　太角　少徵　太宫　少商

　　　｜　　｜　　｜　　｜　　｜

主运：太角　少徵　太宫　少商　太羽

由此可知，客运的初运与二运之间以太生太，是不承袭现象。初运客太生主太，以客为主，气候偏湿。二运客太生主少，以客为主，气候多风。三运客少生主太，当以主为主，气候偏湿。四运客太生主少，以客为主，气候偏湿。五运客少生主太，以主为主，气候偏寒。总之，丙辰丙戌两年，客运生主运，以客运为主，中运丙水太过性寒，气候偏寒，故曰"其运寒"。

"其化凝惨溧冽"，这是对"其运寒"的具体描述，形容寒水之气化，严寒凛冽，一幅天寒地冻的景象。

"其变冰雪霜雹"，丙辰、丙戌两年，中运和司天之气皆为寒气太过，气候过度寒冷，故可出现冰雪霜雹灾情。

中运太羽是水太过，又称流衍纪。水胜克火，心火受邪。心火受伤害，子土来救，则土气来复而邪伤肾水。

岁水太过，寒气流行，邪害心火。民病身热烦心，躁悸，阴厥，上下中寒，谵妄心痛，寒气早至，上应辰星。甚则腹大胫肿，喘咳，寝汗出，憎风，大雨至，埃雾朦郁，上应镇星。上临太阳，雨冰雪霜不时降，湿气变物，病反腹满，肠鸣溏泄，食不化，渴而妄冒，神门绝者，死不治。上应荧惑、辰星。(《素问·气交变大论》)

流衍之纪，是谓封藏。寒司物化，天地严凝，藏政以布，长令不扬。其化凛，其气坚，其政谧，其令流注，其动漂泄沃涌，其德凝惨寒雾，其变冰雪霜雹，其谷豆稷，其畜彘牛，其果栗枣，其色黑丹黅，其味咸苦甘，其象冬，其经足少阴太阳，其脏肾心，其虫鳞倮，其物濡满，其病胀，上羽而长气不化也。政过则化气大举，而埃昏气交，大雨时降，邪伤肾也。(《素问·五常政大论》)

肾、心、脾之间为三角结构关系，义见上文。

2. 气

见上文。

3. 气、运相临

丙辰丙戌年气、运相临，上太阳寒水司天，下太阴湿土在泉，中太羽水运太过。上半年气、运同气相助，天符年，寒气偏胜，会有火气郁发现象，发生冰雹之灾。下半年太阴湿土所主，气克运，以气为主，有湿气来复之灾，寒湿交争，又多冰雪。《素问·六微旨大论》说：“水运之岁，上见太阳……天之与会也，故《天元册》曰‘天符’……天符为执法……其病速而危。”

辰戌阳支水太过，故曰“寒化六”。丙为阳干水运太过，应有“寒化六”，被略。太阴湿土在泉，因受中运和终气的影响，为“雨化五”。

司天寒水胜，故用苦热药食治之。中运水太过，与太阳有别，故用咸温。苦味入心，咸味入肾，这一点区别很里安，应引起注意。我在拙著《中医外感三部六经说》称太阳主心、少阴主肾，即有此意。太阴湿土在泉，则以甘热约食治之。

辰戌之岁，少阳降地，主室地玄，胜之不入；又或遇水运太过，先天而至也，水运承之，降而不下，即形云才见，黑气反生；暄暖欲生，冷气卒至，甚即冰雹也；久而不降，伏之化郁，冷气复热，赤风化疫，民病面赤，心烦，头痛，目眩也，赤气彰而热病欲作也。(《素问·本病论》)

（六）辰戌年

故岁宜苦以燥之温之，必折其郁气，先资其化源，抑其运气，扶其不胜，无使暴过而生其疾,食岁谷以全其直,避虚邪以安其正。适气同异,多少制之,同寒湿者燥热化,异寒湿者燥湿化,故同者多之,异者少之,用寒远寒,用凉远凉,用温远温,用热远热,食宜同法。有假者反常,反是者病,所谓时也。

这段经文是论述辰戌年总的治疗原则。

针对太阳司天太阴在泉年,寒湿偏胜,火气内郁的特点,在治疗民病大的原则,是用苦燥温药物燥湿化寒,用寒凉药物折其郁火。

补不足,抑有余,扶不胜,不要使运气失调而生病,故曰"先资化源,抑其运气,扶其不胜,无使暴过而生其疾"。

"食岁谷以全其真,避虚邪以安其正",意思是要加强养生之道,不能全靠药物治疗。

"适气同异,多少制之","适",有斟酌、观察的意思。斟酌气的同异,考虑用药量的多少以治之。

运同司天在泉寒湿者,用药则应燥热化。运异司天在泉寒湿者,用药则应燥湿化。气运同者用药应多药力大,气运不同的用药应少药力小。

用寒凉药应远气运之寒凉,用温热药应远气运之温热,食疗亦依此例。总之要以时用药,反时用药则病。

按:张仲景《伤寒论》"太阳病"的理论基础即源于本节。张仲景在自序中说,"撰用《素问》《九卷》《八十一难》《阴阳大论》《胎胪药录》,并平脉辨证,为《伤寒论》合十六卷"。一般认为,《阴阳大论》与《运气七篇大论》有关系,《九卷》为《灵枢经》。

"太阳之为病"是太阳标病,不是本寒病。"太阳中风"与"运风"有关,太阳"伤寒"与"运寒""运凉"及寒水司天有关。寒水司天,湿土在泉及甲年土运,故太阳病有寒湿证。四之气"风湿交争",故太阳病有风湿证。寒胜火郁,故有太阳内热证。风胜湿郁,寒胜津液不运,故有太阳蓄水证。庚辰庚戌年"背瞀胸满",故有太阳结胸证。太阳痞证、五泻心汤证,也是五郁造成的。但这里不是研究《伤寒论》,故只略述其要而已,其他五病更不再叙述了。

二、卯酉之纪

《素问·五运行大论》说:"卯酉之上,阳明主之。"《素问·天元纪大论》说:"卯酉之岁,上见阳明。"所以卯酉之纪是阳明燥金司天之年,六十甲子中共有十年,即丁酉、丁卯、癸卯、癸酉、己卯、己酉、乙卯、乙酉、辛卯、辛酉,可按五阴干分为五组。

（一）丁卯、丁酉年

阳明之政奈何？岐伯曰：卯酉之纪也。

阳明，少角，少阴，清、热胜复同，同正商，丁卯（岁会），丁酉：其运风、清、热。

少角（初正），太徵，少宫，太商，少羽（终）。

丁卯（岁会）、丁酉岁：上阳明，中少角木运，下少阴火，清化热化胜复同，所谓邪气化日也，灾三宫。燥化九，风化三，热化七，所谓正化日也。其化：上苦小温，中辛和，下咸寒，所谓药食宜也。

解析：先知其年，以明其气。丁卯、丁酉两年，中运为丁木不及，阳明燥金司天，少阴君火在泉。

"清"，指阳明燥金司天的清凉之气。"热"指少阴君火在泉的火热之气。"胜"，指胜气。"复"，指复气。由于丁卯、丁酉两年，中运少角是木运不及，则金来克木，又逢司天阳明燥金清凉之气，乘克更甚。木受克则其子火来复，火复又克金。金气清，火气热，木气风，故曰："清热胜复同""其运风、清、热"。王冰注："不及之运，常兼胜复之气言之，风运气也，清胜气也，热复气也。""风、清、热"三字，是指中运、胜气、复气。

"正商"，指金运平气之年。卯酉年阳明燥金司天，本为金胜之气，但因木运不及，而兼金化，又受火克，则其化与金运平气同。

丁卯年，因中运与年支的固有五行属性相同，即丁为木运，卯为木支，故曰丁卯年为岁会。而丁酉年，中运与年支的五行属性不同，故不是岁会年。年立运、气明白之后，可从以下三方面进一步分析。

1. 运

中运是木运不及，故用"少角"代表。由中运定出主运和客运。因为丁运不及是少角，所以丁年主运的次序是初运为少角的丁统五运次序。客运的次序与主运同：少角（初正）、太徵、少宫、太商、少羽（终）。则客主加临的关系可表示如下。

客运：少角　太徵　少宫　太商　少羽
　　　　｜　　　｜　　　｜　　　｜　　　｜
主运：少角　太徵　少宫　太商　少羽

由此可知，各运客主之间是同运，且太少同，故初运的气候以风为主，气平。二运的气候以热为主，热偏胜。三运的气候以湿为主，气平。四运的气候以燥为主，燥偏胜。五运的气候以寒为主，气平。运主要是影响上下竖向的气流运动，不象气除影响竖向气流运动外，更主要的是影响南北横向气流运动。中运为丁木年，木为风；司天为阳明燥金，金性清凉；在泉为少阴君火，火性热，故曰"其运风、清、热"。风木不及，清凉之金胜之，热气来复，故其年可形成风、清、热交争的气候现象。

中运少角是木不及，名曰委和纪。木不及则金来乘之，所以木兼金同化，即春行秋令，春天里应温不温，反而出现清凉现象。《素问·至真要大论》称此为"各归不胜而为化"。但本年的金化也不能没有，故兼少金之化而上商司天与正商同。木运不及，本半从金化，又遇上阳明燥金司天，金气更胜，以致木的本性完全丧失，一派金气，春行秋令，气候严重反常。又木受金克，子火来救，则火气来复而邪伤肺金。

岁木不及，燥乃大行，生气失应，草木晚荣。肃杀而甚，则刚木辟著，悉萎苍干，上应太白星。民病中清，胠胁痛，少腹痛，肠鸣溏泄，凉雨时至，上应太白星，其谷苍。上临阳明，生气失政，草木再荣，化气乃急，上应太白镇星，其主苍早。复则炎暑流火，湿性燥，柔脆草木焦槁，下体再生，华实齐化，病寒热疮疡痈胗痈痤，上应荧惑太白，其谷白坚。白露早降，收杀气行，寒雨害物，虫食甘黄，脾土受邪，赤气后化，心气晚治，上胜肺金，白气乃屈，其谷不成，咳而鼽，上应荧惑太白星。

木不及，春有鸣条律畅之化，则秋有雾露清冷之政；春有惨凄残贼之胜，则夏有炎暑燔烁之复。其眚东，其脏肝，其病内舍胠胁，外在关节。（《素问·气交变大论》）

委和之纪，是谓胜生。生气不政，化气乃扬，长气自平，收令乃早，凉雨时降，风云并兴，草木晚荣，苍干凋落，物秀而实，肤肉内充。其气敛，其用聚，其动緛戾拘缓，其发惊骇，其脏肝，其果枣李，其实核壳，其谷稷稻，其味酸辛，其色白苍，其畜犬鸡，其虫毛介，其主雾露凄沧，其声角商，其病摇动注恐，从金化也。少角与判商同。上角与正角同。上商与正商同。其病支废，痈肿疮疡，其甘虫，邪伤肝也。上宫与正宫同，萧瑟肃杀，则炎赫沸腾，眚于三，所谓复也，其主飞蠹蛆雉，乃为雷霆。（《素问·五常政大论》）

运不及之年比运太过之年的变化复杂。如木运不及年，既有所不胜燥金之气的乘克，又有所胜湿土之气的反侮，或春行秋令，或春行夏令。再是金克木，子火来救，有火气之复，有木郁之病。病在胸胁及大肠。燥胜则干，湿胜则溏泄。

孟春行夏令，则风雨不时，草木蚤落，国时有恐。行秋令，则其民大疫，猋风暴雨总至，藜、莠、蓬、蒿并兴。

仲春行秋令，则其国大水，寒气总至，寇戎来征。行夏令，则国乃大旱，煖气早来，虫螟为害。

季春行夏令，则民多疾疫，时雨不降，山陵不收。行秋令，则天多沉阴，淫雨蚤降，兵革并起。(《礼记·月令》)

由上述可知，木运不及年，既可形成胜复调和的肝、肺、心之间的三角结构关系，又可形成肝、肺、脾之间的三角结构关系，应详加考辨。由此可知，一般运不及年气候变化异常复杂，所以《内经》明确指出不及为灾年，受灾的地点是本运主运所主的方位。

2.气

气分岁气、主气、客气。

主气六步次序年年不变，同太阳主政年。

客气次序由岁气中的司天之气决定，即由年支决定。丁卯、丁酉两年的年支是卯酉，卯酉之上，阳明燥金主之，故卯酉两年客气的司天之气是阳明燥金。所以卯酉年客气加临主气的关系可表示如下。

客气：少阳　阳明　太阳　厥阴　少阴　太阴
　　　　│　　│　　│　　│　　│　　│
主气：厥阴　少阴　少阳　太阴　阳明　太阳
　　　　　　　司天　　　　　　在泉

凡此阳明司天之政，气化运行后天，天气急，地气明，阳专其令，炎暑大行，物燥以坚，淳风乃治，风燥横运，流于气交，多阳少阴，云趋雨府，湿化乃敷，燥极而泽。其谷白丹，间谷命太者，其耗白甲品羽，金火合德，上应太白、荧惑。其政切，其令暴，蛰虫乃见，流水不冰。民病咳嗌塞，寒热发，暴振溧癃闭，清先而劲，毛虫乃死，热后而暴，介虫乃殃，其发躁，胜复之作，扰而大乱，清热之气，持于气交。

初之气，地气迁，阴治凝，气始肃，水乃冰，寒雨化。其病中热胀，面目浮肿，善眠，鼽衄嚏欠呕，小便黄赤，甚则淋。

二之气，阳乃布，民乃舒，物乃生荣。厉大至，民善暴死。

三之气，天政布，凉乃行，燥热交合，燥热而泽，民病寒热。

四之气，寒雨降。病暴仆，振溧谵妄，少气嗌干引饮，乃为心痛痈肿疮疡疟寒之疾，骨痿血便。

五之气，春令反行，草乃生荣，民气和。

终之气，阳气布，候反温，蛰虫来见，流水不冰，民乃康平，其病温。(《素问·六元正纪大论》)

这一大段经文是对阳明燥金司天十年的概括性总论述。客气加临主气，既有上下竖向的影响，也有南北东西的横向影响，司天与在泉影响南北横向气流，左右间气影响东西横向气流。

客气与主气相临，有胜无复。

阳明司天，清复内余，则咳衄嗌塞，心鬲中热，咳不止，而白血出者死。

少阴在泉，客胜则腰痛，尻股膝髀腨胻足病，瞀热以酸，胕肿不能久立，溲便变；主胜则厥气上行，心痛发热，鬲中，众痹皆作，发于胠胁，魄汗不藏，四逆而起。(《素问·至真要大论》)

阳明客气司天是燥金加临主气少阳相火之上，客胜者燥胜，主胜者火胜，因火克金之故，虽无客胜之名，而燥金清凉之气仍复内有余。客气初气太阴湿土加临主气初气厥阴风木之上，客胜者湿胜，主胜者风胜。主木克客土，以风木为主。客气二气少阳相火加临主气二气少阴君火之上，客胜者相火胜为逆，主胜者君火胜为顺。少阴客气在泉加临主气终气太阳寒水之上，客胜者热胜，主胜者寒胜。客气四气太阳寒水加临主气太阴湿土之上，客胜者寒，主胜者湿。客气五气厥阴风木加临主气阳明燥金之上，客胜者风，主胜者燥。总而言之，在阳明司天的十年中是主克客。

在阳明燥金司天的十年中，中运都是阴干不及年，经言"不及者后天"，故曰"凡此阳明司天之政，气化运行后天"。"天"，指后天时而至，亦即"至而不至"，气候比季节来得晚。

阳明司天之金气，性清凉，主燥、主收、主杀，天气劲急，故曰"天气急"。阳明司天则少阴在泉，少阴属火，主热而光明，主长，故曰"地气明"。这就是说，在阳明司天之年，岁气是上半年气候偏清凉，下半年气候偏热。

阳明燥金司天是清凉之气偏胜，下临三之气少阳相火之上，金胜火来复，火复在四之气，正是炎暑天气，故曰"阳专其令，炎暑大行"。正如《素问·五常政大论》所说"阳明司天……暴热至，土乃暑，阳气郁发"。

暑天过后，秋气降临，秋主燥，物受秋燥之气而坚。但这时却有客气厥阴风木临其上，故曰"风、燥横运，流于气交"。客气风木，因受主气燥金之克，变为平气，故曰"淳风乃治"。"淳风"，指风气正常，所谓"五之气，春令反行，草乃生荣，民气和"。

　　"多阳少阴"，指火复于四之气，即"暴热至，土乃暑，阳气郁发"而"阳专其令，炎暑大行"也。"太阴所至为雨府""太阴雨化，施于太阳"，四气主气是太阴，客气是太阳，在火气来复的影响下，天气降而为雨水，故曰"云趋雨府，湿化乃敷，燥极而泽"。张隐庵注："云趋雨府者，土之湿气，蒸而为云，天气而为雨，盖四之气，乃太阴湿土主气，太阳寒水加临，故曰'云趋雨府，湿化乃敷'。司天之燥金终三之气，而交于四气之寒水湿，是以燥极而泽。"

　　司天之阳明燥金为秋气，其色白，主生之谷物为白色，简称"白谷"。在泉之少阴君火为夏气，其色红（丹），主生之谷物为红色，简称"丹谷"，故曰"其谷白丹。"

　　"间谷"，指感受间气而化生的谷物。"命太"，各注家认识不一致。张介宾注："命，天赋也。太，气有余也。"那么有余之气是指什么呢？我认为是指所复之间气言。所言"间谷命太者"，皆属中运不及年。《素问·气交变大论》载凡中运不及年，皆有胜复之气。又中运不及年，皆在阳明、太阴及厥阴三者司天主政之年。阳明司天金气之胜，火复于司天左右间。太阴司天土气胜，木复于在泉左间。厥阴司天木气胜，金复于在泉左右间。

　　《素问·五常政大论》说"同者盛之，异者衰之""阳明司天，介虫静，羽虫育，介虫不成""少阴……在泉，羽虫育，介虫耗不育"。介虫类动物有甲壳，也叫甲虫。阳明燥金主白色，故曰"白甲"。羽虫，简称"羽"，少阴火类"品羽"。指羽虫胎孕生长正常。由于阳明燥金司天，少阴君火在泉，火能克金，火类羽虫胎育生长良好，而金类甲虫被克而损耗，故曰"其耗白甲品羽，金火合德"。

　　"太白"，指金星；"荧惑"，指火星。司天之阳明上应太白，在泉之少阴上应荧惑，故曰"上应太白荧惑"。

　　"其政切"，即"天气急"之互语，指阳明燥金司天之年的上半年气候偏清凉的自然景象。

　　"其令暴"，指阳明司天金气偏胜时，火气郁发"暴热至"的气候现象。

　　少阴君火在泉，冬行夏令，气候温暖，冬眠的动物不藏伏，水不冻结，故曰"蛰虫乃见，流水不冰"。

　　阳明燥金司天之年，燥气用事，气候偏清凉，人体肺脏与之相应，容易发肺病，"咳嗌塞"就是肺病症状。嗌指咽喉，塞指堵塞。

　　"寒热发，暴振溧癃闭"，指金胜、阳郁、火发的表现。所谓"三之气……燥热交合……民病寒热"。《素问·五常政大论》说："阳明司天……暴热至，土乃暑，阳气郁发，小便变，寒热如疟，甚则心痛。""暴振溧"是阳气郁发的症状。

阳明燥金司天，上半年气候清凉劲急、金能克木，所以适宜在温暖气候生长的木类毛虫就会因为不适应而死亡，故曰"清先而劲，毛虫乃死"。

上半年为先，后半年为后，阳明司天属上半年为先，少阴在泉属下半年为后，故曰"清先""热后"。火能克金，故适宜于清凉气候生长的金类介虫往往不适应下半年偏热的气候而死亡，故曰"热后而暴，介虫乃殃"。此下半年之热暴是火气来复。

"其发躁"，指火复之急，即"暴"之意。清凉胜，火热复，胜复之变，气候严重反常，故曰"胜复之作，扰而大乱，清热之气，持于气交"。

初之气，客气太阴湿土加临厥阴风木主气之上。客气初气太阴湿土是由上一年在泉之气迁移而来，故曰"初之气，地气迁"。主气风木此时为寒风，风木又能克客气之湿土，湿凝而雨化，加上阳明清肃之气，故曰"阴始凝，气始肃，水乃冰，寒雨化"。人感此气，清湿伤表，热内郁，"中热""䘌衄""小便黄赤""胀""淋"等属里热证，"面目浮肿""欠""呕"等属湿证。

二之气，客气少阳相火加临主气少阴君火之上，这是臣（少阳相火）临君位（少阴君火），《素问·六微旨大论》说："臣位君则逆，逆则其病近，其害速"，故曰"阳乃布，民乃舒，物乃生荣，厉大至，民善暴死"。厉，通疠，指疫疠之气，即烈性传染病的病原。瘟疫流行，可导致暴死。

三之气，客气阳明燥金加临主气少阳相火之上，故曰"凉乃行，燥热交合"。燥性凉，火性热，故"民病寒热"。阳明燥气到了三之气终时便交转四之气，那时太阳寒水加临太阴湿土之上，气候变得湿润，雨水较多，故曰"燥极而泽"。

四之气，客气太阳寒水加临主气太阴湿土之上，"太阴雨化，施于太阳"，故曰"寒雨降"。四之气已属下半年少阴在泉所属范围之内。寒湿胜，则少阴火气内郁。"暴仆""谵妄，少气，嗌干引饮，及为心痛，痈肿疮疡""血便"等属少阴火热证。"骨痿""疟寒之疾"则属寒湿证。

五之气，客气厥阴风木加临主气阳明燥金之上，阳明燥金受在泉少阴火气制不能克厥阴风木，秋行春令，气候温暖，草木不凋反生长很盛，故曰"春令反行，草木生荣，民气和"。

终之气，客气少阴君火加临主气太阳寒水之上，在泉少阴君火主管下半年，因此下半年的气候偏热，应寒不寒，故曰"阳气布，候反温""民病温"。冬天应寒冷不寒冷，则应伏藏的动物不伏藏，水也不结冰，故曰"蛰虫来见，流水不冰"。

丁卯、丁酉两年，中运是木不及，司天是阳明燥金，气克运为顺，天刑之年为不相得之岁，以气为主。气有余则制已胜而侮不胜，即金克木而侮火。在泉是少阴君火，运生气为逆，以运为主。但运不及，不能为主。

　　阳明司天，燥淫所胜，则木乃晚荣，草乃晚生，筋骨内变，大凉革候，名木敛生，菀于下，草焦上首，蛰虫来见。民病左胠胁痛，寒清生中，感而疟，咳，腹中鸣，注泄鹜溏，心胁暴痛，不可反侧，嗌干面尘，腰痛，丈夫㿗疝，妇人少腹痛，目昧眦疡疮痤痈，病本于肝。太冲绝，死不治。燥淫所胜，平以苦温，佐以酸辛，以苦下之。

　　岁少阴在泉，热淫所胜，则焰浮川泽，阴处反明。民病腹中常鸣，气上冲胸，喘不能久立，寒热皮肤痛，目暝齿痛，颇肿，恶寒发热如疟，少腹中痛，腹大，蛰虫不藏。热淫于内，治以咸寒，佐以甘苦，以酸收之，以苦发之。(《素问·至真要大论》)

　　阳明司天，燥气下临，肝气上从，苍起木用而立，土乃眚。凄沧数至，木伐草萎，胁痛目赤，掉振鼓慄，筋痿，不能久立。暴热至，土乃暑，阳气郁发，小便变，寒热如疟，甚则心痛。火行于槁，流水不冰，蛰虫乃见。

　　阳明司天，介虫静，羽虫育，介虫不成。

　　少阴在泉，羽虫育，介虫耗不育。(《素问·五常政大论》)

　　阳明司天燥金气胜，金胜木衰，木从金化，故曰"肝气上从"。金克木，则肝木气郁，郁久而发，故有"苍起木用而立"之事。木起克土，故曰"土乃眚"。《素问·六元正纪大论》对"不郁之发"有详论，阅者可参之。

3. 气、运相临

　　气运相临，上阳明燥金司天，下少阴君火在泉，中有少角木运不及。木运不及则从金化。上半年气克运为顺，天刑之年气候变化大，当以气为主，即以阳明燥金之气为主，气候偏清凉。凉胜阳郁，阳郁则火发，时在左右间。下半年运生气，当以运为主，但木运不及又受金气之制，反以火气来复为主，气候偏热，草木生荣，蛰虫不伏，流水不结冰。上半年金胜清化，下半年火复热化，故曰"清化热化胜复同"，此"清化热化"为胜复之气，非本身正气所化。《素问·六元正纪大论》说："非气化者，是谓灾。""气化"，张介宾作"正化"，注：当其位则为正化，非其位则为邪化，邪化则为灾。故曰"邪气化日也，灾三宫"。《素问·气交变大论》说："木不及……春有惨凄残贼之胜，则夏有炎暑燔炼之复。其眚东，其藏肝，其病内舍胠胁，外在关节。""三宫"，根据《灵枢·九宫八风篇》九宫图，位居东方。三是木运不及之数，丁卯、丁酉两年木运不及，司天的阳明金气乘克之，故三宫受灾。这是春行秋令，气候应温不温，反行清凉之灾。

《素问·至真要大论》说："阳明司天，燥淫所胜，则太乃晚荣，草乃晚生，筋骨内变，大凉革候，名木敛生，菀于下，草焦上首……"就是对三宫受灾的描述。

阳明司天主凉燥偏胜，故用成数曰"燥化九"。"燥"指本气，"清"指"燥"之性。《素问·至真要大论》说："阳明司天为燥化……间气为清化。"木运不及用生数，故曰"风化三"。火有复气之胜，故用成数不用生数，曰"热化七"。此燥九、风三、热七均为正气化于正位，故曰"正化日"。

《素问·至真要大论》说："燥淫于内，治以苦温""燥淫所胜，平以苦温"。故上半年阳明燥金司天，用味苦性温的药物或食物治之。为何用"小温"？因为金胜有火郁之灾，温重则助之，故用"小温"。

中运木不及受金之制，则肝气内郁不能升散，"肝欲散，急食辛以散之"。用"辛和"者，也是避温重助火。

下半年少阴君火在泉，热气偏胜。《素问·至真要大论》说："热淫所胜，平以咸寒""热淫于内，治以咸寒"，故曰"下咸寒"。

卯酉之岁，太阴降地，主室地苍，胜之不入；又或少阳未退位者，即太阴未得降也；或木运以至，木运承之，降而不下，即黄云见而青霞彰，郁蒸作而大风，雾翳埃胜，折陨乃作；久而不降也，伏之化郁，天埃黄气，地布湿蒸，民病四肢不举，昏眩，肢节痛，腹满填臆。（《素问·本病论》）

（二）癸酉、癸卯年

阳明，少徵，少阴，寒雨胜复同，同正商，癸卯（同岁会），癸酉（同岁会）：其运热、寒、雨。

少徵，太宫，少商，太羽（终），太角（初）。

癸酉（同岁会）、癸卯（同岁会）岁：上阳明金，中少徵火运，下少阴火，寒化雨化胜复同，所谓邪气化日也，灾九宫。燥化九，热化二，所谓正化日也。其化：上苦小温，中咸温，下咸寒，所谓药食宜也。

解析：先知其年为癸卯、癸酉两年，中运为火运不及，司天是阳明燥金，在泉是少阴君火。火运不及则寒胜，水来乘火，土复救之，土者雨湿之气，故曰"寒雨胜复同"。张隐庵注："寒者，寒水之气，雨者，湿土之气，寒胜少徵，土来复之。"

"正商"，金之平气。虽然阳明燥金司天，但受中运火气之制不能偏胜，又金胜侮火，而化为平金之气，故曰"同正商"。

癸卯、癸酉两年，阳明燥金司天，则少阴君火在泉，这样中运是火不及，又遇在泉之气是火，所以是同岁会年。

"其运热、寒、雨"，"热"，指火运之气；"寒"，指克火的寒水之气；"雨"，指来复的湿土之气。年立运、气明白之后，可从以下三方面分析。

1. 运

中运是火运不及，故用"少徵"代表。由中运确定出主运和客运。因为中运火运不及是少徵，按照太少相生的规律，生少徵的当是太角，所以癸年主运的次序是初运为太角的壬统五运次序。客运的次序就是原文所记的次序。那么客主运加临的关系可表示如下。

客运：少徵　太宫　少商　太羽　太角
　　　　│　　│　　│　　│　　│
主运：太角　少徵　太宫　少商　太羽

由此可知，客运的四运与五运之间以太生太，就出现了不承袭现象。初运主生客，当以主为主，气候多风，二运主生客，但主少而客太，以客为主而多湿。三运主生客，当以主为主，气候多湿。四运主生客，但主少而客太，以客为主而多寒。五运主生客，当以主为主，气候偏寒。总之，癸年火运不及是主运生客运年，以主运为主。癸火不及，寒水乘之，湿土复之。故上半年气候偏湿，下半年气候多寒。下半年来复之湿气与在泉之火气交争而化雨，故曰"其运热、寒、雨"。

中运少徵是火不及，名曰伏明之纪。火不及则水来乘之，所以火兼水同化，即夏行冬令，夏天里应热不热，反而出现寒冷天气。又火不及则金来侮之。水克火，子土复而救之。

岁火不及，寒气大行，长政不用，物荣而下。凝惨而甚，则阳气不化，乃折荣美，上应辰星，民病胸中痛，胁支满，两胁痛，膺背肩胛间及两臂内痛，郁冒朦昧，心痛暴瘖，胸腹大，胁下与腰背相引而痛。甚则屈不能伸，髋髀如别，上应荧惑、辰星。其谷丹。复则埃郁，大雨且至，黑气乃辱，病鹜溏，腹满，食饮不下，寒中，肠鸣泄注，腹痛，暴挛痿痹，足不任身，上应镇星、辰星，玄谷不放。

火不及，夏有炳明火显之化，则冬有严肃霜寒之政；夏有惨凄凝冽之胜，则不时有埃昏大雨之复。其肯南，其脏心，其病内舍膺胁，外在经络。(《素问·气交变大论》)

伏明之纪，是谓胜长。长气不宣，藏气反布，收气自政，化令乃衡，寒清数举，暑令乃薄，承化物生，生而不长，成实而稚，遇化已老，阳气屈伏，蛰虫早藏。其气郁，其用暴，其动彰伏变易，其发痛，其脏心，其果栗桃，其实络濡，其谷豆稻，其味苦咸，其色玄丹，其畜马彘，其虫羽鳞，其主冰雪霜寒，其声徵羽，其病昏惑悲妄，从水化也。少徵与少羽同。上商与正商同。邪伤心也，凝惨凛冽，则暴雨霖霪，眚于九，其主骤注，雷霆震惊，沉黔淫雨。(《素问·五常政大论》)

火运不及年，既有所不胜寒水之气的乘克，又有所胜燥金之气的反侮，或夏行冬令，或夏行秋令。再是水克火，火子土来救，有土气之复，有火郁之病。

孟夏行秋令，则苦雨数来，五谷不滋，四鄙入保。行冬令，则草木蚤枯，后乃大水，败其城郭。

仲夏行冬令，则雹冻伤谷，道路不通，暴兵来至。行秋令，则草木零落，果实早成，民殃于疫。

季夏行秋令，则丘隰水潦，禾稼不熟，乃多女灾。行冬令，则风寒不时，鹰隼蚤鸷，四鄙入保。(《礼记·月令》)

由上述可知，火不及年，既可形成胜复调和的心、肾、脾之间的三角结构关系，又可形成心、肾、肺之间的三角结构关系。灾情多发于南方。

2. 气

见上文。

3. 气、运相临

癸卯癸酉年气、运相临，上阳明燥金司天，下少阴君火在泉，中有少徵火运不及。火运不及而从水兼化。上半年运克气为逆，不和之年，但中运火不及则不热，燥金之胜反侮之，是为"正商"气候。然火不及则寒水乘之，知其气候偏寒凉。下半年运与气同为火，是同岁会年，气候偏热。又有湿土之复气，气候多湿热。《素问·气交变大论》说："火不及……夏有惨凄凝冽之胜，则不时有埃昏大雨之复。其眚南，其藏心，其病内舍膺胁，外在经"，故曰"寒化雨化胜复同，所谓邪气化日也，灾九宫"。"九宫"代表南方，指自然灾害主要发生在南方地区。"九"为金的成数，为什么灾生于九宫？因为癸火不及年，是阳明燥金司天，又遇寒水之胜，水为金子，子助母气，寒凉有加，故用金之成数，故曰"灾九宫""燥化九"。

中运火不及用生数，故曰"热化二"。

在泉虽为少阴君火，因受来复湿气的影响，热也不重，故用"热化二"而省略之。

治燥用"苦小温"，见上文。

中运火不及，又受寒气之乘，故用咸温补之。

治在泉之火用咸寒，见上文。

（三）己卯、己酉年

阳明，少宫，少阴，风凉胜复同，己卯，己酉：其运雨、风、凉。

少宫，太商，少羽（终），少角（初），太徵。

己卯、己酉岁：上阳明，中少宫土运，下少阴火，风化清化胜复同，邪气化度也，灾五宫。清化九，雨化五，热化七，正化度也。其化：上苦小温，中甘和，下咸寒，药食宜也。

解析：先知其年是己卯、己酉两年，中运是己土不及，司天是阳明燥金，在泉是少阴君火。己年土运不及则风木胜，木来乘土，土之子金复救之，风气偏胜，气候偏温，长夏应湿不湿，雨水很少，出现旱象。金气偏胜，气候偏凉。因此，张隐庵注："土运不及，风反胜之，清凉之金气来复"，故曰"风凉胜复同"。年立气、运明白之后，可从以下三方面分析。

1. 运

中运是己年土运不及，故用"少宫"代表。由中运确定土运和客运。因为中运土运不及是少宫，按照太少相生的规律，生少宫的是太徵，生太徵的是少角，所以己年主运的次序是初运为角的丁统五运次序。客运的次予就是原文次序。那么客主运加临的关系可表示如下。

客运：少宫　太商　少羽　少角　太徵
　　　　|　　　|　　　|　　　|　　　|
主运：少角　太徵　少宫　太商　少羽

由此可知，客运的三运与四运之间以少生少，就出现了不承袭现象。初运主克客，以主运为主，气候多风少雨。二运主克客，以主运为主，气候偏热。三运主克客，以主运为主，气候偏湿。四运主克客，以主运为主，气候偏凉。五运主克客，以主运为主，但客为太主为少，气候偏温。总之，己年土运不及是主运克客运年，以主运为主。己土不及，木来乘土，燥金复之，木者风气，金者凉气，故曰"其运雨、风、凉"。雨是中运湿气，风是胜气，凉是复气。上半年运生气，以运为主，但运不及，风木来乘，气候多风。下半年气生运，以气为主，气候偏热，但有来复之凉气。

中运少宫是土不及，名曰卑监之纪。土不及则木来乘之，土兼木同化，即长夏行春令，长夏里应雨不雨，反而出现多风天气。又土不及则水来侮之。木克土，子金复而救之。

岁土不及，风乃大行，化气不令，草木茂荣。飘扬而甚，秀而不实，上应岁星。民病飧泄，霍乱，体重腹痛，筋骨繇复，肌肉瞤酸，善怒，藏气举事，蛰虫早伏，咸病寒中，上应岁星镇星，其谷黅。复则收政严峻，名木苍凋，胸胁暴痛，下引少腹，善太息，虫食甘黄，气客于脾，黅谷乃减，民食少失味，苍谷乃损，上应太白岁星。上临厥阴，流水不冰，蛰虫来见，藏气不用，白乃不复，上应岁星，民乃康。

土不及，四维有埃云润泽之化，则春有鸣条鼓拆之政；四维发振拉飘腾之变，则秋有肃杀霖霪之复。其眚四维，其脏脾，其病内舍心腹，外在肌肉四肢。（《素问·气交变大论》）

卑监之纪，是谓减化。化气不令，生政独彰，长气整，雨乃愆，收气平，风寒并兴，草木荣美，秀而不实，成而秕也。其气散，其用静定，其动疡涌，分溃，痈肿。其发濡滞，其脏脾；其果李栗，其实濡核，其谷豆麻，其味酸甘，其色苍黄，其畜牛犬，其虫倮毛，其主飘怒振发，其声宫角，其病留满否塞，从木化也。少宫与少角同，上宫与正宫同，上角与正角同，其病飧泄，邪伤脾也。振拉飘扬，则苍干散落，其眚四维，其主败折虎狼，清气乃用，生政万辱。（《素问·五常政大论》）

土运不及年，既有所不胜风木之气的乘克，又有所胜寒水之气的反侮，或长夏行春令，或长夏行冬令。再者不克土，土子金来救，有金气之复，有土郁之病。长夏在夏秋之间，季夏之末，故从季夏参候之。

土郁之发，岩谷震惊，雷殷气交，埃昏黄黑，化为白气，飘骤高深，击石飞空，洪水万从，川流漫衍，田牧土驹。化气乃敷，善为时雨，始生始长，始化始成。故民病心腹胀，肠鸣而为数后，甚则心痛胁膜，呕吐霍乱，饮发注下，胕肿身重。云奔雨府，霞拥朝阳，山净埃昏，其乃发也。以其四气，云横天山，浮游生灭，怫之先兆。（《素问·六元正纪大论》）

由上可知，土不及年，既可形成胜复调和的脾、肝、肺之间的三角结构关系，又可形成脾、肝、肾之间的三角结构关系。灾情多发于四维。

2.气

见上文。

3.气、运相临

己卯己酉年气、运相临，上阳明燥金司天，下少阴君火在泉，中有少宫土运不及。土运不及而从木兼化。上半年运生气为逆，小逆之年，以运为主。因土从木兼化，所以曰"少宫与少角同"，意即土运不及之年的气候物候现象与木运不及之年的气候现象大致相同。下半年气生运为顺，以气为主，气候偏暖。上半年有风木之胜，下半年有清金之复，故曰"风化清化胜复同，邪气化度也，灾五宫"。"五宫"代表中央土，主长夏而寄四维。金气司天而胜，故用成数曰"清化九"。因有风化，故曰"清"，不曰"燥"。土常用生数，故曰"雨化五"。少阴君火在泉，而生运土。以气为主，虽有清金之复，但火能克金，故用成数曰"热化七"。

中运土不及，以补为主，故用甘味性和平的药食治之。

卯酉之年，太阳升天，主室天芮，胜之不前；又遇阳明未迁正者，即太阳未升天也，土运以至，水欲升天，土运抑之，升之不前。即湿而热蒸，寒生两间。民病注下，食不及化；久而成郁，冷来客热，冰雹卒至。民病厥逆而哕，热生于内，气痹于外，足痿疬痛，反生心悸懊热，暴烦而复厥。(《素问·本病论》)

土运下临而水郁也。

（四）乙酉、乙卯年

阳明，少商，少阴，热寒胜复同，同正商，乙卯（天符），乙酉（岁会、太乙天符）：其运凉、热、寒。

少商，太羽（终），太角（初），少徵，太宫。

乙酉（太乙天符）、乙卯岁（天符）：上阳明金，中少商金运，下少阴火，热化寒化胜复同，邪气化度也，灾七宫。燥化四，清化四，热化二，正化度也。其化：上苦小温，中苦和，下咸寒，药食宜也。

解析：先知其年为乙卯、乙酉两年，中运为金运不及，司天是阳明燥金，在泉是少阴君火。金运不及则火乘克之，金子水来复救之，火胜者热，水复者寒，故曰"热寒胜复同"。中运虽为金不及，但有司天阳明金气之助，则成金运平气曰"审平"，故曰"同正商"。

审平之纪，收而不争，杀而无犯，五化宣明，其气洁，其性刚，其用散落，其化坚敛，其类金，其政劲肃，其候清切，其令燥，其脏肺，肺其畏热，其主鼻，其谷稻，其果桃，其实壳，其应秋，其虫介，其畜鸡，其色白，其养皮毛，其病咳，其味辛，其音商，其物外坚，其数九。(《素问·五常政大论》)

乙卯、乙酉两年，司天是阳明燥金，中运也是金，运同司天，是天符同化之年。乙酉年，岁支酉居西方正位，又是岁会同化年，岁会合天符即太乙天符年。《素问·六微旨大论》说："太乙天符为贵人……中贵人者，其病暴而死。"

"其运凉、热、寒","凉",指金气;"热"指胜气;"寒",指复气。年立运、气明白之后,可从以下三方面分析。

1. 运

中运是金不及,故用"少商"代表。由中运确定主运和客运。因为中运金运不及是少商,按照太少相生规律,生少商的当是太宫,生太宫的是少徵,生少徵的当是太角,所以乙年主运的次序是初运为太角的壬统五运次序。客运的次序就是原文所记的次序。那么客主运加临的关系可表示如下。

客运:少商　太羽　太角　少徵　太宫
　　　　│　　　│　　　│　　　│　　　│
主运:太角　少徵　太宫　少商　太羽

由此可知,客运的二运与三运之间以太生太,就出现了不承袭现象。乙卯、乙酉两年都是客运克主运,当以客运为主。上半年不及之金运得司天金气之助,化为平气,即少商同正商。下半年不及之金运受在泉少阴火气之克,则从火兼化,同少徵。

中运少商是金不及,名曰从革之纪。金不及则火来乘克,所以金兼火同化,即秋行夏令,秋天里应凉不凉,反而出现暖天气。又金不及则木来侮之,火克金,又见金子水复来救之。

岁金不及,炎火乃行,生气乃用,长气专胜,庶物以茂,燥烁以行,上应荧惑星。民病肩背瞀重,鼽嚏,血便注下,收气乃后,上应太白星,其谷坚芒。复则寒雨暴至,乃寒冰雹霜雪杀物,阴厥且格,阳反上行,头脑户痛,延及囟顶,发热,上应辰星,丹谷不成,民病口疮,甚则心痛。

金不及,夏有光显郁蒸之令,则冬有严凝整肃之应;夏有炎烁燔燎之变,则秋有冰雹霜雪之复。其眚西,其脏肺,其病内舍膺胁肩背,外在皮毛。(《素问·气交变大论》)

从革之纪,是谓折收。收气乃后,生气乃扬,长化合德,火政乃宣,庶类以蕃。其气扬,其用躁切,其动铿禁瞀厥,其发咳喘,其脏肺,其果李杏,其实壳络,其谷麻麦,其味苦辛,其色白丹,其畜鸡羊,其虫介羽,其主明曜炎烁,其声商徵,其病嚏咳鼽衄,从火化也。少商与少徵同,上商与正商同,上角与正角同,邪伤肺也。炎光赫烈,则冰雪霜雹,眚于七,其主鳞伏彘鼠,岁气早至,乃生大寒。(《素问·五常政大论》)

金运不及年,既有所不胜火热之气的乘克,又有所胜风木之气的反侮,或秋行夏令,或秋行春令。再者火克金,金子水来救,秋有水气之复,是秋行冬令。

孟秋行冬令，则阴气大胜，介虫败谷，戎兵乃来；行春令，则其国乃旱，阳气复还，五谷无实；行夏令，则国多火灾，寒热不节，民多疟疾。

仲秋行春令，则秋雨不降，草木生荣，国乃有恐；行夏令，则其国乃旱，蛰虫不藏，五谷复生；行冬令，则风灾数起，收雷先行，草木蚤死。

季秋行夏令，则其国大水，冬藏殃败，民多鼽嚏；行冬令，则国多盗贼，边境不宁，土地分袋；行春令，则煖风来至，民气解惰，师兴不居。(《礼记·月令》)

金气不及受火木二气的乘侮，则内郁成病。

金郁之发，天洁地明，风清气切，大凉乃举，草树浮烟，燥气以行，霜雾数起，杀气来至，草木苍干，金乃有声。故民病咳逆，心胁满引少腹，善暴痛，不可反侧，嗌干面尘，色恶，山泽焦枯，土凝霜卤，怫乃发也。其气五，夜零白露，林莽声凄，怫之兆也。(《素问·六元正纪大论》)

由上述可知，金不及年，既可形成胜复调和的肺、心、肾之间的三角结构关系，又可形成肺、心、肝之间的三角结构关系。灾情多发生于西方。

2. 气

见上文。

3. 气、运相临

乙卯乙酉年气、运相临，上阳明燥金司天，下少阴君火在泉，中有少商金运不及。金运不及而从火兼化。上半年气运同化，乙卯是天符年，乙酉是太乙天符年。因金运不及而上临燥金司天，则金气正平，曰"上商与正商同"。又因金兼火同化，表现出少徵的特征，故曰"少商与少徵同"。下半年少阴君火在泉，气克运为顺，有天刑之称，气候不冷，上半年有火气之胜，秋有寒水之复，故曰"热化寒化胜复同，邪气化度也，灾七宫"。"七宫"代表西方。司天燥金化为"正商"，故用生数曰"燥化四"。中运金不及而兼火化，故用生数曰"清化四"。少阴在泉之火，受主气寒水之克，故用生数曰"热化二"。

中运金不及而从火化，故用苦味性和的药食治之。

（五）辛卯、辛酉年

阳明，少羽，少阴，雨风胜复同，辛卯少宫同，辛酉，辛卯：其运寒雨风。

少羽（终），少角（初），太徵，少宫，太商。

辛卯、辛酉岁：上阳明金，中少羽水运，下少阴火，雨化风化胜复同，邪气化度也，灾一宫。清化九，寒化一，热化七，正化度也。其化：上苦小温，中苦和，下咸寒，药食宜也。

解析：先知其年是辛卯、辛酉两年，中运是水运不及，司天是阳明燥金，在泉是少阴君火。水运不及则土乘克之，水子木来复救之，土胜者雨，木复者风，故曰"雨风胜复同"。水运不及，本来就会产生土乘之现象，即水从土化现象，今遇司天之金气又克木，土失其制，因此也就更加容易从土兼化。为什么只言"辛卯少宫同"呢？因为卯支属于木，木能克土，从而削弱了土气乘木的作用，所以只能"半从土化"。如高士宗注："水运不及，则土气胜，当辛卯之岁，卯木制土，故辛卯少宫同"。而辛酉年的酉支属于金，金能克木，土失其制，从而增强土气乘水的作用，使水从土化的程度更深，趋同于"同正宫"现象。

"其运寒雨风"，"寒"，指中运水气；"雨"，指土之胜气；"风"，指木之复气。年立运、气明白之后，可从以下三方面分析。

1. 运

中运是水不及，故用"少羽"代表。由中运确定出主运和客运。因为中运水运不及是少羽，按照太少相生规律，生少羽的当是太商，生太商的当是少宫，少生宫的当是太徵，生太徵的当是少角，所以辛年主运的次序是初运为少角的丁统五运次序。客运的次序就是原文所记的次序。则客主运加临的关系可表示如下。

客运：少羽　少角　太徵　少宫　太商

　　　　｜　　｜　　｜　　｜　　｜

主运：少角　太徵　少宫　太商　少羽

由此可知，客运的初运和二运之间以少生少，就出现了不承袭现象。辛卯、辛酉两年都是客运生主运，当以客运为主。上半年不及之水运，有金气司天，气生运为顺，以气为主，气候偏凉。有湿土之胜而多雨。下半年少阴君火在泉，反侮不及之水运，且有木之复气而多风，气候偏暖。

中运少羽是水不及，名曰涸流之纪。水不及则土来乘克，所以水兼土同化，即冬行长夏之令。又水不及则火反侮之，又见风木之复气。

岁水不及，湿乃大行，长气反用，其化乃速，暑雨数至，上应镇星。民病腹满，身重，濡泄，寒疡流水，腰股痛发，腘腨股膝不便，烦冤足痿清厥，脚下痛。甚则跗肿，藏气不政，肾气不衡，上应辰星，其谷秬。上临太阴，则大寒数举，蛰虫早藏，地积坚冰，阳光不治，民病寒疾于下，甚则腹满浮肿，上应镇星，其主黅谷。复则大风暴发，草偃木零，生长不鲜，面色时变，筋骨并辟，肉瘛，目视䀮䀮，物疏璺，肌肉胗发，气并膈中，痛于心腹，黄气刀损，其谷不登，上应岁星。

水不及，四维有湍润埃云之化，则不时有和风生发之应；四维发埃昏骤注之变，则不时有飘荡振拉之复。其眚北，其脏肾，其病内舍腰脊骨髓，外在溪谷踹膝。(《素问·气交变大论》)

涸流之纪，是谓反阳。藏令不举，化气乃昌，长气宣布，蛰虫不藏，土润，水泉减，草木繁茂，荣秀满盛，其气滞，其用渗泄，其动坚止，其发燥槁，其脏肾，其果枣杏，其实濡肉，其谷黍稷，其味甘咸，其色黅玄，其畜彘牛，其虫鳞倮，其主埃郁昏翳，其声羽宫，其病痿厥坚下，从土化也。少羽与少宫同，上宫与正宫同，其病癃闭，邪伤肾也。埃昏骤雨，则振拉摧拔，眚于一，其主毛显狐狢，变化不藏。(《素问·五常政大论》)

水运不及年，既有所不胜湿土之气的乘克，又有所胜火热之气的反侮，还有风木之气的来复，或冬行夏令，或冬行春令，或冬行金气秋令。

孟冬行春令，则冻闭不密，地气上泄，民多流亡；行夏令，则国多暴风，方冬不寒，蛰虫复出；行秋令，则雪霜不时，小兵时起，土地侵削。

仲冬行夏令，则其国乃旱，氛雾冥冥，雷乃发声；行秋令，则天时雨汁，瓜瓠不成，国有大兵；行春令，则蝗虫为败，水泉咸竭，民多疥疠。

季冬行秋令，则白露蚤降，介虫为妖，四鄙入保；行春令，则胎夭多伤，国多固疾，命之曰逆；行夏令，则水潦败国，时雪不降，冰冻消释。(《礼记·月令》)

水气不及受土火二气的乘侮，则内郁成病。

水郁之发，阳气乃避，阴气暴举，大寒乃至，川泽岩凝，寒雾结为霜雪，甚则黄黑昏翳，流行气交，乃为霜杀，水乃见祥。故民病寒客心痛，腰脽痛，大关节不利，屈伸不便，善厥逆，痞坚，腹坚。阳光不治，空积沉阴。白埃昏暝，而乃发也。其气二火前后，太虚深玄，气犹麻散，微见而隐，色黑微黄，佛之先兆也。(《素问·六元正纪大论》)

由上可知，水运不及年，既可形成胜复调和的肾、脾、肝之间的三角结构关系，又可形成肾、脾、心之间的三角结构关系。灾情多发生于北方。

2. 气

见上文。

3. 气、运相临

辛卯辛酉年气、运相临，上阳明燥金司天，下少阴君火在泉，中有少羽水运不及。水运不及而从土兼化，故曰"少羽与少宫同"。水运不及，土气胜而雨化，木来复而风化，即上半年有土湿之胜，下半年即有风木之复，故曰"雨化风化胜复同，邪气化度也，灾一宫"。上半年气生运为顺，以气为主，气候偏凉。下半年运克气为逆，不和，火反侮水，气候偏暖。虽然阳明燥金司天，但有湿土之胜润燥，故用成数曰"清化九"，而不是"燥化九"。水运不及，故用生数曰"寒化一"。少阴君火在泉反侮水不及，故用成数曰"热化七"。

中运水不及而从土化，故用苦味性和的药食治之。

（六）卯酉年

故食岁谷以安其气，食间谷以去其邪，岁宜以咸、以苦、以辛，汗之、清之、散之，安其运气，无使受邪，折共郁气，资其化源。以寒热轻重、少多其制，同热者多天化，同清者多地化。用凉远凉，用热远热，用寒远寒，用温远温，食宜同法，有假者反之，此其道也。反是者，乱天地之经，扰阴阳之纪也。

这段经文是论述卯酉年总的治疗原则。

"岁谷"，指感受当年司天在泉之气所生长收成的谷物。司天的阳明燥金之气所主的谷物是白谷，在泉少阴君火之气所主的谷物是丹谷。"食岁谷以安其气"，谓养生顺应天气也，当年是金司天火在泉，顺之应食白谷丹谷，才能对身体健康有利。水运通肾，故宜咸。君火通心，故宜苦。燥金通肺，故宜辛。汗之散之以治衰，清之以治里。安，有平定治乱之意，即平定运和气的偏胜偏衰，运和气无盛衰就无从受邪。"折其郁气，资其化源"见辰戌年太阳之政解。

"寒热轻重"，指病情。"少多其制"，指治疗用药。

方药中、许家松说："'同热者'，指症候与气候同属于热者。'多天化'，即多用感受司天之气所化生的药物。此处是指具有寒凉作用的药物，因为这里是指阳明燥金司天之年，阳明主凉主燥，感阳明燥金之气所化生的药物性质偏凉。'同清者'，指症候，与气候同属于寒者。'多地化'，即多用感受在泉之气所化生的药物。此处是指具有温热作用的药物，因为这里是指少阴君火在泉之年，少阴君火主热，感少阴之气所化生的药物性质偏温。这一小节十分重要，它不但为'寒者温之，热者凉之'等正治法提出了理论依据，同时也指出了温热药物和寒凉药产生的气候条件，从而为我们确定药物性能和选择采制药物提供了可贵的经验。"

三、寅申之纪

《素问·天元纪大论》说："寅申之岁，上见少阳。"《素问·五运行大论》说：

"寅申之上，少阳主之。"所以寅申之纪是少阳相火司天之年，六十甲子中共有十年，即壬寅、壬申、戊寅、戊申、甲寅、甲申、庚寅、庚申、丙寅、丙申，可按五阳干分为五组。

（一）壬申、壬寅年

少阳之政奈何？岐伯曰：寅申之纪也。

少阳，太角，厥阴，壬寅（同天符），壬申（同天符）：其运风鼓，其化鸣紊启坼，其变振拉摧拨，其病掉眩支胁惊骇。

太角（初正），少徵，太宫，少商，太羽（终）。

壬申（同天符）、壬寅（同天符）岁：上少阳相火，中太角木运，下厥阴木，火化二，风化八，所谓正化日也。其化：上咸寒，中酸和，下辛凉，所谓药食宜也。

解析：先知其年是壬寅、壬申两年，中运是壬木太过，故曰"中太角木运"；司天是少阳相火，故曰"上少阳相火"；在泉是厥阴风木，故曰"下厥阴木"。因中运是木运，与在泉厥阴风木同性，故壬寅、壬申两年是同天符年。

"其运风鼓"，"运"，指中运；"风"，指风气；"鼓"，指鼓动。风性动，风动有声如鼓之响。中运为风木，司天是少阳相火，风火合势，风纵火势，火借风威，所以这两年的上半年风多，也比较热。此节下文"其化……""其变…""其病……"等，与"太阳之政"太角之年基本相似，读者可参看前述，此处从略。年立运、气明白之后，可从以下三方面进一步分析。

1. 运

运分主运、中运及客运。

中运木运太过，故用"太角"代表。由中运定出主运和客运。因为壬运太过是太角，所以壬年主运的次序是初运为太角的壬统五运次序。壬年客运的次序与主运相同。则客主加临的关系可表示如下。

客运：太角　少徵　太宫　少商　太羽
　　　　｜　　　｜　　　｜　　　｜　　　｜
主运：太角　少徵　太宫　少商　太羽

由此可知，各运的客主是同运，且太少同，故初运的气候风偏胜，二运的气候温平，三运的气候湿胜，四运的气候燥平，五运的气候寒偏胜。

中运为木太过，即风气偏胜。司天为少阳相火，火性暑热。在泉为厥阴风木，风胜，故曰"其运风"。

由上可知，少阳司天年的中运太角与"太阳之政"太角运同。

2.气

气分岁气、主气、客气。

主气年年不变，其六步次序与太阳主政年同。

少阳司天年的客气次序由岁气中的司天之气决定，即由年支决定。壬寅、壬申两年的年支是寅申，寅申之上，少阳相火主之，故寅申年客气的司天之气是少阳相火。则寅申年客气加临主气的关系可表示如下。

客气：少阴　太阴　少阳　阳明　太阳　厥阴
　　　　｜　　　｜　　　｜　　　｜　　　｜　　　｜
主气：厥阴　少阴　少阳　太阴　阳明　太阳
　　　司天　　　　　　　　　在泉

凡此少阳司天之政，气化运行先天，天气正，地气扰，风乃暴举，木偃沙飞，炎火乃流，阴行阳化，雨乃时应，火木同德，上应荧惑、岁星。其谷丹苍，其政严，其令扰。故风热参布，云物沸腾，太阴横流，寒乃时至，凉雨并起。民病寒中，外发疮疡，内为泄满。故圣人遇之，和而不争。往复之作，民病寒热疟泄，聋瞑呕吐，上怫肿色变。

初之气，地之迁，风胜乃摇，寒乃去，候乃大温，草木早荣。寒来不杀，温病乃起，其病气怫郁于上，血溢目赤，咳逆头痛，血崩胁满，肤腠中疮。

二之气，火反郁，白埃四起，云趋雨府，风不胜湿，雨乃零，民乃康。其病热郁于上，咳逆呕吐，疮发于中，胸嗌不利，头痛身热，昏愦脓疮。

三之气，天政布，炎暑至，少阳临上，雨乃涯。民病热中，聋瞑，血溢，脓疮咳呕，鼽衄，渴，嚏，欠，喉痹，目赤，善暴死。

四之气，凉乃至，炎暑间化，白露降，民气和平，其病满身重。

五之气，阳乃去，寒乃来，雨乃降，气门乃闭，则木早雕，民避寒邪，君子周密。

终之气，地气正，风乃正，万物反生，霿雾以行。其病关闭不禁，心痛，阳气不藏而咳。

这一大段经文是对少阳相火司天十年的概指性总论，既有客主加临竖向的气流影响，也有岁气司天在泉横向的气流影响。客气与主气相临，有胜无复。

少阳司天，客胜则丹胗外发，及为丹熛疮疡、呕逆、喉痹、头痛、嗌肿、耳聋、血溢，内为瘛疭；主胜则胸满、咳、仰息，甚而有血，手热。

厥阴在泉，客胜则大关节不利，内为痉强拘瘛，外为不便；主胜则筋骨繇

并，腰腹时痛。(《素问·至真要大论》)

少阳客气司天是相火加临主气少阳相火之上，同气相合，暑热更甚。客气初气为少阴君火加临主气初气厥阴风木之上，客胜者热胜，主胜者风胜，总为风火合气为害。客气二气为太阴湿土加临主气二气少阴君火之上，客胜者湿胜，湿胜则火郁，主胜者热胜，火热刑克肺金。

少阳司天，厥阴在泉加临主气太阳寒水之上，客胜者风胜，主胜者寒胜。客气四气阳明燥金加临主气太阴湿土之上，客胜者燥胜，主胜者湿胜。客气五气太阳寒水加临主气阳明燥金之上，客胜者寒胜，主胜者燥胜。

至于客主加临的详情见下文初气至终气的论述。总的来说，在少阳司天的十年中是主生客。

在少阳相火司天的十年中，中运都是阳干太过年，经言"太过者先天"，故曰"凡此少阳司天之政，气化运行先天"。

"天气正"，指少阳相火司天之年，三之气的主气客气都是少阳相火，正当其位。

"地气扰"，指厥阴在泉之年，风气动扰气候而不稳定。

《素问·六元正纪大论》说："少阳所至为飘风燔燎"，故曰"风乃暴举，木偃沙飞，炎火乃流"。即大风狂暴时飞沙走石、摧拔树木及气候炎热的自然景象。如遇壬年木运太过，其暴风更大。

少阳司天，则厥阴风木在泉主宰下半年的气候，厥阴主风主温，使下半年秋冬的气候应冷不冷，反而见暖，故曰"阴行阳化"。

少阳相火司天之年，气候炎热，热必生湿，如《素问·六元正纪大论》说："少阳所至为火生，终为蒸溽"，所以这一年雨水也相对比较多，故曰"雨乃时应"。由此可以悟出少阳相火与太阴湿土的密切关系，所以我在拙作《医易启悟》和《中医外感三部六经说》之中，详述了少阳与太阴是人身之太极。

司天之少阳为火，上应荧惑星，在泉之厥阴为木，上应岁星，故曰"火木同德，上应荧惑、岁星"。

丹谷，指红色的谷物。苍谷，指青色的谷物。"丹"，指司天少阳所主之色，"苍"，指在泉厥阴所主之色。少阳主火，上半年气候偏热；厥阴主风，下半年气候偏温。因而丹谷和苍谷就是少阳司天之年的岁谷，适宜于在温热气候中生长。

"其政严，其令扰"，马莳注："火之政严，木之令扰"，张隐庵注："严者，火之政。扰者，风之令也"。

司天之少阳主火热，在泉之厥阴主风扰，故曰"风热参布，云物沸腾"。

太阴指雨湿之气，横流指雨水过多而四流。因少阳相火司天之年，气候偏热，热盛生湿而雨水较多。

少阳相火偏胜，火克燥金，金子之水来复，故"寒乃时至，凉雨并起"。因而这一年又可以出现突然寒冷的气候变化。说明这一年的气候有暴风，有炎热，有寒冷，有冷有热，变化很大，不稳定。

三之气客气主气都是少阳相火，《素问·六元正纪大论》说："少阳所至为炎暑，时化之常也……少阳所至为疮疡，病之常也"，故曰"外发疮疡"。炎暑必生湿，热极生寒，重热则寒，故病"寒中""内为泄满"。

少阳相火司天之年，既有寒热胜复往来，又有暴风大雨。这一年气候变化很快，错综复杂，也必然影响到人体，使人体出现相应的寒热往来、盛衰互见的疾病，这就是《伤寒论》所论述的少阳病。有经验、懂医理的人遇到这种情况，就会用和解少阳的方法，解除寒热胜复的交争，如小柴胡汤。

"寒热"，指发冷发热；"疟"，指疟疾；"泄"，指泄泻；"聋瞑"，指耳聋眼花；"上怫肿色变"，指颜面部位的病变，因火性炎上也。

以上所述是少阳相火司天之年在气候、物候及疾病变化的大体情况。以下所述是少阳相火司天之年六步主时每一步客气加临主气的具体气候、物候及疾病的变化情况。

"初之气，地气迁"，指少阳相火司天之年初气的客气少阴君火，是由上一年在泉之气迁转来的。少阳相火司天之年的上一年是太阴湿土司天，太阳寒水在泉。上一年在泉的太阳寒水迁于本年的五之气上，所以少阴君火才由上一年的二之气迁转到本年的初之气。客气少阴君火加临主气厥阴风木之上，风火互助，风热盛时，故曰"风胜乃摇，寒乃去，候乃大温，草木早荣，寒来不杀"。风热感人，于是"温病乃起"。"火曰炎上"，故"其病气怫于上"。以下所述之病，都是温病的临床表现。

二之气，客气太阴湿土加临主气少阴君火之上，少阴君火受到太阴湿气的郁遏，故曰"火反郁"。火热蒸腾，湿气被化如白色烟雾上升变化为云，故曰"白埃四起"。云骤为雨，故曰"云趋雨府"。《素问·六元正纪大论》说："太阴所至为白埃，令行之常也""太阴所至为云雨，气化之常也""太阴所至为雨府，司之常也"。二气是客气太阴湿土主宰之时，风气已衰退，雨降后气温也衰退，人体才感到凉而舒畅，故曰"风不胜湿，雨乃零，民乃康"。以下的病证皆是湿遏热郁所致。

三之气，客气少阳相火司天之气加临主气少阳相火之上，火上加火，故曰

"天政布，炎暑至，少阳临上"。"涯"，指到头或束。"雨乃涯"，指二之气中出现的降雨现象，到了三之气时便自然结束。以下的病症皆是人们感受暑热之邪所致。

四之气，客气阳明燥金之气加临主气太阴湿土之上，天气清凉而降白露，炎暑渐退，人们觉得清爽了，故曰"凉乃至，炎暑间化，白露降，民气和平"。清凉外束，湿郁积于内，故"其病满身重"。

五之气，客气太阳寒水之气加临主气阳明燥金之上，寒凉之气降临，阳热之气已去，雨水渐多，使树木坚硬而过早凋枯，人应之，汗孔关闭，减少汗出或不出汗，故曰"阳乃去，寒乃来，雨乃降，气门乃闭，刚木早雕"。"气门乃闭"，此句亦见于《素问·生气通天论》，谓："平旦人气生，日中而阳气隆，日西而阳气已虚，气门乃闭"。王冰注："气门，谓玄府也。所以发泄经脉营卫之气，故谓之气门也。""玄府"，又名"鬼门"，即皮肤上的汗孔，因此发汗又叫"开鬼门"。《素问·六元正纪大论》说："太阳所至为刚固，为坚芒，为立，令行之常也""太阳所至为寒府，为归藏，司化之常也""太阳所至为藏，为周密，气化之常也"，故下文曰"民避寒邪，君子周密"。如《素问·四气调神大论》所说"去寒就温，无泄皮肤"。

终之气，客气厥阴风木之气加临主气太阳寒水之上，风气偏胜，冬行春令而气候偏暖，故曰"风乃至，万物反生"。寒水从风化成霜雾，故曰"霜雾以行"。《说文解字》："霿，天气下地不应曰霿。霿，晦也。"《素问·六元正纪大论》说："天气下降，地气上腾，原野昏霿。"

总之，寅申少阳相火司天之年，上半年多火病及火刑金之灾；下半年多厥阴在泉多风病及木克土之灾。

少阳司天，火淫所胜，则温气流行，金政不平。民病头痛发热恶寒而疟，热上，皮肤痛，色变黄赤，传而为水，身面胕肿，腹满仰息，泄注赤白，疮疡，咳唾血，烦心，胸中热，甚则鼽衄，病本于肺。天府绝，死不治。

火淫所胜，平以酸冷，佐以苦甘，以酸收之，以苦发之，以酸复之。

岁厥阴在泉，风淫所胜，则地气不明，平野昧，草乃早秀。民病洒洒振寒，善伸数欠，心痛支满，两胁里急，饮食不下，膈咽不通，食则呕，腹胀善噫，得后与气，则快然如衰，身体皆重。风淫于内，治以辛凉，佐以苦，以甘缓之，以辛散之。（《素问·至真要大论》）

少阳司天，火气下临，肺气上从，白起金用，草木眚；火见燔炳，革金且耗，大暑以行，咳嚏鼽衄，鼻窒口疡，寒热胕肿；风行于地，尘沙飞扬，心痛，胃脘痛，厥逆，鬲不通，其主暴速。

少阳司天，羽虫静，毛虫育，倮虫不成。厥阴在泉，毛虫育，倮虫耗，羽虫不育。(《素问·五常政大论》)

少阳相火司天，火气胜而克金，金从火化，故曰"肺气上从"。金起而克木，故曰"草木眚"。木眚无以生火则火难旺，于是火金木之间形成了一种自稳的调谐三角结构关系。火气克金，则金气郁，郁极而发，故有"白起金用"之事。

3. 气、运相临

壬寅壬申气、运相临，上少阳相火司天，下厥阴风木在泉，中有太角木运太过。上半年运生气为逆，多风。下半年气运同气，是同天符年，也多风。上半年有相火之胜，下半年有寒水之复。木运太过能克土，在泉之厥阴也克土，此年阳明燥金和太阴湿土宜受邪。阳明燥金受制则郁，金之郁发则"白起金用"，木反得制。太阴湿土受制而郁，土之郁发则制寒水之复。全年气候寒热风雨多变，错综复杂，宜谨慎详察。

木运太过，故用成数表示曰"风化八"。厥阴在泉主宰下半年，又有太过木运之助，也应用成数"风化八"表示而被省略。三之气司天，客主之气皆为相火，炎暑流行，但暑必挟湿，热必生湿，热极生寒，重热则寒，故司天之相火只用生数表示曰"灭化二"，不用成数"火化七"。

"上咸寒"指治疗司天少阳相火之胜，适宜用味咸性寒的药食。"中酸和"，指治疗木运太过之气，适宜用味酸性平和的药食，因木太过能克中土，土受邪用药不可偏。"下辛凉"，指治疗在泉厥阴风木之气，适宜用味辛性凉的药食，因为辛凉是金味金性，金可以制木。

(二) 戊寅、戊申年

少阳，太徵，厥阴，戊寅(天符)，戊申(天符)：其运暑，其化喧嚣郁燠，其变炎烈沸腾，其病上热郁，血溢，血泄，心痛。

太徵，少宫，太商，少羽(终)，少角(初)。

戊寅、戊申岁(天符)：上少阳相火，中太徵火运，下厥阴木，火化七，风化三，正化度也。其化：上咸寒，中甘和，下辛凉，药食宜也。

解析：先知其年是戊寅、戊申两年，中运是戊火太过，故曰"中太徵火运"；司天是少阳相火，故曰"上少阳相火"；在泉是厥阴风木，故曰"下厥阴木"。因中运是火运，司天的少阳寅申也为火，中运与司天之气同气，故戊寅、戊申两年是天符年。

"其运暑"，指火运太过，暑甚于热。此节下文"其化……其变……其病……"等，与太阳政太徵之年基本相似，读者可参看前述，此处从略。年立运、气明白之后，可从以下三方面进一步论述。

1. 运

运分主运、中运及客运，内容与太阳政中太徵运相同，故从略。

2. 气

见上文。

3. 气、运相临

戊寅戊申年气、运相临，上少阳相火司天，下厥阴风木在泉，中有太徵火运太过。上半年中运火太过与司天之气少阳相火为同气，是天符年。天符年为执法，"其病速而危"。下半年气生运为顺，以气为主，多风。其火太过能克金，则有金之郁发，又有金子寒水之复。全年气候偏热之中，有寒气凉气之突变。

司天少阳相火胜，故用成数表示曰"火化七"。中运火太过，也应有"火化七"而被省略。厥阴风木在泉主宰下半年，但下半年有寒水之复及终之气也为太阳寒水，故用生数曰"风化三"，而不用成数。

"上咸寒""下辛凉"义见前述，从略。"中甘和"，指治疗中运火太过之气，适宜用味甘性平和的药食，不能用苦寒咸寒伤津液者，因甘能养阴生津液而肥沃土。

寅申之年，阳明升天，主窒天英，胜之不前；又或遇戊申戊寅，火运先天而至，金欲升天，火运抑之，升之不前。及时雨不降，西风数举，咸卤燥生。民病上热喘嗽血溢；久而化郁，即白埃翳雾，清生杀气，民病胁满悲伤，寒鼽嚏嗌干，手坼皮肤燥。火胜金郁也。(《素问·本病论》)

（三）甲申、甲寅年

少阳，太宫，厥阴，甲寅，甲申：其运阴雨，其化柔润重泽，其变震惊飘骤，其病体重，胕肿，痞饮。

太宫，少商，太羽（终），太角（初），少徵。

甲申、甲寅岁：上少阳相火，中太宫土运，下厥阴木，火化二，雨化五，风化八，正化度也。其化：上咸寒，中咸和，下辛凉，药食宜也。

解析：先知其年是甲寅、甲申两年，中运是甲土太过，故曰"中太宫土运"；司天是少阳相火，故曰"上少阳相火"；在泉是厥阴风木，故曰"下厥阴木"。

"其运……其化……其变……其病……"一节是概述土运太过之年的气候、物候及疾病的特点，其内容与太阳政中所述太宫土运太过之年基本相同，此处不再讲述。

1. 运

其主运、中运、客运及客主加临的内容，与太阳政中所述太宫土运太过之年相同，不再重述。

2. 气

见上文。

3. 气、运相临

甲寅甲申年气、运相临，上少阳相火司天，下厥阴风木在泉，中有太宫土运太过。上半年气火生运土为顺，以气为主，顺化之年较平和。我在拙作《中医外感三部六经说》中曾讲过，少阳相火与湿土相配，火土合德，湿火互见，是人身之太极，主中焦，营卫皆源于此。下半年气克运，也以气为主，多风，气候偏暖。上半年有火之胜，下半年有寒水之复，胜微复微，无胜无复。土运太过能克水，故有水子木之复。

太宫之年"其运阴雨"，湿气偏胜，降雨量多，少阳相火难以太旺，故用生数不用成数曰"火化二"。土常用生数，湿从火化为雨，故曰"雨化五"。在泉厥阴风木克其土运，风木偏胜，故用成数曰"风化八"。

"上咸寒""下辛凉"，解见前述。"中咸和"，指治疗中运土太过，宜用味咸性平和的药食，这是为什么呢？因为火土合德，湿火合气，用味苦能助火伤湿，用咸能胜火而不伤湿，有湿则火难胜矣。

（四）庚寅、庚申年

少阳，太商，厥阴，庚寅，庚申同正商：其运凉，其化雾露清切，其变肃杀凋零，其病肩背胸中。

太商，少羽（终），少角（初），太徵，少宫。

庚寅、庚申岁：上少阳相火，中太商金运，下厥阴木，火化七，清化九，风化三，正化度也。其化：上咸寒，中辛温，下辛凉，药食宜也。

解析：先知其年是庚寅、庚申两年，中运是庚金太过，故曰"中太商金运"；司天是少阳相火，故曰"上少阳相火"；在泉是厥阴风木，故曰"下厥阴木"。

"其运……其化……其变……其病……"一节概述金运太过之年的气候、物候及疾病特点，其内容与"太阳之政"中所述太商金运太过之年基本相似，此处从略。

1. 运

其主运、中运、客运及客主加临的内容，与"太阳之政"中所述太商金运太过之年相同，此处从略。

2. 气

见上文。

3. 气、运相临

庚寅庚申年气、运相临，上少阳相火司天，下厥阴风木在泉，中有太商金运太过。上半年气克运，以气为主，气候偏热，天刑之年，金从火化，金运受到司天相火的抑制，于是金太过化为平气，曰"同正商"。这也就是《素问·五常政大论》所谓的"坚成之纪……上徵与正商同"。下半年运克气为逆，以运为主，气候偏凉。上半年无火之胜，下半年也无复气。

少阳相火司天，又能克运，故用成数表示曰"火化七"。中运金太过化为"正商"，其数九，故用成数表示曰"清化九"，因热能生湿，故不用"燥化九"。厥阴风木在泉，受到金运的克制，故用生数表示曰"风化三"。

"上咸寒""下辛凉"同前所述。"中辛温"，指治疗中运金太过，因其性清凉，故适宜用味辛性温的药食。

（五）丙寅、丙申年

少阳，太羽，厥阴，丙寅，丙申：其运寒肃，其化凝惨凓冽，其变冰雪霜雹，其病寒，浮肿。

太羽（终），太角（初），少徵，太宫，少商。

丙寅、丙申岁：上少阳相火，中太羽水运，下厥阴木，火化二，寒化六，风化三，所谓正化日也。其化：上咸寒，中咸温，下辛温，所谓药食宜也。

解析：先知其年是丙寅、丙申两年，中运是丙水太过，故曰"中太羽水运"；司天是少阳相火，故曰"上少阳相火"；在泉是厥阴风木，故曰"下厥阴木""其运……其化……其变……其病……"一节概述水运太过之年的气候、物候及疾病的特点，其内容与"太阳之政"中所述太羽水运太过之年基本相似，此处从略。

1. 运

其主运、中运、客运及客主加临的内容，与"太阳之政"中所述太羽水运太过之年相同，此处从略。

2. 气

见上文。

3. 气、运相临

丙寅丙申年气、运相临，上少阳相火司天，下厥阴风木在泉。中有太羽水运太过。上半年运克气为逆，以运为主，不和之年，气候偏凉。下半年运生气为逆，以运为主，小逆之年，气候凉。水克火则有火之郁发。

司天少阳相火，被太过水运抑制，故用生数表示曰"火化二"。中运水太过，故用成数表示曰"寒化六"，在泉厥阴风木，因运生气，以运为主，故用生数表示曰"风化三"。

"上咸寒""下辛凉"同前所述。"中咸温"，指治疗中运水太过，适宜用味咸性温的药食。

寅申之岁，少阴降地，主窒地玄，胜之不入；又或遇丙申丙寅，水运太过，先天而至，君火欲降，水运承之，降而不下，即彤云才见，黑气反生，暄暖如舒，寒常布雪，凛冽复作，天云惨凄；久而不降，伏而化郁，寒胜复热，赤风化疫，民病面赤、心烦、头痛、目眩也，赤气彰而温病欲作也。(《素问·本病论》)

（六）寅申年

抑其运气，赞所不胜，必折其郁气，先取化源，暴过不生，苛疾不起。故岁宜咸宜辛宜酸，渗之、泄之、渍之、发之，观气寒温以调其过，同风热者多寒化，异风热者少寒化。用热远热，用温远温，用寒远寒，用凉远凉，食宜同法，此其道也。有假者反之，反是者病之阶也。

这段经文是论述寅申年总的治疗原"抑其运气，赞所不胜，必折其郁气，先取化源，暴过不生，苛疾不起"之义，与"太阳之政"治则基本相同，此不再重述。治司天少阳相火宜用咸寒，治在泉厥阴风木宜用辛凉，又治厥阴肝旺宜酸收之，故曰"岁宜咸、宜辛、宜酸"，是治岁气的原则。太宫土运太过以治湿，"渗之"，太徵火运太过以治火，"泄之"；太商金运太过以治燥，"渍之"；太羽水运太过以治寒"发之"。

"观气寒热以调其过"，指根据观察人体感受的是寒邪还是热邪，以及人体疾病的寒热性质进行针对性的处理。

少阳相火司天之年，厥阴风木在泉，全年气候以风热为特点，人体疾病亦以风热证为主，因此治疗就要用寒凉的药食，所谓"同风热者多寒化"也。

有少阳相火之胜，必有寒水之复，寒邪异于风热，或土运湿邪、金运燥邪都异于风热，就不能再用寒凉的药食治疗，这就是"异风热者少寒化"之谓。

"有假者反之，反是者病之阶"，与"太阳之政""有假者反常，反是者病"义同，此处从略。

四、丑未之纪

《素问·天元纪大论》说："丑未之岁，上见太阴。"《素问·五运行大论》说："丑未之上，太阴主之。"所以丑未之纪是太阴湿土司天之年，六十甲子中共有十年，即丁丑、丁未、癸丑、癸未、己丑、己未、乙丑、乙未、辛丑、辛未十年，可按五阴干分为五组。

（一）丁丑、丁未年

太阴之政奈何？岐伯曰：丑未之纪也。

太阴，少角，太阳，清热胜复同，同正宫，丁丑，丁未：其运风清热。

少角（初正），太徵，少宫，太商，少羽（终）。

丁丑、丁未岁：上太阴土，中少角木运，下太阳水，清化热化胜复同，邪气化度也，灾三宫。雨化五，风化三，寒化一，正化度也。其化：上苦温，中辛温，下甘热，药食宜也。

解析：先知其年是丁丑、丁未两年，中运是丁年木运不及，故曰"中少角木运"；司天是太阴湿土之气，故曰"上太阴土"；在泉是太阳寒水之气，故曰"下太阳水"。

中运少角是木运不及，则燥金之气来乘之，于是木兼金化，春行秋令，春天应温不温，气候反见清凉；金气克木，木子火气来复，夏天气候又比一般年份炎热。故曰"清热胜复同"。"清"，指胜气。"热"，指复气。

"同正宫"，指木运不及之年，司天太阴湿土之气反侮木运，春行长夏之令，雨水偏多，所谓"其不及则己所胜轻而侮之"也，《素问·五常政大论》也说："委和之纪……上宫与正宫同"。"上宫"，指太阴湿土司天之气；"正宫"，指土湿平气。意思是说，在木运不及年，由于司天太阴湿土之气侮乘木运而变成平气。

1. 运

其主运、中运、客运、客主加临及"其运风清热"的内容，与"阳明之政"中所述少角之年基本相同，此处不再重述。

2. 气

气分主气、岁气、客气。主气年年不变，不再复述。岁气是太阴湿土司天主上半年，气候偏湿多雨；太阳寒水在泉主下半年，气候偏寒冷。

客气次序由岁气中的司天之气决定，即由年支决定。丁丑、丁未两年的年支是丑未。丑未之上，太阴湿土主之，故丑未年的司天之气是太阴湿土之气。则丑未年客气加临主气的关系可表示如下。

客气：厥阴　少阴　太阴　少阳　阳明　太阳
　　　　│　　│　　│　　│　　│　　│
主气：厥阴　少阴　少阳　太阴　阳明　太阳
　　　　　　　司天　　　　　　在泉

凡此太阴司天之政，气化运行后天，阴专其政，阳气退辟，大风时起，天气下降，地气上腾，原野昏霿，白埃四起，云奔南极，寒雨数至，物成于差夏。民病寒湿，腹满身膜愤胕肿，痞逆寒厥拘急。湿寒合德，黄黑埃昏，流行气交，上应镇星辰星。其政肃，其令寂，其谷黅玄。故阴凝于上，寒积于下，寒水胜火，则为冰雹，阳光不治，杀气乃行。故有余宜高，不及宜下，有余宜晚，不及宜早，土之利，气之化也。民气亦从之，间谷命其太也。

初之气，地气迁，寒乃去，春气正，风乃来，生布万物以荣，民气条舒，风湿相薄，雨乃后。民病血溢，筋络拘强，关节不利，身重筋痿。

二之气，大火正，物承化，民乃和，其病温厉大行，远近咸若，湿蒸相薄，雨乃时降。

三之气，天政布，湿气降，地气腾，雨乃时降，寒乃随之。感于寒湿，则民病身重胕肿，胸腹满。

四之气，畏火临，溽蒸化，地气腾，天气否隔，寒风晓暮，蒸热相薄，草木凝烟，湿化不流，则白露阴布，以成秋令。民病腠理热，血暴溢，疟，心腹满热，胪胀，甚则胕肿。

五之气，惨令已行，寒露下霜乃早降，草木黄落，寒气及体，子周密，民病皮腠。

终之气，寒大举，湿大化，霜乃和积，阴乃水，水坚冰，阳不治。感于寒，则病人关节禁锢，腰椎痛，寒湿推于气交而为疾也。

一大段经文是对太阴湿土司天十年的概括性性论述。既有客主加临竖向的气流影响，也有岁气司天在泉横的气流影响。客主相临，有胜无复。

太阴司天，客胜则首面胕肿，呼吸气喘；主胜则胸腹满，食已而瞀。

太阳在泉，寒复内余，则腰尻痛屈伸不利，股胫足膝中痛。（《素问·至真要大论》）

太阴司天，客气是湿土，三气主气是少阳相火，客胜是湿胜而火郁于上，火气内郁则乘肺金，故见"首面胕肿，呼吸气喘"。主胜是火胜，郁火胜则"胸腹满，食已而瞀"，病在三焦和脾，太阳在泉，客主都是寒水之气，故见寒气所致之病。

至于六步气客主加临的详情见下文初气至终气的论述。

"太阴司天之政"，中运皆为不及年，故曰"气化运行后天"。太阴湿土司天之年，太阳寒水在泉，全年气候变化以"寒"和"湿"为主，寒湿有余，阳气不足，故曰"阴专其政，阳气退辟"。辟，是避的假借字，义同避。太阴土胜则乘寒水，水子风木来复，故见"大风时起"。

三气客气太阴湿土司天是天气，其性阴，湿气降，即是"天气下降"之义。三气主气少阳相火是地气，火性炎上，即是"地气上腾"之义。湿火交于气交，湿胜于火，湿化为白气迷漫于气交，故曰"原野昏霿，白埃四起"。南，代表南方及夏季，乃三气主时也，言此时经常阴云密布，雨水较多，故曰"云奔南极，寒雨数至"。三之气雨水偏多，使暑夏不太热，因而此年夏季的植物生长状况比正常夏季要差，故曰"物成于差夏"。

丑未之年，太阴湿气司天，太阳寒气在泉，寒湿之气主宰着全年的气候变化，故曰"湿寒合德，黄黑埃昏，流于气交"。影响于人体，故"民病寒湿"，症见"腹满身膹愤胕肿，痞逆寒厥拘急"。

司天太阴湿土之气，与天体上的镇星运行变化有关；在泉太阳寒水之气，与天体上的辰星运行变化有关，故曰"上应镇星辰星"。

丑未之年，寒湿主宰全年的气候变化，气候偏寒凉，不利于万物的生长，故曰"其政肃，其令寂"。"肃"有清凉之义，"寂"有孤寂、静止之义。丑未之年偏寒湿的气候，只适合黅谷和玄谷的生长，故曰"其谷黅玄"。黅谷和玄谷就是该年的岁谷。

太阴湿气司天，湿为阴邪，"故阴凝于上"。太阳寒气在泉，故曰"寒积于下"。此年一派寒气，寒能胜阳，水能胜火，气候寒冷，结水成冰，不利万物生长，故曰"寒水胜火，则为冰雹，阳光不治，杀气乃行"。

对于"有余宜高，不及宜下，有余宜晚，不及宜早"，高土宗解释道："地高者气寒，生物迟，地下者气温，生物早，岁气有余则先时，故有余之岁宜于地高，生物迟而气先至，不过迟矣。岁气不及则后时，故不及之岁宜于地下，生物早而气后至，不过早矣。凡有余之岁，其气早至，物之生也宜晚，不及之岁，其气后至，物之生也宜早。夫有余宜高，不及宜下，乃地土之别也，有余宜晚，不及宜早，则气机之化也"。由此可知，本节所讲有余不及是指岁气的有余和不及，有余者先至，不及者后至，为了调节岁气有余而选气寒之高地，为了调节岁气不及而选气温之低地。"高下"，指成物的土地的高下。"早晚"，指成物的时间早晚。这就是《素问·五常政大论》所说的"地有高下，气有温凉，高者气寒，下者气热"。"高下之理，地势使然也。崇高则阴气治之，污下则阳气治之，阳胜者先天，阴胜者后天，此地理之常，生化之道也""五味所资，生化有薄厚，成熟有多少，终始不同，其故何也？岐伯曰：地气制之，非天不生，地不长也"，这就是说，万物的生长是因地利、天时而成，故曰"地之利，气之化也"。高士宗注："夫有余宜高，不及宜下，乃地土之利也，有余宜晚，不及宜早，乃气机之化也。"

"民气亦从之"，指人体的健康也与地势高下、气候温凉密切相关，因而在治疗上就要因时因地制宜。《素问·五常政大论》说："东南方阳也，阳者其精降于下，故右热而左温，西北方阴也，阴者其精奉于上，故左寒而右凉""阴精所奉其人寿，阳精所降其人夭""高者其气寿，下者其气夭""西北之气，散而寒之，东南之气，收而温之，所谓同病异治也"。《素问·异法方宜论》对此也有论述，可参阅。

为什么要在丑未之纪中论述因地因时因人制宜的原则呢？因为丑未之纪，太阴湿土主之。只有太阴才能主土地，土地必有高下五方之不同，故在此论之。

六十年中，只有丑未之年中的六气之初气、二气、五气、终气的客气与主气相同，三气和四气的客主气是少阳相火和太阴湿土。我在拙作《中医外感三部六经说》中曾指出，少阳和太阴合德为人身之太极。少阳为三焦所主，主相火，标本皆阳，是为纯阳，代表阳气，即乾卦（☰）纯阳之象。太阴为脾所主，主湿气，标本皆阴，是为纯阴，代表阴气，即坤卦（☷）纯阴之象。此乾坤，合言为太极，分言为阴阳。太极者，阴阳之体，阴阳者，太极之用。太极动而生阳，阳进则阴退，乾卦是太极动极之时，动极则静。太极静而生阴，阴进则阳退，坤卦是太极静极之时，静极则复动，如此循环无间也。阴阳之进退，太极之一动一静而已。阴阳二气之进退变化，六气生焉，所以六气本阴阳进退偏旺偏衰所变化，其虽有六，不出阴阳二气的进退变化。

少阳相火之气始于太极静极之时，所谓"少火"也；旺盛于太极动极之时，所谓"壮火"也。太阴湿气始于太极动极之时，所谓火动湿生，湿火交加也；湿旺盛于太极静极之时，所谓湿感水也。故曰"水火者，阴阳之征兆也"。此阴阳湿火盛衰的变化章虚谷在《医门棒喝》中论述最详。《内经》曰："少阳为至阳""太阴为至阴"。至，极也。少阳代表阳极之乾卦，太阴代表阴极之坤卦。是少阳三焦相火和太阴脾湿土，即太极之两仪也。少阳和太阴，一阴一阳，一乾一坤，为人身太极之两仪，合之为太极，分之为四象，其功大矣。是以《内经》独重少阳和太阴之意明矣。

　　《素问·六节脏象论》指出："凡十一脏，取决于胆也。"此"胆"非指胆腑，乃指春生少阳之气。该篇一开始先论"天地之运，阴阳之化"。阐明天地阴阳二气以化生四时六气之理。然阴阳二气有太过不及，"求其至也，皆归始春"（从春天开始），然后以天人相应的观点论述人体具有与天运相应的阴阳二气以化生五脏之气。"天地之运，阴阳之化""皆归始春"，人体阴阳二气之化则"取决于胆"。因为少阳胆为甲木，外应于春也，由春之甲木可以推出三焦相火之用事。此论人体阳气归重少阳。

　　《素问·玉机真藏论》以"四时之序"（从春开始）论述四时所主的肝、心、肺、肾四脏脉后，论述脾脉曰，"然脾脉独何主？岐伯曰：脾脉，土也，孤藏，以灌四旁者也。帝曰：然而脾善恶可得见之乎？岐伯曰：善者不可得见，恶者可见"。说明脏气之源在于脾。《素问·太阴阳明论》曰："脾藏者，常著胃土之精也。土者，生万物而法天地，故上下至头足，不得主时也。"《灵枢·五味》曰："谷不人，半日则气衰一日则气少矣。"《素问·平人气象论》曰："人以水谷为本，故人绝水谷则死。"脾主运化水谷精微，灌注全身各脏腑组织，促使机体生长发育。与自然界之土生养万物类似。脾健运，水谷精微得以源源不断地供给各脏腑组织利用，则人体健康，故"四季脾旺不受邪"，说明一年四季人体各脏腑组织无时无刻不受到脾的滋养。此论人体阴气归重太阴。孙思邈曰："脾者土也。生育万物，回助四傍。善者不见，死则归之。"（《备急千金方·治病略例》）

　　"天地之运，阴阳之化"，言四时阴阳之用而不言少阳、太阴者，以少阳、太阴主宰万物而行于四时之中也。故脾脉"善者不可得见"，五行只有一火也。在五运六气学说中，少阳为相火，太阴为湿土，一主仲夏，一主长夏，此时暑湿交合，是万物生长发育最旺盛的季节。又"土旺于四季"，分寄于春、夏、秋、冬之中，为万物之母，金、水、木、火皆寓于土中。又风、热、燥、寒分主于春、夏、秋、冬四季，"湿以濡之"而布其间，调配了自然界的基本湿度。使万物得以濡养、滋育。"少阳为游部""火游行其间"，有升发温煦的作用，使万物长养。流行于四时，调配了自然界的基本温度。最基本的温度和湿度，是自然界万物，特别是生物的生存长育，是任何时候都不可缺少的必要条件，由此可见这一阴一阳之湿、火二气是构成一切生命体的两种基本物质。天人相应，说明了少阳和太阴在机体中的重要性。

　　"少阳为至阳""太阴为至阴"，至者，行也、达也。说明少阳太阴的主要生理功能是运行调和阴阳气血，故《素问·离合真邪论》曰："不知三部者，阴阳不别，天地不分……调之中府，以定三部"。中府，即指表里合部，或谓中焦部。

只有调和少阳、太阴，才能使阴阳达到"阴平阳秘"的动态平衡，使阴阳不致偏盛偏衰，太过或不及。

少阳为相火，太阴为脾土，火能生土，水谷入胃，全凭借少阳相火的熏蒸腐化才能化生成水谷精微，脾才能将其运输敷布于周身。又胆汁和胰液配合，共同消化水谷，所以少阳主生化周身之血气。湿土为死阴，得少阳相火之气相助，才能显示出其运化升清的生理功能。相火蒸腐水谷的作用称之为火蒸湿动。

脾统血，三焦统气，气血在机体内周而复始，循环不已。少阳和太阴以气血的循行，沟通表里，濡养内外，贯通上下。

少阳乾为天，太阴坤为地。《素问·六节藏象论》言："天食人以五气，地食人以五味。五气入鼻，藏于心肺，上使五色修明，音声能彰。五味入口，藏于肠胃，味有所藏，以养五气。气和而生，津液相成，神乃自生。"

《素问·六节藏象论》曰："脾脉者，土也，孤藏。"《灵枢·本输》曰："三焦者……孤之腑也。"《中华大字典》载："史记、庄子，皆言南面称孤。"是孤有主宰的意思。南面称君，以主宰天下。故脾和三焦有主宰机体生命的生理功能。少阳、太阴一阴一阳，合之曰太极，在《内经》中谓之中气。黄元御在《四圣心源》中对中气有精辟的阐发。已认识到中气乃一身之主，生命之源。《医易通说》曰："五者太极也，四方者四象也，中五之极临制四方，五行皆得中五，乃能生成，所谓物物各有一太极也。"若以六气次序分之，太阴少阳在中合之曰太极，则初气厥阴、二气少阴是前二象，主风热；五气阳明、终气太阳是后二象，主燥寒。

少阳主相火，为阳热之经，输布阳气，充周一身，起着温煦长养的作用，热蒸湿动，故其热中有湿，并不燥烈。相火蒸动水液，使阴静之水，动而化气，冉冉而升，充盈周身。静水变成动水，流而不腐，濡养各脏腑组织。

《三十八难》言三焦"有原气之别焉，主持诸气"。《六十六难》曰："三焦者，原气之别使也，主通行三气，经历于五脏六腑。"《三十一难》曰："三焦者，水谷之道路，气之所终始也。"《灵枢·本输》曰："少阳属肾，肾上连肺，故将两藏。"《灵枢·本藏》曰："肾合三焦膀胱……腠理毫毛其应。"机体内气体的运行交换，有肺换气和组织换气，又受肾脏对 HCO_3^- 的控制。组织属于腠理，所以少阳统帅肺、肾两脏，通于腠理，主持机体气的始和终，阐明了人体呼吸系统的生理功能。气依靠血液的运输布散周身，故经历于五脏六腑。少阳和太阴合而为太极，太极有一元之气，故曰三焦为原气之别使。

总之，少阳主持机体诸气，通行水液，腐熟水谷化生精微而化生气血，充周一身。保持机体的基本温度。《内经》曰"相火以位",《周易系辞》曰:"圣人之大宝曰位",则位有主宰的作用,说明少阳有主宰人体生命的生理功能,所谓"大哉乾元,万物资始,乃统天。"

太阴脾,为湿土之脏。《素问·厥论》言:"脾主为胃行其津液者也";《素问·奇病论》载:"五味入口,藏于胃,脾为之行其精气";又"以灌四傍者也",所以脾的主要功能是运化输布水谷精微,化生血气,充周一身,滋养机体。保持机体的基本湿度。

太阴纯阴为坤。《周易·坤·彖传》曰:"至哉坤元,万物资生,乃顺承天。"故章虚谷曰:"盖土为先天太极之廓,为后天万物之母,故通贯四气而主于中也。"(《医门棒喝·六气阴阳论》)

以上概述了太阴湿土司天之年在气候、物候及疾病变化的大致情况,以下将分述太阴湿土司天之年六步主时每一气的具体气候、物候及疾病变化情况。

初之气,客主都是厥阴风木之气,上一年初气客气的太阳寒水已迁转为今年的在泉之气,故曰"寒乃去,春气正,风乃来"。"正",指正常。主气和客气都是厥阴风木,所以该年春天气候基本正常,春风徐徐吹来,所谓"春有鸣条律畅之化"也,即"生布,万物以荣,民气条舒"矣。

太阴司天,虽说上半年湿气偏胜,降雨量应该偏多,但在初之气由于主气、客气都是厥阴风木,风气偏胜,风湿相搏,风能胜湿,因而风化其湿,雨水不但不多,反而相对减少,雨乃后时而至,故曰"风湿相薄,雨乃后"。

初之气客主都是厥阴木,风气偏胜,人应之,容易出现肝气、风气偏胜现象,而在临床上发生出血和运动障碍等症状,故曰"民病血溢,筋络拘强,关节不利,身重筋痿"。

二之气,主气和客气都是少阴君火,春生之物至此而化,气候由春温而渐热,人体感觉舒畅,故曰"大火正,物承化,民乃和"。

由于二之气主气和客气都是少阴君火,火气偏胜,因此人体容易感受火邪而发生瘟疫,并且因容易传染而发生流行,故曰"其病温厉大行,远近咸若"。《素问·刺法论》说:"五疫之至,皆相染易,无问大小,病状相似。"吴又可《瘟疫论·原病》说:"疫者,感天地之疠气,在岁运有多寡,在方隅有厚薄,在四时有盛衰。此气之来,无论老少强弱,触之者即病。"

"湿蒸相薄,雨乃时降","湿",指主上半年的太阴湿气;"蒸",指二之气少阴君火蒸化水湿。故曰"湿蒸相薄"。火可以生土,热能生湿,湿化成雨按时而降,故曰"雨乃时降"。

三之气，司天之太阴湿土临位，故曰"天政布"。太阴司天，气候偏湿，则"湿气降"下。主气少阳相火炎上，故曰"地气腾"。司天之太阴湿气与主气少阳相火相互作用，"湿蒸相薄"，所以"雨乃时降"，以滋养万物。时雨乃时正常之降雨。三气在盛夏，热极生寒，故曰"寒乃随之"。加之湿雨偏多，可增大寒意。寒来湿多，感之者"则民病身重胕肿，胸腹满"。

四之气，客气是少阳相火，暑气炎热可畏，故曰"畏火临"。主气是太阴湿土，湿气在下临相火的蒸化作用下才能升腾，故曰"溽蒸化，地气腾"。"溽"，指湿气。

下临的客气少阳相火，火性炎上。主气太阴湿土，阴湿降下。火在上，湿在下，其性不交，故曰"天气否隔"。否，同痞，阻塞不通，此处指客主不交。此"天气"改为"其气"或"天（客）地（主）"较好理解。

四之气已到下半年，是在泉太阳寒水之气所主之时，虽有客气少阳相火加临，但在早晚已感到天气寒凉之意，故曰"寒风晓暮"。

"蒸热相薄"，指主气太阴湿气和客气少阳火气的交蒸。四之气既有在泉的寒气主宰，又有主客的湿热之气，寒湿热同时存在，所以张隐庵注："寒湿热三气杂至。"湿热交争之气，遇在泉寒水之气，则湿气凝聚形成雾露，气候早晚转凉，故曰"草木凝烟，湿化不流，则白露。阴布，以成秋令"。

少阳三焦相火主腠理，故曰"民病腠理热，血暴溢"。湿热交争，则见"疟，心腹满热，胪胀，甚则胕肿"等病症。

五之气，主气和客气都是阳明燥金之气，还有主宰下半年的泉太阳寒水之气，肃杀气临，故曰"惨令已行，寒露下，霜乃早降，草木黄落，寒气及体，君子周密"。

"皮腠"，主于肺。五气阳明燥金入通人体之肺，故"民病皮腠"。

终之气，主气和客气都是太阳寒水之气，气候特别寒冷，故曰"寒大举，湿大化，霜乃积，阴乃凝，水坚冰，阳令不治"。《素问·六元正纪大论》说："夫六气之用，各归不胜而为化，故太阴雨化，施于太阳。"司天太阴湿土之气克乘在泉太阳寒水之气，故在终之气有"湿大化"之语。由此可知，在此年终之气这段时间里，不但有寒气，还有湿气，寒湿感人而生病，故曰"感于寒则病人关节禁锢，腰椎痛，寒湿推于气交而为疾也"。

总之，丑未太阴湿土司天之年，上半年多湿邪为病及湿土郁火之病；下半年太阳寒水在泉多寒邪为病及水克火之病。

太阴司天，湿淫所胜，则沉阴且布，雨变枯槁，胕肿骨痛阴痹，阴痹者按之不得，腰脊头项痛时眩，大便难，阴气不用，饥不欲食，咳唾则有血，心如悬，病本于肾。太溪绝，死不治。湿淫所胜，平以苦热，佐以酸辛，以苦燥之，以淡泄之；湿上甚而热，治以苦温，佐以甘辛，以汗为故而止。

岁太阳在泉，寒淫所胜，则凝肃惨慄。民病少腹控睾，引腰脊，上冲心痛，血见，嗌痛颔肿。寒淫于内，治以甘热，佐以苦辛，以咸泻之，以辛润之，以苦坚之。（《素问·至真要大论》）

太阴司天，湿气下临，肾气上从，黑起水变，埃冒云雨，胸中不利，阴痿，气大衰，而不起不用，当其时，反腰椎痛，动转不便也，厥逆。地乃藏阴，大寒且至，蛰虫早附，心下痞痛，地裂冰坚，少腹痛，时害于食，乘金则止，水增，味乃咸，行水减也。

太阴司天，倮虫静，鳞虫育，羽虫不成。

太阳在泉，鳞虫育，羽虫耗，倮虫不育。（《素问·五常政大论》）

太阴湿土司天，湿气胜而克肾水，水从湿化，所以说"肾气上从"，而变云雨。水起而克心火，所以说"胸中不利"。火灾无以生土则土难胜，于是脾、肾、心之间形成了一种自稳的调谐三角结构关系。

3. 气、运相临

丁丑丁未年气、运相临，上太阴湿土司天，下太阳寒水在泉，中有少角木运不及。上半年运克气为逆，不和之年，中运木不及，所胜之太阴湿土之气反而侮之，则"上宫"——司天之太阴湿土化为平气——"与正宫同"，气候风湿相互作用也。下半年在泉之太阳寒水生中运之木为顺，以寒为主，气候偏寒冷。

中运木不及则金乘之，气候又偏凉，木受制郁极乃发，则"大风时起"。"清化"，指乘木之金气；"热化"，指来复之火气。中运木不及，不及用生数，故曰"灾三宫""风化三"。司天太阴土常用生数，故曰"雨化五"。下半年虽然寒气偏胜，因司天湿土"太阴雨化，施于太阳"及下半年来复之火气，使得冬天寒气又不会太盛，所以用生数曰"寒化一"。

上太阴湿气司天，治之适宜用味苦性温的药食除湿。中运风木不及，治之适宜用味辛性温的药食补之。下太阳寒水在泉，治之适宜用味甘性热的药食散寒。

（二）癸未、癸丑年

太阴，少徵，太阳，寒雨胜复同，癸丑，癸未：其运热寒雨。

少徵，太宫，少商，太羽（终），太角（初）。

癸未、癸丑岁：上太阴土，中少徵火运，下太阳水，寒化雨化胜复同，邪气化度也，灾九宫。雨化五，火化二，寒化一，正化度也。其化：上苦温，中咸温，下甘热，药食宜也。

解析：先知其年是癸丑、癸未两年，中运是火不及，故曰"中少徵火运"；司天是太阴湿土之气，故曰"上太阴土"；在泉是太阳寒水之气，故曰"下太阳水"。

中运少徵是火运不及，则寒水之气来乘之，于是火兼水化，夏行冬令，夏天应热不热，气候反见寒冷。水气克火，火子土气来复，气候多雨，故曰"寒雨胜复同"。"寒"，指胜气；"雨"指复气。

1. 运

其主运、中运、客运、客主加临及"其运热寒雨"的内容，与"阳明之政"中所述少徵之年基本相同，从略。

2. 气

见上文。

3. 气、运相临

癸丑癸未年气、运相临，上太阴湿土司天，下太阳寒水在泉，中有少徵火运不及。上半年运生气，小逆之年，火运不及寒水乘之，气候偏寒，夏天不热。下半年气克运，即在泉太阳寒水克乘中运不及之火，加之火子土之复气，所以气候寒雨偏多，故曰"寒化雨化胜复同，邪气化度也，灾九宫"。即南方多灾。

"雨化五""寒化一"义同前述，从略。中运火不及，故用生数曰"火化二"。

"上苦温""下甘热"义同前述，从略。中运火不及，治之宜用味咸性温的药食补之。

（三）己丑、己未年

太阴，少宫，太阳，风清胜复同，同正宫，己丑（太乙天符），己未（太乙天符）：其运雨风清。

少宫，太商，少羽（终），少角（初），太徵。

己丑（太乙天符）、己未（太乙天符）岁：上太阴土，中少宫土运，下太阳水，风化清化胜复同，邪气化度也，灾五宫。雨化五，寒化一，正化度也。其化：上苦热，中甘和，下甘热，药食宜也。

解析：先知其年是己丑、己未两年，中运是土不及，故曰"中少宫土运"；司天是太阴湿土之气，故曰"上太阴土"；在泉是太阳寒水之气，故曰"下太阳水"。

1.运

其中运、主运、客运、客主加临及"其运雨风清"的内容，与"阳明之政"中所述少宫之年基本相同，从略。"雨"，指运气；"风"，指胜气；"清"指复气。

2.气

见上文。

3.气、运相临

己丑己未年气、运相临，上太阴湿土司天，下太阳寒水在泉。中有少宫土运不及。中运己干土运与年支丑未土五行属性相同，是天符年；又居五行正位，是岁会年。天符加岁会是太乙天符年，《素问·六微旨大论》说："太乙天符为贵人……中贵人者，其病暴而死"。

上半年气运同气，太乙天符。中运土不及而得司天太阴湿土之助变成平气，故曰"同正宫"。土运平气曰"备化"。

备化之纪，气协天休，德流四政，五化齐修，其气平，其性顺，其用高下，其化丰满，其类土，其政安静，其候溽蒸，其令湿，其脏脾，脾其畏风，其主口，其谷稷，其果枣，其实肉，其应长夏，其虫倮，其畜牛，其色黄，其养肉，其病否，其味甘，其音宫，其物肤，其数五。(《素问·五常政大论》)

下半年运克气为不和。上半年有风木之胜，下半年有清金之复，故曰"风化清化胜复同，邪气化度也，灾五宫"。

"雨化五""寒化一"义同前述，从略。中运也应有"雨化五"而被省略。

为什么治司天太阴湿气变"上苦温"为"上苦热"呢？因气、运都是土，湿气重。治中运土不及宜用味甘性平和的药食。"下甘热"义同前述，略。

（四）乙丑、乙未年

太阴，少商，太阳，热寒胜复同，乙丑，乙未：其运凉热寒。

少商，太羽（终），太角（初），少徵，太宫。

乙丑、乙未岁：上太阴土，中少商金运，下太阳水，热化寒化胜复同，所谓邪气化日也，灾七宫。湿化五，清化四，寒化六，所谓正化日也。其化：上苦热，中酸和，下甘热，所谓药食宜也。

解析：先知其年是乙丑、乙未两年，中运是金运不及，故曰"中少商金运"；司天是太阴湿土之气，故曰"上太阴土"；在泉是太阳寒水之气，故曰"下太阳水"。

1.运

其主运、中运、客运、客主加临及"其运凉热寒"的内容与"阳明之政"中所述少商之年基本相同，从略。

2. 气

见上文。

3. 气、运相临

乙丑乙未年气、运相临，上太阴湿土司天，下太阳寒水在泉，中有少商金运不及。金运其气凉，金不及则火乘之，火胜则热，金子水气来复则气寒，故曰"其运凉热寒""热化寒化胜复同，所谓邪气化日也，灾七宫"。"凉"，指运气；"热"，指胜气；"寒"，指复气。

上半年司天太阴湿土之气生中运之金为顺，气候偏湿，夏天有火胜之热。下半年中运之金生在泉太阳寒水之气为逆，加之寒水之复气，气候寒冷。

中运金不及，其性清凉，但有火盛热，故用生数曰"清化四"，而不曰"燥化四"。司天太阴土曰"湿化五"是因有中运之清凉。在泉太阳水用成数曰"寒化六"是因有寒水复气之助。

"上苦热""下甘热"义同前述，从略。然而治中运金不及为什么要用味酸性平和的药食呢？是金运不及而所不胜的风木侮之的原因，木旺侮金克土，用酸以收风木之旺也。

丑未之岁，厥阴降地，主窒地晶，胜而不前；又或遇少阴未退位，即厥阴未降下，金运以至中，金运承之，降之未下，抑之变郁；本欲降下，金运承之，降而不下，苍埃远见，白气承之，风举埃昏，清燥行杀，霜露复下，肃杀布令，久而不降，抑之化郁，即作风燥相伏，暄而反清，草木萌动，杀霜乃下，蛰虫未见，惧清伤藏。(《素问·本病论》)

（五）辛未、辛丑年

太阴，少羽，太阳，雨风胜复同，同正宫，辛丑（同岁会），辛未（同岁会）：其运寒雨风。

少羽（终），少角（初），太徵，少宫，太商。

辛未（同岁会）、辛丑（同岁会）岁：上太阴土，中少羽水运，下太阳水，雨化风化胜复同，所谓邪气化日也，灾一宫。雨化五，寒化一，所谓正化日也。其化：上苦热，中苦和，下苦热，所谓药食宜也。

解析：先知其年是辛丑、辛未两年，中运是水运不及，故曰"中少羽水运"；司天是太阴湿土之气，故曰"上太阴土"；在泉是太阳寒水之气，故曰"下太阳水"。

1.运

其中运、主运、客运、客主加临及"其运寒雨风"的内容，与"阳明之政"中所述少羽之年基本相同，从略。

2.气

见上文。

3.气、运相临

辛丑辛未年气、运相临，上太阴湿土司天，下太阳寒水在泉，中有少羽水运不及。中运是水，在泉太阳也是水，所以气运是同气，属性相同，谓"同岁会"。

水运其气寒，水不及则土乘之，土胜则雨多，水子木气来复则多风，故曰"其运寒雨风""雨化风化胜复同，所谓邪气化日也，灾一宫"。"寒"，指运气；"雨"，指胜气；"风"，指复气。

上半年司天太阴湿土之气乘克中运之水，气候偏湿多雨。下半年气运同气，气候偏寒。但有复气之风，冬行春令，气候不会太冷。

太阴"雨化五"，义同前述，从略。中运水运不及，故用生数曰"寒化一"。另有在泉太阳寒水之气，本应用成数"寒化六"，但因冬有复气风木，冬行春令，且水运又是不及年，气候不会太冷，故应有"寒化一"而被省略了。

"上苦热"同前所述，从略。"中苦和"，指治疗中运水不及，宜用味苦性平和的药食，这是因为水不及而所不胜之火气侮之，用苦味泻火也。"下苦热"，指治疗在泉太阳寒水宜用味苦性热的药食，这是因为有中运寒水之助，寒气重。

丑未之年，少阳升天，主室天蓬，胜之不前；又或遇太阴未迁正者，即少阴未升天也，水运以至者，升天不前，即寒零反布，凛冽如冬，水复凝，冰再结，暄暖乍作，冷复布之，寒暄不时。民病伏阳在内，烦热生中，心神惊骇，寒热间争；以久成郁，即暴热乃生，赤风气肿翳，化成疫疠，乃化作伏热内烦，痹而生厥，甚则血溢。(《素问·本病论》)

（六）丑未年

必折其郁气，而取化源，益其岁气，无使邪胜，食岁谷以全其真，食间谷以保其精。故岁宜苦燥之温之，甚者发之泄之。不发不泄，则湿气外溢，肉溃皮折而水血交流。必赞其阳火，令御甚寒，从气异同，少多其判也。同寒者以热化，同湿者以燥化。异者少之，同者多之，用凉远凉，用寒远寒，用温远温，用热远热，食宜同法。假者反之，此其道也，反是者病也。

这段经文是论述丑未年总的治疗原则。"必折其郁气而取化源"，与前述"折其郁气，资其化源"之义相同。

"益其岁气，无使邪胜"，与"阳明之政"中所述"安其运气，无使受邪"之义基本相同，"岁气"当作"运气"解。因为丑未太阴湿土司天的十年，与卯酉阳明燥金司天的十年一样，都是岁运不及之年，当补益其运气。这种补益运气的方法，也就是一开始就提出的"和其运，调其化，使上下合德，无相夺伦，天地升降，不失其宜，五运宣行，勿乖其政"。"食岁谷以全其真，食间谷以保其精"，与"阳明之政"中所述"食岁谷以安其气，食间谷以去其邪"之义基本相同。"安其气"就是"全其真"；"去其邪"就是"保其精"。

太阴湿土司天之年，太阳寒水在泉，全年气候以寒湿为主。人体疾病亦以寒湿为主，治"寒湿"宜"燥之""温之"，即燥湿温阳去寒。治"湿"甚宜"发之""泄之"，故"岁宜以苦燥之，温之，甚者发之，泄之"。

太阴司天之年，湿邪偏胜，人体疾病多感湿邪。因此对于湿邪的治疗，必须把湿邪驱逐体外，这样就得有出路，其出路有二：其一，通过发汗使湿邪排出体外；其二，通过利小便使湿邪排出体外。所谓"甚者发之泄之"也。如果"不发不泄"，使湿邪聚积体内过多，则湿邪会自动向肌表溢流外出，决破肌肉，故不曰"不发不泄，则湿气外溢，肉溃皮拆而水血交流"。

总之，寒湿是阴邪，治疗阴邪的根本大法，是丽日当头，即扶阳去阴，故曰"必赞其阳火，令御甚寒"。

"从气异同，少多其判"，与"太阳之政"所述"适气异同，少多制之"及"阳明之政"所述"以寒热轻重，少多其制"之义基本相同，从略。

"同寒者以热化，同湿者以燥化"，"寒"指在泉太阳寒水之气，中运之气或胜复之气与其相同者，在治疗上即可以采用温热散寒的方法。"湿"指司天太阴湿土之气，中运之气或胜复之气与其相同者，在治疗上即可以采用燥化的方法。

"异者少之，同者多之"，与"太阳之政"所述"同者多之，异者少之"相同，从略。下文之义同前述，从略。

五、子午之纪

《素问·天元纪大论》说："子午之岁，上见少阴。"《素问·五运行大论》说："子午之上，少阴主之。"所以子午之纪是少阴君火司天之年，六十甲子中共有十年，即壬子、壬午、戊子、戊午、甲子、甲午、庚子、庚午、丙子、丙午十年，可按五阳干分为五组。

（一）壬午、壬子年

少阴之政奈何？岐伯曰：子午之纪也。

少阴，太角，阳明，壬子，壬午：其运风鼓，其化鸣紊启拆，其变振拉摧拔，其病支满。

太角（初正），少徵，太宫，少商，太羽（终）。

壬午、壬子岁：上少阴火，中太角木运，下阳明金，热化二，风化八，清化四，正化度也。其化：上咸寒，中酸凉，下酸温，药食宜也。

解析：先知其年是壬子、壬午两年，中运是壬年木运太过，故曰"中太角木运"；司天是少阴君火，故曰"上少阴火"；在泉是阳明燥金，故曰"下阳明金"。

1. 运

其中运、主运、客运、客主加临及"其运风鼓，其化……其变……其病……"等，与"太阳之政"及"少阳之政"太角之年所述基本相同，从略。

2. 气

气分岁气、主气、客气。

主气年年不变，其六步次序与"太阳之政"年同。岁气是少阴君火司天，阳明燥金在泉。少阴司天年的客气次序由岁气中的司天之气决定，即由年支决定。壬子壬午两年的年支是子午，子午之上，少阴君火主之，故子午年客气的司天之气是少阴君火。则子午年客气加临主气的关系可表示如下。

	司天			在泉	
客气：太阳	厥阴	少阴	太阴	少阳	阳明
|	|	|	|	|	|
主气：厥阴	少阴	少阳	太阴	阳明	太阳

凡此少阴司天之政，气化运行先天，地气肃，天气明，寒交暑，热加燥，云驰雨府，湿化乃行，时雨乃降，金火合德，上应荧惑、太白。其政明，其令切，其谷丹白，水火寒热，持于气交而为病。始也热病生于上，清病生于下，寒热凌犯而争于中，民病咳喘，血溢，血泄，鼽嚏，目赤眦疡，寒厥入胃，心痛，腰痛，腹大，嗌干，肿上。

初之气，地气迁，燥将去，寒乃始，蛰复藏，水乃冰，霜复降，风乃至，阳气郁，民反周密，并节禁锢，腰雅痛，炎暑将起，中外疮疡。

二之气，阳气布，风乃行，春气以正，万物应荣，寒气时至，民乃和，其病淋，目暝，目赤，气郁于上而热。

三之气，天政布，大火行，庶类番鲜，寒气时至，民病气厥，心痛，寒热更作，咳喘目赤。

四之气，溽暑至，大雨时行，寒热互至，民病寒热，嗌干，黄瘅，衄衄，饮发。

五之气，畏火临，暑反至，阳乃化，万物乃生乃长荣，民乃康，其病温。

终之气，燥令行，余火内格，肿于上，咳喘，甚则血溢。寒气数举，则霿雾翳，病生皮腠，内舍于胁，下连少腹而作寒中，地将易也。

这一大段经文是对少阴君火司天十年的概指性总论，既有客主加临竖向的气流影响，也有岁气司天在泉横向的气流影响。客气与主气相临，有胜无复。

少阴司天，客胜则鼽嚏颈项强，肩背瞀热，头痛少气，发热耳聋目瞑，甚则胕肿血溢，疮疡咳喘；主胜则心热烦躁，甚则胁痛支满。

阳明在泉，客胜则清气动下，少腹坚满而数便泻；主胜则腰重腹痛，少腹生寒，下为鹜溏，则寒厥于肠，上冲胸中，甚则喘不能久立。(《素问·至真要大论》)

少阴客气司天是君火，三气主气是少阳相火，君临臣位。《素问·六微旨大论》说："君位臣则顺……顺则其病远，其害微，所谓二火也。"客胜是君火胜，火能承克肺金，"鼽嚏""咳喘""胕肿"均是肺病；"颈项强，肩背瞀热"是君火为病；"头痛，少气，发热，耳聋，目瞑"是少阳相火为病；"血溢，疮疡"是二火合为病。主胜是相火胜，二火相合则见"心热烦躁，甚则胁痛支满"。

阳明在泉，客胜是燥气胜，故曰"清气动下，少腹坚满而数便泻"。肺与大肠相表里，"燥胜则干"，燥以坚之，《素问·六元正纪大论》说："阳明所至为坚化"，故"少腹坚满"而便干。"数便泻"，为便难。主胜是寒胜，故有"腰重腹痛，少腹生寒，下为鹜溏，寒厥于肠，上冲胸中，甚则喘不能久立"。至于六步气客主加临的详情见下文初气至终气。

少阴司天之政，干支均属阳，太过之年，气候比季节来得早，未至而至，故曰"气化运行先天"。少阴君火司天，火性明亮，上半年气候偏热；阳明燥金在泉，金性清肃，下半年气候偏凉，故曰"地气肃，天气明"。《素问·六元正纪大论》说："少阴所至为高明焰，为曛"；又"少阴所至太暄寒"。言少阴君火司天加临主气少阳相火之上，二火相合，热极生寒，火极水复气候见大热大寒，反复无常，如三之气言"大火正""寒气时至"，故曰"寒交暑"。火能克金，故曰"热加燥"。正如《素问·五常政大论》所说："少阴司天，热气下临，肺气上从，白起金用。"暑必生湿，火极水复，水湿蒸腾为云，此云必待四之气"太阴雨府"

到来之时，即太阴湿气化行之时，才能聚云降雨，故曰"云驰雨府，湿化乃行，时雨乃降"。四之气，主气客气都气太阴湿土主事，因此雨水偏多。

少阴司天为火，阳明在泉为金，故少阴司天之年是"金火合德"。君火上应火星，燥金上应金星，故曰"上应荧惑太白"。

"其政明，其令切"，即前述"地气肃，天气明"之义。

"其谷丹白"，丹谷是适宜在少阴君火气候影响下生长的谷物，白谷是适宜在阳明燥气气候影响下生长的谷物。

少阴君火加临主气少阳相火之上，火胜水复，"大火正""寒气时至"，故曰"水火寒热持于气交而为病"。"热病生于上"，指上半年感受司天少阴君火之气易得热病。"清病生于下"，指下半年感受在泉阳明燥金之气易得清病。"寒热凌犯而争于中"，高士宗注："火气司天，故热病生于上，金气在泉，故清病生于下，寒交暑，热加燥，故寒热凌犯而争于中"。

《素问·六元正纪大论》说："少阴所至为热生，中为寒。"火克金，"热加燥"，故"民病咳喘，血溢，血泄，鼽嚏，目赤，眦疡"。高士宗谓此皆"燥热病也"。热极生寒，"中为寒"，故见"寒厥入胃，心痛，腰痛，腹大，嗌干，肿上"等寒证。高士宗谓此皆"寒湿病也"。

初之气，由上一年厥阴司天的阳明燥金主步迁转至今年少阴司天的太阳寒水主步，故曰"地气迁，燥将去，寒乃始"。可参阅高士宗注。客气太阳寒水之气加临主气厥阴风木之上，春行冬令，春应暖而反寒，温暖之气为寒气所遏郁，故见"寒乃始，蛰复藏，水乃冰，霜复降，风乃至，阳气郁，民反周密"等气候及物候的反常变化。太阳寒水用事，气候偏寒，故病见"关节禁锢，腰脽痛"。风阳被郁，郁极热生，可见少阳炎暑之气，故曰"炎暑将起，中外疮疡"。《素问·至真要大论》说："阳明厥阴不从标本，从乎中也……故百病之起，有生于本者，有生于标者，有生于中气者。"《素问·六微旨大论》说："厥阴之上，风气治之，中见少阳。"

二之气，客气是厥阴风木用事，主气又是少阴君火，故曰"风阳气布，风乃行，春气以正，万物应荣"。张隐庵注："按少阴之上，君火主之，少阴标阴而本热，二气三气皆君火司令，而曰'寒气时至'者，少阴从本从标也。"二之气客主相合，风火用事，但因"寒气时至"的原因，气候并不太热，而是相对和平，故曰"民乃和"。风火用事，其性上行，故"气郁于上而热"。"目瞑，目赤"，上热之病。热气下行则"病淋"。

三之气，客气少阴君火加临主气少阳相火之上，君临臣位为顺，二火相合，故曰"大火行，庶类番鲜"。张景岳注："火极水复，热极寒生，故'寒气时至'。""气厥"是少阳病；"心痛""目赤"是少阴病；"咳喘"是火刑肺病，火胜水复，故见"寒热更作"。

四之气，主气和客气都是太阴湿土用事，气候炎热多湿，故曰"溽暑至，大雨时行"。暑热交大雨，气候时冷时热，故曰"寒热互至"。人居此气交之中，不是感受湿热邪气，就是感受寒湿邪气，故"民病寒热，嗌干，黄瘅，鼽衄，饮发"。

五之气，客气是少阳相火，秋行暑令，故曰"畏火临，暑反至，阳乃化，万物乃生，乃长荣"。秋行夏令，不见清凉，反见热，人体舒畅，故曰"民乃康"。秋行炎暑，气候反常，肺金受火之刑，故"其病温"。

终之气，客气阳明燥金在泉用事，故曰"燥令行"。下半年的主宰之气是在泉的阳明清凉金气，五之气的客气少阳相火受主宰之气所制，至终气之时，尚有"余火内格"。火气内郁则炎上刑肺，故"肿于上，咳喘，甚则血溢"。上半年火气偏胜，下半年寒水之气来复，加之主气亦是太阳寒水，故有"寒气数举"的气候现象。而终气的客气是阳明燥金主皮肤，《素问·六元正纪大论》说："阳明所至为收，为雾露……为烟埃，为霜"，故见"霜雾翳，病生皮腠"。阳明上主肺而下主大肠，肺应膺胁，大肠在少腹。又《素问·至真要大论》说："阳明在泉，客胜则清气动下，少腹坚满……主胜则……少腹生寒……寒厥于肠，上冲胸中……"，故见"内舍于胁，下连少腹而作寒中"。终之气的客气虽然是阳明燥金在泉，但燥金能生太阳寒水，加之主气和复气都是寒水，是寒气胜过燥气，是阳明向太阳变易，燥气向寒气变易，故曰"地将易也"。

总之，子午少阴君火司天之年，上半年多热邪为病及火克金之病；下半年阳明燥金在泉，多燥病及金克木之病。

少阴司天，热淫所胜，怫热至，火行其政，大雨且至。民病胸中烦热，嗌干，右胠满，皮肤痛，寒热咳喘，唾血血泄，鼽衄嚏呕，溺色变，甚则疮疡胕肿，肩背臂臑及缺盆中痛，心痛肺䐜，腹大满，膨膨而喘咳，病本于肺。尺泽绝，不治死。热淫所胜，平以咸寒，佐以苦甘，以酸收之。

岁阳明在泉，燥淫所胜，则霿雾清暝。民病喜呕，呕有苦，善太息，心胁痛不能反侧，其则嗌干面尘，身无膏泽，足外反热。燥淫于内，治以苦温，佐以甘辛，以苦下之。(《素问·至真要大论》)

少阴司天，热气下临，肺气上从，白起金用，草木眚，喘，呕，寒热，嚏，鼽衄，鼻窒，大暑流行，甚则疮疡燔灼，金烁石流。地乃清燥，凄沧数至，胁痛，善太息，肃杀行，草木变。

少阴司天，羽虫静，介虫育，毛虫不成。

阳明在泉，介虫育，毛虫耗，羽虫不成。(《素问·五常政大论》)

少阴形成的火金木三角关系与少阳司天基本相同。

3.气、运相临

子壬午年气、运相临，上少阴君火司天，下阳明燥金在泉，中有太角木运太过。上半年太过之木运生少阴火之气为逆，以运为主，"风鼓"。且有三之气火之胜，天气炎热。下半年在泉阳明金气克中运之木气，以气为主，气候清凉，且有寒水之复气。

壬子壬午年三之气，客气少阴君火司天加临主气少阳相火之上，火极水复，热极寒生，"寒气时至……寒热更作"，气候并不太热，故用生数表示曰"热化二"，而不用成数。中运木太过，故用成数表示曰"风化八"。在泉阳明燥金本应用成数表示，但因中运木太过反能侮金，风性温，故用生数表示曰"清化四"。

治疗司天少阴君火之气，宜用味咸性寒的药食。治疗在泉阳明燥金之气，宜用味酸性温的药食，因中运木太过而侮金，用酸以泻风木太过之气。治疗中运木太过，宜用味酸性凉的药食，因风性温也。

子午之岁，太阴升天，主窒天冲，胜之不前；又或遇壬子，木运先天而至者，中木运抑之也，升天不前，即风埃四起，时举埃昏，雨湿不化。民病风厥涎潮，偏痹不随，胀满；久而伏郁，即黄埃化疫也。民病夭亡，脸肢府黄疸满闭，湿令不布，雨化乃微。(《素问·本病论》)

木胜土郁之病。

（二）戊子、戊午年

少阴，太徵，阳明，戊子（天符），戊午（太乙天符）：其运炎暑，其化暄曜郁燠，其变炎烈沸腾，其病上热血溢。

太徵，少宫，太商，少羽（终），少角（初）。

戊子（天符）、戊午（太乙天符）岁：上少阴火，中太徵火运，下阳明金，热化七，清化九，正化度也。其化：上咸寒，中甘寒，下酸温，药食宜之。

解析：先知其年是戊子、戊午两年，中运是戊年火运太过，故曰"中太徵火运"；司天是少阴君火，故曰"上少阴火"；在泉是阳明燥金，故曰"下阳明金"。

1.运

其中运、主运、客运、客主加临及"其运……其化……其变……其病……"

等，与"太阳之政"及"少阳之政"太徵之年所述基本相同，从略。

2.气

见上文。

3.气、运相临

戊子戊午年气、运相临，上少阴君火司天，下阳明燥金在泉，中有太徵火运太过。因中运与司天之气都是火，属性相同，所以戊子、戊午两年是天符年。又因戊午年的年支午火位于火位是岁会年，所以戊午年又是太乙天符年。上半年气运同气，气候偏热，故曰"其运炎暑，其化暄曜郁燠"。火胜则水复，故见"寒气时至"。下半年中运之火克在泉阳明燥金，以运为主，不和之年，气候偏热。但因上半年火胜，下半年必有寒水之复，寒水又能克中运之火，加之终之气主气亦是寒水，在泉之气是燥金，所以下半年气候偏冷。

少阴司天，君火加临相火之上，又有中运火太过火气胜，故用成数表示曰"热化七"。中运火太过，本应还有一个"热化七"而被省略。在泉是阳明燥金，其气清凉，加临主气寒水之上，又有寒水复气之助，但有火之克，故用成数表示曰"清化九"。

"上咸寒""下酸温"，义同前述。"中甘寒"，指治疗中运火太过宜用味甘性寒的药食，为什么不用苦寒咸寒？因为中运、司天都是火，加之在泉是阳明燥气，燥、火伤津液，而甘寒能生津液也。

（三）甲子、甲午年

少阴，太宫，阳明，甲子，甲午：其运阴雨，其化柔润时雨，其变震惊飘骤，其病中满身重。

太宫，少商，太羽（终），太角（初），少徵。

甲子、甲午岁：上少阴火，中太宫土运，下阳明金，热化二，雨化五，燥化四，所谓正化日也。其化：上咸寒，中苦热，下酸热，所谓药食宜也。

解析：先知其年是甲子、甲午两年，中运是甲年土运太过，故曰"中太宫土运"；司天是少阴君火，故曰"上少阴火"；在泉是阳明燥金，故曰"下阳明金"。

1.运

其中运、主运、客运、客主加临及"其运……其化……其变……其病……"等，与"太阳之政"及"少阳之政"太宫之年所述基本相同，从略。

2.气

见上文。

3.气、运相临

甲子甲午年气、运相临，上少阴君火司天，下阳明燥金在泉，中有太宫土运太过。上半年司天之火生中运之土，气生运为顺，以气为主，气候偏热。火胜则有"寒气时至"之复气。下半年中运之土生在泉之金，运生气，以运为主，小逆之年，气候偏湿。

少阴司天虽有君相二火，只因中运是土太过多阴雨，气候并不太热，故用生数表示曰"热化二"。土常用生数，故曰"雨化五"。阳明燥金在泉为什么曰"燥化四"？因下半年是运生气，以中运湿气为主，雨湿偏胜。

"上咸寒"义同前述。"中苦热"，指治疗中运湿气宜用味苦性热的药食除其湿。为什么治在泉的燥气由"下酸温"变成"下酸热"呢？因为下半年湿气偏重，湿性阴寒，故将"酸温"改为"酸热"，以增强温阳去阴之力。

子午之年，太阳降地，主窒地阜，胜之降而不入；又或遇土运太过，先天而至，土运承之，降而不入，即天彰黑气，瞑暗悽惨，方施黄埃而布湿，寒化令气，蒸温复令；久而不降，伏之化郁，民病大厥，四肢重怠，阴痿少力，天布沉阴，蒸湿间作。(《素问·本病论》)

（四）庚午、庚子年

少阴，太商，阳明，庚子（同天符），庚午（同天符），同正商：其运凉劲，其化雾露萧瑟，其变肃杀凋零，其病下清。

太商，少羽（终），少角（初），太徵，少宫。

庚午（同天符）、庚子（同天符）岁：上少阴火，中太商金运，下阳明金，热化七，清化九，燥化九，所谓正化日也。其化：上咸寒，中辛温，下酸温，所谓药食宜也。

解析：先知其年是庚子、庚午两年，中运是庚年金运太过，故曰"中太商金运"；司天是少阴君火，故曰"上少阴火"；在泉是阳明燥金，故曰"下阳明金"。

1.运

其中运、主运、客运、客主加临及"其运……其化……其变……其病……"等，与"太阳之政"及"少阳之政"太商之年所述基本相同。不过，前述太商之年中，"太阳之政"描述为"其病燥，背督胸满"；"少阳之政"描述为"其病肩背胸中"，病位在上。而此"少阴之政"描述为"其病下清"，病位在下。张景岳注："下清，二便清泄及下体清冷也，金气之病。"此注是对的，病位都与肺有关，即前文所述'热病生于上，清病生于下……内舍于胁，下连少腹而作寒中'。"《素问·至真要大论》说："阳明在泉，客胜则清气动下，少腹坚满而数便泻。"《素问·六元正纪大论》说："阳明所至为尻阴股膝髀腨胻足病。"看来部分下肢病症得从上治。

2. 气

见上文。

3. 气、运相临

庚子庚午年气、运相临，上少阴君火司天，下阳明燥金在泉，中有太商金运太过。因中运与在泉之气都是金气，属性相同，运是阳年，所以庚子庚午两年是同天符年。

中运虽是金太过，但因司天之气是君火，火能克金，根据"运太过而被抑"，可以构成平气的规律，庚子庚午年则变为平气年，故曰"同正商"。

上半年司天君火之气克中运金气，以气为主，气候偏热。火气胜则有"寒气时至"之复气。下半年气运同气，气候偏凉。

少阴君火司天，又有主气相火之助，所以用成数表示曰"热化七"。中运金太过，所以用成数表示曰"清化九"。阳明燥金在泉，所以用成数表示曰"燥化九"。为什么中运曰"清化九"而在泉曰"燥化九"？因为中运上半年受火之克，下半年又能与在泉之气互助。

"上咸寒""下酸温"，义同前述。"中辛温"，指治疗中运燥金太过宜用味辛性温药食，以除其清凉。

（五）丙子、丙午年

少阴，太羽，阳明，丙子（岁会），丙午：其运寒，其化凝惨凓冽，其变冰雪霜雹，其病寒下。

太羽（终），太角（初），少徵，太官，少商。

丙子（岁会）、丙午岁：上少阴火，中太羽水运，下阳明金，热化二，寒化六，清化四，正化度也。其化：上咸寒，中咸温，下酸温，药食宜也。

解析：先知其年是丙子、丙午两年，中运是丙年水运太过，故曰"中太羽水运"；司天是少阴君火，故曰"上少阴火"；在泉是阳明燥金，故曰"下阳明金"。

1. 运

其中运、主运、客运、客主加临及"其运……其化………其变……其病……"等，与"太阳之政"及"少阳之政"太羽之年所述基本相同，只是有的病在溪谷，有的病在表，有的病在下，病位虽然不同，但都与肾寒水有关。

2. 气

见上文。

3. 气、运相临

丙子丙午年气、运相临，上少阴君火司天，下阳明燥金在泉，中有太羽水运太过。因中运寒水之气与年支子的五行属性相同，子属五方正位，所以丙子年是岁会年，平气之年。

上半年中运水克司天少阴火，运克气为逆，不和之年，以运为主，"其运寒"，气候偏寒。下半年在泉之燥金生中运之水，气生运为顺，气候偏寒凉。

司天少阴火受中运水气之克，所以用生数表示曰"热化二"。中运水太过，所以用成数表示曰"寒化六"。在泉阳明燥金何以不用成数而用生数"清化四"？大概是因金胜克木，木子火气来复的原因吧！

"上咸寒""下酸温"，义同前述，从略。"中咸热"，指治疗中运水太过宜用味咸性热的药食除其寒气。

（六）子午年

必抑其运气，资其岁胜，折其郁发，先取化源，无使暴过而生其病也。食岁谷以全其真，食间谷以避虚邪。岁宜咸以软之，而调其上，甚则以苦发之，以酸收之而安其下，甚则以苦泄之。适气同异而多少之。同天气者以寒清化，同地气者以温热化，用热远热，用凉远凉，用温远温，用寒远寒，食宜同法。有假则反，此其道也。反是者病作矣。

这段经文是论述子午年总的治疗原则。"必抑其运气，资其岁胜"，与"太阳之政"所述"抑其运气，扶其不胜"及"少阳之政"所述"抑其运气，赞所不胜"同义。因运气太过，所以抑之。司天之火可以克金，因此在治疗上要扶助金气。在泉之金可以克木，因此在治疗上要扶助木气。"折其郁发，先取化源，无使暴过而生其病也。食岁谷以全其真，食间谷以避虚邪"，与前文所述相同。

在少阴君火司天之年的上半年，气候偏热，治此君火之病宜用咸寒药食软其疮肿，严重的要用苦寒药食发泄郁火，所以说"岁宜咸以软之而调其上，甚则以苦发之"。

阳明燥金在泉之年，下半年气候偏清凉，金燥之气可以伤木，须"扶其不胜"，酸为木味，所以治在泉的燥气宜用"酸温"。《素问·至真要大论》说："阳明之客，以酸补之，以苦泄之"，酸温补肝体之阳，苦温平燥，即此"以酸收之而安其下，甚则以苦泄之"之义。

中运与司天少阴君火同气者，在治疗上都可以用寒凉药食，所以说"同天气者以寒清化"。中运与在泉阳明燥金同气者，在治疗上都可以用温热药食，所以说"同地气者以温热化"。

余文同前所述，从略。

六、巳亥之纪

《素问·天元纪大论》说："巳亥之岁，上见厥阴。"《素问·五运行大论》说："巳亥之上，厥阴主之。"所以巳亥之纪是厥阴风木司天之年，六十甲子中共有十年，即丁巳、丁亥、癸巳、癸亥、己巳、己亥、乙巳、乙亥、辛巳、辛亥十年，可按五阴干分为五组。

（一）丁亥、丁巳年

厥阴之政奈何？岐伯曰：巳亥之纪也。

厥阴，少角，少阳，清热胜复同，同正角，丁巳（天符）、丁亥（天符）：其运风清热。

少角（初正），太徵，少宫，太商，少羽（终）。

丁亥（天符）、丁巳（天符）岁：上厥阴木，中少角木运，下少阳相火，清化热化胜复同，邪气化度也，灾三宫。风化三，火化七，正化度也。其化：上辛凉，中辛和，下咸寒，药食宜也。

解析：先知其年是丁巳、丁亥两年，中运是丁年木运不及，故"中少角木运"；司天是厥阴风木，故"上厥阴木"；在泉少阳相火，故"下少阳相火"。

1. 运

其中运、主运、客运、客主加临及"其运风清热"等，与"阳明之政"及"太阴之政"少角之年所述基本相同，从略。

2. 气

气分主气、岁气、客气。

主气年年不变，略之。岁气是厥阴风木司天，少阳相火在泉。厥阴风木司天年的客气次序由岁气中的司天之气决定，即由年支决定。丁巳、丁亥两年的年支是巳亥，巳亥之上，厥阴风木主之，所以巳亥年客气的司天之气是厥阴风木。则巳亥年客气加临主气的关系可表示如下。

<pre>
                    司天   在泉
客气：阳明　太阳　厥阴　少阴　太阴　少阳
        ｜   ｜   ｜   ｜   ｜   ｜
主气：厥阴　少阴　少阳　太阴　阳明　太阳
</pre>

凡此厥阴司天之政，气化运行后天，诸同正岁，气化运行同天，天气扰，地气正，风生高远，炎热从之，云趋雨府，湿化乃行，风火同德，上应岁星荧惑。其政扰，其令速，其谷苍丹，间谷言太者，其耗文角品羽。风燥火热，胜复更作，蛰虫来见，流水不冰，热病行于下，风病行于上，风燥胜复行于中。

初之气，寒始肃，杀气方至，民病寒于右之下。

二之气，寒不去，华雪水冰，杀气施化，霜乃降，名草上焦，寒雨数至，阳复化，民病热于中。

三之气，天政布，风乃时举，民病泣出耳鸣掉眩。

四之气，溽暑湿热相搏，争于左之上，民病黄瘅而为胕肿。

五之气，燥湿更胜，沉阴乃布，寒气及体，风雨乃行。

终之气，畏火司令，阳乃大化，蛰虫初见，流水不冰，地气大发，草乃生，人乃舒，其病温厉。

这一大段经文是对厥阴风木司天十年的概括性总论。既有客主加临竖向的气流影响，也有岁气司天在泉横向的气流影响。客主加临，有胜无复。

厥阴司天，客胜则耳鸣掉眩，甚则咳；主胜则胸胁满，舌难以言。

少阳在泉，客胜则腰腹痛而反恶寒，甚则下白溺白；主胜则热反上行而客于心，心痛发热，格中而呕，少阴同候。（《素问·至真要大论》）

厥阴司天是风木，三气主气是少阳相火。客胜就是厥阴风木胜，所以见"耳鸣掉眩"；甚则木胜侮金而"咳"。主胜就是相火胜。火胜克金，所以见"胸胁满，舌难以言"。

少阳在泉是相火，终气是太阳寒水。客胜是相火胜，火胜水复，又三焦合肾，所以见"腰腹痛而反恶寒"，白为金色，火胜克金，所以见"下白溺白"。主胜是寒水胜，肾水克心火，心火逆上，所以见"热反上行而客于心，心痛发热，格中而呕"。少阴在泉也是火，所以与少阳相火在泉同候。

至于六步气客主加临的详细情况见下文初气至终气的论述。

厥阴司天之政，干支均属阴，不及之年，气候比季节来得迟，至而未至，所以说"气化运行后天"。

"正岁"，即正常年份。《素问·六元正纪大论》说："运非有余，非不足，是谓正岁，其至当其时也。……当时而至者何也……非太过，非不及，则至当时，非是者眚。"看来"正岁"主要是对"运"而言，中运之至，无太过，无不及，运与季节完全相应，应至而至的就叫正岁。"诸同正岁"，指各个平气的中运年。平运之年，气候物候变化与天时一致，所以说"气化运行同天"。王冰注："太过岁，运化气行先天时。不及岁，化生成后天时。同正岁，化生成与二十四气迟速同，无先后也。"就是说，在正常年份其气候变化与季节完全相应。

方药中、许家松说："应该指出，运气学说中虽然有所谓'三气之纪'的提法，把各个年份区分成平气、不及、太过三类。但是由于在具体运算中，一般都是按年干的阴阳来计算，因此各个年份实际上只有太过和不及两类，不是太过就是不及。只有在运气相合时，其中属于'运太过而被抑'，或'运不及而得助'或'岁会'及'同岁会'之年，才是平气之年。平气之年也就是这里所谓的'正岁'。这也是高士宗注文中所谓的'六十岁中，六气司天，气化运行，非先天即后天，其中诸岁会之年则同正岁，诸同正岁，气化运行同于天时，不先后也'。由于如此，所以甲子一周六十年中，不论是属于'气化运行先天'的太过之年，或是属于'气化运行后天'的不及之年，它们之中也都有'正岁'。"

厥阴司天，上半年多风，风性动，所以说"天气扰"。"其政扰"，《周易·说卦传》说："扰万物者，莫疾乎风。""正"，高士宗注："正，阳和也"。谓少阳在泉，下半年相火主时，气候偏热，"地气大发，草乃生，人乃舒"，所以说"地气正"。火性速，所以说"其令速"。上半年先是风偏胜，下半年是火偏胜，所以说"风生高远，炎热从之"。木胜侮金，火胜克金，则金子水气来复，又火胜湿生，故见"云趋雨府，湿化乃行"，雨水偏多。上风下火，所以说"风火同德"。风木上应岁星，火上应荧惑星。

厥阴司天，有利于青色谷物生长，少阳相火在泉，有利于红色谷物生长，所以说"其谷苍丹"。"间谷言太者"，请参阳明之政的陈述。

"文角"，指毛虫；"品"，有标准的意思，如我们常说的品牌产品。"品羽"，指羽虫胎孕生长正常。如《素问·五常政大论》说："厥阴司天，毛虫静，羽虫育，介虫不成""少阳在泉，羽虫育，介虫耗，毛虫不育"。

木胜侮金，火胜克金，金郁极而发则燥胜，燥金胜又克木，木子火气来复，所以说"风燥火热，胜复更作""风燥胜复形于中"。少阳相火在泉，冬天应寒不寒，反见温暖，所以说"蛰虫来见，流水不冰"。厥阴风木司天，则"风病行于上"，"上"指上半年。少阳相火在泉，则"热病行于下"，"下"指下半年。

初之气，客气是阳明燥金，主气是厥阴风木，春行秋令，金能克木。《素问·六元正纪大论》说："阳明所至为杀府，为庚苍"，所以说"寒始肃，杀气方至"。"民病寒于右之下"，指人体右下肢患寒病。

二之气，客气是太阳寒水用事，寒水克伤主气少阴君火，春行冬令，所以说"寒不去，华雪水冰，霜乃降，名草上焦"。水克火，火之子土气来复，则气候又可见湿化雨行，长夏土用事，所以说"寒雨数至，阳复化"。寒水胜则君火之热郁于内，《素问·六元正纪大论》说："太阳所至为寒生，中为温。"所以说"民病热于中"。

三之气，客气厥阴风木用事，所以说"天政布，风力时举"。"泣出，耳鸣，掉眩"，都是厥阴风木之为病。

四之气，客气是少阴君火用事，主气是太阴湿土，湿热交争，所以说"溽暑湿热相薄争"。前言初之气在司天右间之下，此言四之气在司天左间之上，所以说"左之上"。"黄瘅""胕肿"都是人体感受湿热之为病。《素问·刺禁论》说："肝生于左，肺藏于右。"肝应春阳生发之气，肺应秋阴肃降之气，阳左而升，阴右而降。湿热之气争于"左之上"，所以宜导致肝之黄疸病。

五之气，客气是太阴湿土用事，主气是阳明燥金，秋行长复令，所以说"燥湿更胜，沉阴乃布，寒气及体"。土能克水，水之子木气来复则有风，所以说"风雨乃行"。

终之气，在泉之客气是少阳相火，冬行夏令，所以说"畏火司令，阳乃大化，蛰虫出见，流水不冰，地气大发，草乃生，人乃舒，其病温疠"。

总之，巳亥厥阴风木司天之年，上半年多风邪为病及木克土之病，下半年少阳相火在泉多火病及火克金之病。

厥阴司天，风淫所胜，则太虚埃昏，云物以扰，寒生春气，流水不冰，蛰虫不出。民病胃脘当心而痛，上支两胁，鬲咽不通，饮食不下，舌本强，食则呕，冷泄腹胀，溏泄瘕水闭，病本于脾。冲阳绝，死不治。风淫所胜，平以辛凉，佐以苦甘，以甘缓之，以酸泻之。

岁少阳在泉，火淫所胜，则焰明郊野，寒热更至。民病注泄赤白，少腹痛，溺赤，甚则血便，少阴同候。火淫于内，治以咸冷，佐以苦辛，以酸收之，以苦发之。(《素问·至真要大论》)

厥阴司天，风气下临，脾气上从，而土且隆，黄起，水乃眚，土用革，体重，肌肉萎，食减口爽，风行太虚，云物摇动，目转耳鸣。火纵其暴，地乃暑，大热消烁，赤沃下，蛰虫数见，流水不冰，其发机速。

厥阴司天，毛虫静，羽虫育，介虫不成。少阳在泉，羽虫育，介虫耗，毛虫

不育。(《素问·五常政大论》)

3. 气、运相临

丁巳丁亥年气、运相临,上厥阴风木司天,下少阳相火在泉,中有少角木运不及。因为丁年为木运,司天之巳亥厥阴也是风木,其气相同,所以丁巳、丁亥两年是天符年。上半年气运同气,气候多风。下半年运生气,风火合德,气候偏暖。木运虽然不及,但得司天厥阴风木之助,化为平气之运,所以说"同正角"。

木运不及则金乘之,金性清凉;金克木,则木之子火气来复;所以说"清热胜复同""清化热化胜复同,邪气化度也,灾三宫"。运气为风,胜气为清,复气为热,所以说"其运风清热"。

木运不及,所以用生数表示曰"风化三"。少阳相火在泉,所以用成数表示曰"火化七"。司天之厥阴风木,因有金之胜气制之,所以用生数表示曰"风化三",与中运相同,所以省略其一。

风性温,所以治厥阴风木宜用性凉味辛的药食。"中辛和",指治疗中运木不及宜用味辛性平和的药食。"下咸寒",指治疗在泉的少阳相火宜用味咸性寒的药食。

(二)癸巳、癸亥年

厥阴,少徵,少阳,寒雨胜复同,癸巳(同岁会),癸亥(同岁会):其运热寒雨。

少徵,太宫,少商,太羽(终),太角(初)。

癸巳(同岁会)、癸亥(同岁会)岁:上厥阴木,中少徵火运,下少阳相火,寒化雨化胜复同,邪气化度也,灾九宫。风化八,火化二,正化度也。其化:上辛凉,中咸和,下咸寒,药食宜也。

解析:先知其年是癸巳、癸亥两年,中运是癸年火运不及,所以说"中少徵火运";司天是厥阴风木,所以说"上厥阴木";在泉是少阳相火,所以说"下少阳相火"。

1. 运

其中运、主运、客运、客主加临及"其运热寒雨"等,与"阳明之政"及"太阴之政"少徵之年所述基本相同,从略。

2. 气

见上文。

3. 气、运相临

癸巳癸亥年气、运相临,上厥阴风木司天,下少阳相火在泉,中有少徵火运不及。因为中运是火，在泉少阳也是火，属性相同，又是阴干阴支，所以是同岁会年。上半年气生运，以气为主，气候多风。下半年气运同，气候多热。中运火性热，火不及则水胜，水性寒，水胜土复，土湿化雨，所以说"其运热寒雨"，"寒化雨化胜复同，邪气化度也，灾九宫"。

厥阴司天，故用成数表示曰"风化八"。中运火不及，故用生数表示曰"火化二"。少阳火在泉，既受主气太阳寒水之克之制，又受湿雨复气之制，所以用生数"火化二"表示，而被省略。

"上辛凉""下咸寒"，义同前述，从略。"中咸和"，指治疗中运火不及宜用味咸性平和的药食。

己亥之岁，阳明降地，主室地形，胜而不入；又或遇太阳未退位，即阳明未得降；即火运以至，火运承之不下；即天清而肃，赤气乃彰，暄热反作。民皆昏倦，夜卧不安，咽干引饮，懊热内烦，天清朝暮，暄还复作；久而不降，伏之化郁，天清薄寒，远生白气。民病掉眩，手足直而不仁，两胁作痛，满目眩眩。（《素问·本病论》）

（三）己巳、己亥年

厥阴，少宫，少阳，风清胜复同，同正角，己巳，己亥：其运雨风清。

少宫，太商，少羽（终），少角（初），太徵。

己巳、己亥岁：上厥阴木，中少宫土运，下少阳相火，风化清化胜复同，所谓邪气化日也，灾五宫。风化三，湿化五，火化二，所谓正化日也。其化：上辛凉，中甘和，下咸寒，所谓药食宜也。

解析：先知其年是己巳、己亥两年，中运是己年土运不及，所以说"中少宫土运"；司天是厥阴风木，所以说"上厥阴木"；在泉是少阳相火，所以说"下少阳相火"。

1. 运

其中运、主运、客运、客主加临及"其运雨风清"等，与"阳明之政"及"太阴之政"少宫之年所述基本相同，从略。

2. 气

见上文。

3. 气、运相临

己巳己亥年气、运相临，上厥阴风木司天，下少阳相火在泉，中有少宫土运不及。上半年气克运，气候多风。下半年气生运，气候多热。司天之气厥阴风木乘不及之土运，所以"同正角"为平气。

土运不及，木乘之则风胜，土之子金气来复则清化，所以说"风清胜复同"。运化为雨，胜气为风，复气清凉，所以说"其运雨风清""风化清化胜复同，所谓邪气化日也，灾五宫"。

司天厥阴风木乘土运不及，所以用生数"风化三"表示。中运土用生数"湿化五"表示。在泉少阳相火因受主气寒水及复气清凉之制，所以用生数"火化二"表示。

"上辛凉""下咸寒"同前所述，从略。"中甘和"，指治疗中运土不及宜用味甘性和的药食。

（四）乙亥、乙巳年

厥阴，少商，少阳，热寒胜复同，同正角，乙巳，乙亥：其运凉热寒。

少商，太羽（终），太角（初），少徵，太宫。

乙亥、乙巳岁：上厥阴木，中少商金运，下少阳相火，热化寒化胜复同，邪气化日也，灾七宫。风化八，清化四，火化二，正化度也。其化：上辛凉，中酸和，下咸寒，药食宜也。

解析：先知其年是乙巳、乙亥两年，中运是乙年金运不及，所以说"中少商金运"；司天是厥阴风木，所以说"上厥阴木"；在泉是少阳相火，所以说"下少阳相火"。

1. 运

其中运、主运、客主、客主加临及"其运凉热寒"等，与"阳明之政"及"太阴之政"少商之年所述基本相同，从略。

2. 气

见上文。

3. 气、运相临

乙巳乙亥年气、运相临，上厥阴风木司天，下少阳相火在泉，中有少商金运不及。虽然厥阴风木司天为胜，但因中运金不及，反侮金化为平气，所以说"同正角"。上半年运克气，不和之年。下半年气克运，以气为主，气候偏暖。

金运不及，火往乘之，火胜则热，金之子水气来复则寒，中运金气凉，所以说"其运凉热寒""热化寒化胜复同，邪气化日也，灾七宫"。

厥阴司天，所以用成数"风化八"表示。中运金不及，用生数"清化四"表示。在泉少阳相火因受复气寒水的克制影响，所以用生数"火化二"表示。

"上辛凉""下咸寒"同前所述，从略。"中酸和"，指治疗中运金不及宜用味酸性平和的药食，酸能泻木胜之侮。

（五）辛巳、辛亥年

厥阴，少羽，少阳，雨风胜复同，辛巳，辛亥：其运寒雨风。

少羽（终），少角（初），太徵，少宫，太商。

辛巳、辛亥岁：上厥阴木，中少羽水运，下少阳相火，雨化风化胜复同，邪气化度也，灾一宫。风化三，寒化一，火化七，正化度也。其化：上辛凉，中苦和，下咸寒，药食宜也。

解析：先知其年是辛巳、辛亥两年，中运是水运不及，所以说"中少羽水运"；司天是厥阴风木，所以说"上厥阴木"；在泉是少阳相火，所以说"下少阳相火"。

1. 运

其中运、主运、客运、客主加临及"其运寒雨风"等，与"阳明之政"及"太阴之政"少羽年所述基本相同，从略。

2. 气

见上文。

3. 气、运相临

辛巳辛亥年气、运相临，上厥阴风木司天，下少阳相火在泉，中有少羽水运不及。上半年中运水生司天厥阴风木，不顺之年。下半年中运水虽克在泉少阳相火，但因水运不及，火反侮之，气候偏暖。

水运不及，土往乘之，气候偏湿多雨，土胜木气来复，气候多风，中运水气寒，所以说"其运寒雨风""雨化风化胜复同，邪气化度也，灾一宫"。

厥阴风木司天，但因土气胜而侮之，所以用生数"风化三"表示，气候多雨。中运水不及，所以用生数"寒化一"表示。在泉少阳相火不受水制，所以用成数"火化七"表示。

"上辛凉""下咸寒"，义同前述，从略。"中苦和"，指治疗中运水不及宜用味苦性平和的药食，因苦能燥湿。

巳亥之岁，君火之升天，主窒天蓬，胜之不前；又厥阴未迁正，则少阴未得升天，水运以至其中者，君火欲升而中水运抑之，升之不前，即清寒复作，冷生旦暮。民病伏阳，而内生烦热，心神惊悸，寒热间作；日久成郁，即暴热乃至，赤风瞳翳、化疫、温疬暖作，赤气彰而化火疫，皆烦而躁渴，渴甚，治之以泄之

可止。(《素问·本病论》)

水临火郁，郁发则成瘟疫。

（六）巳亥年

必折其郁气，资其化源，赞其运气，无使邪胜。岁宜以辛调上，以咸调下，畏火之气，无妄犯之。用温远温，用热远热，用凉远凉，用寒远寒，食宜同法。有假反常，此之道也，反是者病。

这段经文是论述巳亥年总的治疗原则。"必折其郁气，资其化源，赞其运气，无使邪胜"，义同前述，从略。

治厥阴风木司天，宜用辛金之味制之，治少阳相火在泉，宜用咸水之味制之，所以说"岁宜以辛调上，以咸调下"。

为什么在泉的"畏火之气，无妄犯之"？因为"相火之下，水气承之"，只能咸水之味调之，不能乱用苦寒等药清火。相火乃人体之命火，此火不可无，即清火不可太过，过则伤命火。加之终之气时又值一阳生之时，因此在治疗"相火"时应当谨慎。

下文所述同前，从略。

七、结语

六十甲子年的情况至此已全部阐述完了，从中我们可以发现以下几种规律。

第一，五运不及之年，则所不胜乘之，所生来复，正如《素问·五常政大论》所说："乘危而行，不速而至，暴虚无德，灾反及之"。这三者组成了一种自稳调谐的三角结构关系。如木运不及，则金往乘之而从金化，木之子火气来复而制金，以子救母，于是木、金、火三者组成了一种自稳调谐的三角结构关系，即组成了"三生万物"的格局。五运不及之年，因受所不胜之乘，又有所生之复气及所胜之侮气，最宜发生灾害，其受灾之处《内经》以洛书表示之，谓木运不及年"灾三宫"，火运不及年"灾九宫"，金运不及年"灾七宫"，水运不及年"灾一宫"，土运不及年"灾五宫"及"眚四维"。人体应之属本运所应之脏。那些受灾宫的位置，都是"岁会"所在的位置。

五运不及年，致邪之原是所不胜之气及所胜之侮气，因此治疗五运不及的原则，也在于此。五运不及年对应的是卯酉阳明燥金、丑未太阴湿土、巳亥厥阴风木阴年司天，现据《素问·六元正纪大论》归纳阴年司天中五运不及之气的治疗原则，见表 12-2。

表 12-2　五运不及之气的治疗原则

治疗原则 五运不及 ＼ 三阴年	厥　阴	太　阴	阳　明
少角	辛和	辛温	辛和
少徵	咸和	咸温	咸温
少宫	甘和	甘和	甘和
少商	酸和	酸和	苦和
少羽	苦和	苦和	苦和

　　运分阴阳，木运火运为阳，金运水运为阴，治木火阳运不及泻所不胜，治金水阴运不及泻其侮气，并突出一个"和"字，即用性平和的药食。所以治疗木运不及用的是味辛属金的药食，用辛泻金就是补木运不足；治疗火运不及用的是味咸属水的药食，用咸泻水就是补火运不足；治疗金运不及用的是味酸属木的药食，用酸泻木之侮气就是补金运不足；治疗水运不及用的是味苦属火的药食，用苦泻火之侮气就是补水运不足。只有治疗土运不及用的是本运味甘的药食，补中土之气，既缓所不胜之木气，又制所胜之侮气。

　　总之，泻所不胜，制其侮气，就是"折其郁气，资其化源，赞其运气，无使邪胜"。《素问·刺法论》谓"不及扶资，以扶运气，以避虚邪。"其具体刺法是：木运不及，肝虚受邪，刺足少阳所过原穴和肝俞，补肝之虚，即"扶运气"之意。火运不及，心虚受邪，刺手少阳原穴和心俞。土运不及，脾虚受邪，刺足阳明原穴和脾俞。金运不及，肺虚受邪，刺手阳明原穴和肺俞。水运不及，肾虚受邪，刺足太阳原穴和肾俞。为什么要取原穴？《难经》说，原穴是三焦原气所留止的部位，是肾间动气，是人生命之源。为什么又取背俞穴呢？《难经》说，五脏皆在背阳，是"阴病升阳"，刺背俞引邪外出。

　　第二，五运太过之年，则乘所胜，所不胜来复，正如《素问·五常政大论》所说："不恒其德，则所胜来复，政恒其理，则所胜同化"。这三者也组成了一种自稳调谐的三角结构关系。如木运太过，则木克土，土之子金气来复而制木，于是木、土、金三者组成了一种自稳调谐的三角关系，即组成了"三生万物"的格局。据《素问·五常政大论》所载，木运太过邪伤肝脾，火运太过邪伤心肺，土运太过邪伤脾肾，金运太过邪伤肺肝，水运太过邪伤肾心，由此可知，五运太过之年所受灾处，也是本运所应之脏为主。只不过如《素问·六元正纪大论》所说"太过者暴，不及者徐，暴者为病甚，徐者为病持"而已。

五运太过年，致邪之源是本运之胜气和所不胜之复气，因此治疗五运太过的原则，也在于此。五运太过年对应的是辰戌太阳寒水、子午少阴君火、寅申少阳相火阳年司天，现据《素问·六元正纪大论》归纳阳年司天中五运太过之年的治疗原则，见表12–3。

表12–3　五运太过之气的治疗原则

治疗原则　三阳年　五运太过	太　阳	少　阳	少　阴
太角	酸和	酸和	酸凉
太徵	甘和	甘和	甘寒
太宫	甘温	咸和	苦热
太商	辛温	辛温	辛温
太羽	咸温	咸温	咸温

由此可见，五运太过的治则不同于五运不及，治疗太角、太商、太羽三太过之气，用本运之气味以泻本运太过之气。而火是保持人体温度的条件，土是保持人体湿度的条件，不可妄泻，所以治太徵火运太过用的是甘寒生津的药食，而不用苦寒，治太宫土运太过用的是温性燥湿药食，而不用淡泄法，这是用阴制阳、用阳制阴法，更可看出火土合德为太极的本质。运分阴阳，治木火阳运宜用寒凉药食，治土金水阴运宜用温性药食。

总之，治疗五运太过，泻本运太过之气，就是"抑其运气，扶其不胜，无使暴过而生其疾"。《素问·刺法论》谓"太过取之，次抑其郁，取其运之化源，令折郁气"。其具体刺法有以下5种。

1. 甲子年，土运太过，刺先补肾俞，隔三天再刺足太阴之所注俞土太白穴。因土运太过则乘所胜，致邪之源是土运太过之胜气，所以要先刺补肾俞穴，即补水以免受其邪，然后刺足太阴俞土太白穴，泻土之太过。

2. 丙寅年，水运太过，刺先补心俞，隔五日再刺肾经足少阴之所入合水阴谷穴。因为水运太过则乘心火，所以要先补心火刺心俞，然后刺足少阴合水阴谷穴，泻水之太过。

3. 庚辰年，金运太过，刺先补肝俞，隔三日再次肺经手太阴所行经金经渠穴。因为金运太过则乘肝木，所以要先补肝木刺肝俞，然后再刺手太阴经金经渠穴，泻金之太过。

4. 壬午年，木运太过，刺先补脾俞，隔三日再刺肝经足厥阴所出井木大敦穴。因为木运太过则乘脾土，所以要先补脾土刺脾俞，然后再刺足厥阴井木大敦穴，泻木之太过。

5. 戊申年，火运太过，刺先补肺俞，后再刺心包经手厥阴所流荣火劳宫穴。因为火运太过则乘肺金，所以要补肺金刺肺俞，然后再刺手厥阴荣火劳宫穴，泻火之太过。

《素问·刺法论》说："天运失序，后三年变疫。"这是为什么？我们可以先看其后三年是什么年，再回答这个问题。

司天太过年	甲子	丙寅	庚辰	壬午	戊申
	乙丑	丁卯	辛巳	癸未	己酉
	丙寅	戊辰	壬午	甲申	庚戌
后三年	丁卯	己巳	癸未	乙酉	辛亥

请看，司天太过年的后三年，都是其在泉年而运为不及，为司天年太过运所侮。后三年运不及而被所胜侮之，又被所不胜乘克之，故会发生疫情。所以《内经》把灾宫列于五运不及之年。《素问·本病论》对此有进一步的论述，如庚辰年阴阳刚柔失守，其后三年化为金疫，"速至壬午，徐至癸未"。余皆仿此。

第三，六气司天其气胜，则乘所胜，所胜郁发而生我者受灾，这三者组成了一种自稳调谐的三角结构关系。如阳明燥金司天，则乘克风木，风木郁发则克湿土，土为金母，实则泻其母。于是金、木、土三者组成了一种自稳调谐的三角结构关系，即组成了"三生万物"的格局。

《素问·刺法论》也阐述了六气司天在泉的针刺治疗方法。

太阳司天不退，厥阴不迁正，刺足厥阴荣火行间穴。厥阴司天不退，少阴不迁正，刺手心包络荣火劳宫穴。少阴司天不退，太阴不迁正，刺足太阴荣火大都穴。太阴司天不退，少阳不迁正，刺手少阳荣火液门穴。少阳司天不退，阳明不迁正，刺手太阴荣火鱼际穴。阳明司天不退，太阳不迁正，刺足少阴荣火然谷穴。(《素问·刺法论》)

不迁正之气则郁塞于上，郁久则化火，故刺不迁正之郁气，均取其气所属之经的荣火。

巳亥年，厥阴司天不退，刺足厥阴所入合水曲泉穴。子午年，少阴司天不退，刺手厥阴所入合水曲泽穴。丑未年，太阴司天不退，刺足太阴所入合水阴陵泉穴。寅申年，少阳司天不退，刺手少阳所入合土天井穴。卯酉年，阳明司天不退，刺手太阴所入合水尺泽穴。辰戌年，太阳司天不退，刺足少阴所入合水阴谷穴。(《素问·刺法论》)

六气司天不退为胜气，必泻其胜除邪之源，所以均取其胜气所属之经刺泻之气。为什么要取"所入"之穴呢?《难经》说："所入为合，合者，北方冬也，阳气入藏，故言所入为合也。"原来刺"所入"穴，是为了使其气"入藏"不受伤。

木不升而金气抑之，刺足厥阴井木穴。火不升而水气抑之，刺心包络荣火穴。土不升而木气抑之，刺足厥阴俞土穴。金不升而火气抑之，刺手太阴经金穴。水不升而土气抑之，刺足少阴合水穴。(《素问·刺法论》)

气不升则郁，郁久必发，所以要在其发作之前"折其郁气"，而刺本气所属经的本气所属的五输穴。

木不降而金抑之，刺胜己的手太阴所出、手阳明所入。火不降而水抑之，刺胜己的足少阴所出、足太阳所入。土不降而木抑之，刺胜己的足厥阴所出、足少阳所入。金不降而火抑之，刺胜己的心包络所出、手少阳所入。水不降而土抑之，刺胜己的足太阴所出、足阳明所入。(《素问·刺法论》)

不降是因有气抑之，要使其降，必"折其所胜"，即泻其抑气。如何"折其所胜"? 刺抑气所属阴经的"所出"穴和阳经的"所入"穴。《难经》说："经言所出为井，所入为合，其法奈何? 然所出为井，井者，东方春也，万物之始生，故言所出为井也；所人为合，合者，北方冬也，阳气入藏，故言所入为合也。"可知刺阴经之"所出"和阳经之"所入"，是想通过调其气的生、藏正常，以达到折其抑气的目的。

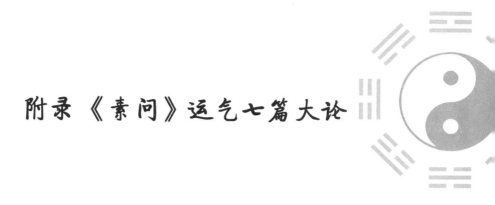

附录 《素问》运气七篇大论

一、《素问·天元纪大论》

黄帝问曰：天有五行御五位，以生寒暑燥湿风。人有五脏化五气，以生喜怒思忧恐。论言五运相袭，而皆治之，终期之日，周而复始，余已知之矣。愿闻其与三阴三阳之候奈何合之？

鬼臾区稽首再拜对曰：昭乎哉问也。夫五运阴阳者，天地之道也，万物之纲纪，变化之父母，生杀之本始，神明之府也，可不通乎？

故物生谓之化，物极谓之变，阴阳不测谓之神，神用无方，谓之圣。

天变化之为用也，居天为玄，在人为道，在地为化，化生五味，道生智，玄生神。

神，在天为风，在地为木；在天为热，在地为火；在天为湿，在地为土；在天为燥，在地为金；在天为寒，在地为水。故在天为气，在地成形，形气相感，而化生万物矣。

然天地者，万物之上下也。左右者，阴阳之道路也。水火者，阴阳之征兆也。金木者，生成之终始也。气有多少，形有盛衰，上下相召，而损益彰矣。

帝曰：愿闻五运之主时也何如？鬼臾区曰：五气运行，各终期日，非独主时也。

帝曰：请问其所谓也？鬼臾区曰：臣稽考太始天元册文曰，太虚寥廓，肇基化元，万物资始，五运终天，布气真灵，总统坤元，九星悬朗，七曜周旋。曰阴曰阳，曰柔曰刚，幽显既位，寒暑弛张，生生化化，品物咸章。臣斯十世，此之谓也。

帝曰：善。何谓气有多少，形有盛衰？鬼臾区曰：阴阳之气，各有多少，故曰三阴三阳也。形有盛衰，谓五行之治，各有太过不及也。故其始也，有余而往，不足随之；不足而往，有余从之，知迎知随，气可与期。应天为天符，承岁为岁直，三合为治。

帝曰：上下相召奈何？鬼臾区曰：寒暑燥湿风火，天之阴阳也，三阴三阳上奉之。木火土金水，地之阴阳也，生长化收藏下应之。

天以阳生阴长，地以阳杀阴藏。

天有阴阳，地亦有阴阳。木火土金水火，地之阴阳也，生长化收藏，故阳中有阴，阴中有阳。所以欲知天地之阴阳者，应天之气，动而不息，故五岁而右迁；应地之气，静而守位，故六期而环会。动静相召，上下相临，阴阳相错，而变由生也。

帝曰：上下周纪，其有数乎？鬼臾区曰：天以六为节，地以五为制。周天气者，六期为一备；终地纪者，五岁为一周。君火以明，相火以位。五六相合，而七百二十气为一纪，凡三十岁，千四百四十气，凡六十岁，而为一周，不及太过，斯皆见矣。

帝曰：夫子之言，上终天气，下毕地纪，可谓悉矣。余愿闻而藏之，上以治民，下以治身，使百姓昭著，上下和亲，德泽下流，子孙无忧，传之后世，无有终时，可得闻乎？

鬼臾区曰：至数之机，迫迮以微，其来可见，其往可追，敬之者昌，慢之者亡，无道行私，也得天殃。谨奉天道，请言真要。

帝曰：善言始者，必会于终，善言近者，必知其远，是则至数极而道不惑，所谓明矣。愿夫子推而次之，令有条理，简而不匮，久而不绝，易用难忘，为之纲纪。至数之要，愿尽闻之。

鬼臾区曰：昭乎哉问！明乎哉道！如鼓之应桴，响之应声也。臣闻之，甲己之岁，土运统之；乙庚之岁，金运统之；丙辛之岁，水运统之；丁壬之岁，木运统之；戊癸之岁，火运统之。

帝曰：其于三阴三阳合之奈何？鬼臾区曰：子午之岁，上见少阴；丑未之岁，上见太阴；寅申之岁，上见少阳；卯酉之岁，上见阳明；辰戌之岁，上见太阳；巳亥之岁，上见厥阴。少阴所谓标也，厥阴所谓终也。厥阴之上，风气主之；少阴之上，热气主之；太阴之上，湿气主之；少阳之上，相火主之；阳明之上，燥气主之；太阳之上，寒气主之。所谓本也，是谓六元。

帝曰：光乎哉道！明乎哉论！请著之玉版，藏之金匮，署曰天元纪。

二、《素问·五运行大论》

黄帝坐明堂，始正天纲，临观八极，考建五常。

请天师而问之曰：论言天地之动静，神明为之纪，阴阳之升降，寒暑彰其兆。

余闻五运之数于夫子，夫子之所言，正五气之各主岁尔，首甲定运，余因论之。鬼臾区曰：土主甲己，金主乙庚，水主丙辛，木主丁壬，火主戊癸。子午之上，少阴主之；丑未之上，太阴主之；寅申之上，少阳主之；卯酉之上，阳明主之；辰戌之上，太阳主之；巳亥之上，厥阴主之。不合阴阳，其故何出？

岐伯曰：是明道也，此天地之阴阳也。

夫数之可数者，人中之阴阳也。然所合数之可得者也。夫阴阳者，数之可十，推之可百，数之可千，推之可万。天地阴阳者，不以数推，以象之谓也。

帝曰：愿闻之所始也。岐伯曰：昭乎哉问也，臣览《太始天元册》文，丹天之气，经于牛女戊分；黅天之气，经于心尾己分；苍天之气，经于危室柳鬼；素天之气，经于亢氐昴毕；玄天之气，经于张翼娄胃；所谓戊己分者，奎璧角轸，则天地之门户也。夫候之所始，道之所生，不可不通也。

帝曰：善。论言天地者，五物之上下；左右者，阴阳之道路；未知其所谓也？岐伯曰：所谓上下者，岁上下见，阴阳之所在也。左右者，诸上见厥阴，左少阴，右太阳；见少阴，左太阴，右厥阴；见太阴，左少阳，右少阴；见少阳，左阳明，右太阴；见阳明，左太阳，右少阳；见太阳，左厥阴，右阳明；所谓面北而命其位，言其见也。

帝曰：何谓下？岐伯曰：厥阴在上，则少阳在下，左阳明，右太阴；少阴在上，则阳明在下，左太阳，右少阳；太阴在上，则太阳在下，左厥阴，右阳明；少阳在上，则厥阴在下，左少阴，右太阳；阳明在上，则少阴在下，左太阴，右厥阴；太阳在上，则太阴在下，左少阳，右少阴；所谓面南而命其位，言其见也。上下相遘，寒暑相临，气相得则和，不相得则病。

帝曰：气相得而病者，何也？岐伯曰：以下临上，不当位也。

帝曰：动静何如？岐伯曰：上者右行，下者左行，左右周天，余而复会也。

帝曰：余闻鬼臾区曰应地者静，今夫子乃言下者左行，不知其所谓也？愿闻何以生之乎？岐伯曰：天地动静，五行迁复，虽鬼臾区其上候而已，犹不能偏明。夫变化之用，天垂象，地成形，七曜纬虚，五行丽地；地者，所以载生成之形类也。虚者，所以列应天之精气也。形精之动，犹根本之与枝叶也，仰观其象，虽远可知也。

帝曰：地之为下否乎？岐伯曰：地为人之下，太虚之中者也。

帝曰：冯乎？岐伯曰：大气举之也。燥以干之，暑以蒸之，风以动之，湿以润之，寒以坚之，火以温之。故风寒在下，燥热在上，湿气在中，火游行其间，寒暑六入，故令虚而生化也。故燥胜则地干，暑胜则地热，风胜则地动，湿胜则地泥，寒胜则地裂，火胜则地固矣。

帝曰：天地之气，何以候之？岐伯曰：天地之气，胜复之作，不形于诊也。脉法曰：天地之变，尤以脉诊，此之谓也。

帝曰：间气何如？岐伯曰：随气所在，期于左右。

帝曰：期之奈何？岐伯曰：从其气则和，违其气则病。不当其位者病，迭移其位者病，失守其位者危，尺寸反者死，阴阳交者死。先立其年，以明其气，左右应见，然后乃可以言死生之逆顺。

帝曰：寒暑燥湿风火，在人合之奈何？其于万物何以生化？

岐伯曰：东方生风，风生木，木生酸，酸生肝，肝生筋，筋生心。其在天为玄，在人为道，在地为化；化生五味，道生智，玄生神，化生气。神在天为风，在地为木，在体为筋，在气为柔，在脏为肝。其性为暄，其德为和，其用为动，其色为苍，其化为荣，其虫毛，其政为散，其令宣发，其变摧拉，其眚为陨，其味为酸，其志为怒。怒伤肝，悲胜怒，风伤肝，燥胜风，酸伤筋，辛胜酸。

南方生热，热生火，火生苦，苦生心，心生血，血生脾。其在天为热，在地为火，在体为脉，在气为息，在脏为心。其性为暑，其德为显，其用为躁，其色为赤，其化为茂。其虫羽，其政为明，其令郁蒸，其变炎烁，其眚燔焫，其味为苦，其志为喜。喜伤心，恐胜喜；热伤气，寒胜热：苦伤气，咸胜苦。

中央生湿，湿生土，土生甘，甘生脾，脾生肉，肉生肺。其在天为湿，在地为土，在体为肉，在气为充，在脏为脾。其性静兼，其德为濡，其用为化，其色为黄，其化为盈，其虫倮，其政为谧，其令云雨，其变动注，其眚淫溃，其味为甘，其志为思。思伤脾，怒胜思；湿伤肉，风胜湿；甘伤脾，酸胜甘。

西方生燥，燥生金，金生辛，辛生肺，肺生皮毛，皮毛生肾。其在天为燥，在地为金，在体为皮毛，在气为成，在脏为肺。其性为凉，其德为清，其用为固，其色为白，其化为敛，其虫介，其政为劲，其令雾露，其变肃杀，其眚苍落，其味为辛，其志为忧。忧伤肺，喜胜忧；热伤皮毛，寒胜热：辛伤皮毛，苦胜辛。

北方生寒，寒生水，水生咸，咸生肾，肾生骨髓，髓生肝。其在天为寒，在地为水，在体为骨，在气为坚，在脏为肾。其性为凛，其德为寒，其用为藏，其色为黑，其化为肃，其虫鳞，其政为静，其令霰雪，其变凝冽，其眚冰雹，其味为咸，其志为恐。恐伤肾，思胜恐；寒伤血，燥胜寒；咸伤血，甘胜咸。

五气更立，各有所先，非其位则邪，当其位则正。

帝曰：病生之变何如？岐伯曰：气相得则微，不相得则甚。

帝曰：主岁何如？岐伯曰：气有余，则制己所胜而侮所不胜；其不及，则己所不胜，侮而乘之，己所胜，轻而侮之。侮反受邪，侮而受邪，寡于畏也。帝曰：善。

三、《素问·六微旨大论》

黄帝问曰：呜呼，远哉！天之道也，如迎浮云，若视深渊，视深渊尚可测，迎浮云莫知其极。夫子数言，谨奉天道，余闻而藏之，心私异之，不知其所谓也，愿夫子溢志尽言其事，令终不灭，久而不绝，天之道可得闻乎？

岐伯稽首再拜对曰：明乎哉问！天之道也，此因天之序，盛衰之时也。

帝曰：愿闻天道六六之节，盛衰何也？

岐伯曰：上下有位，左右有纪。故少阳之右，阳明治之；阳明之右，太阳治之；太阳之右，厥阴治之；厥阴之右，少阴治之；少阴之右，太阴治之；太阴之右，少阳治之：此所谓气之标，盖南面而待也。故曰：因天之序，盛衰之时，移光定位，正立而待之，此之谓也。

少阳之上，火气治之，中见厥阴。

阳明之上，燥气治之，中见太阴。

太阳之上，寒气治之，中见少阴。

厥阴之上，风气治之，中见少阳。

少阴之上，热气治之，中见太阳。

太阴之上，湿气治之，中见阳明。

所谓本也，本之下，中之见也，见之下，气之标也。本标不同，气应异常。

帝曰：其有至而至，有至而不至，有至而太过，何也？

岐伯曰：至而至者和；至而不至，来气不及也；未至而至，来气有余也。

帝曰：至而不至，未至而至，如何？岐伯曰：应则顺，否则逆，逆则变生，变则病。

帝曰：善。请言其应。岐伯曰：物生其应也，气脉其应也。

帝曰：善。愿闻地理之应六节气位，何如？岐伯曰：显明之右，君火之位也。君火之右，退行一步，相火治之。复行一步，土气治之。复行一步，金气治之。复行一步，水气治之。复行一步，木气治之。复行一步，君火治之。相火之下，水气承之；水位之下，土气承之；土位之下，风气承之；风位之下，金气承之；金位之下，火气承之；君火之下，阴精承之。

帝曰：何也？岐伯曰：亢则害，承乃制。制则生化，外列盛衰；害则败乱，生化大病。

帝曰：盛衰何如？岐伯曰：非其位则邪，当其位则正，邪则变甚，正则微。

帝曰：何谓当位？岐伯曰：木运临卯，火运临午，土运临四季，金运临酉，水运临子，所谓岁会，气之平也。帝曰：非位何如？岐伯曰：岁不与会也。

帝曰：土运之岁，上见太阴；火运之岁，上见少阳、少阴；金运之岁，上见阳明；木运之岁，上见厥阴；水运之岁，上见太阳；奈何？岐伯曰：天之与会也，故天元册曰天符。

天符岁会何如？岐伯曰：太乙天符之会也。

帝曰：其贵贱何如？岐伯曰：天符为执法，岁会为行令，太乙天符为贵人。

帝曰：邪之中也奈何？岐伯曰：中执法者，其病速而危；中行令者，其病徐而持；中贵人者，其病暴而死。

帝曰：位之易也，何如？岐伯曰：君位臣则顺，臣位君则逆。逆则其病近，其害速；顺则其病远，其害微；所谓二火也。

帝曰：善。愿闻其步何如？岐伯曰：所谓步者，六十度而有奇。故二十四步积盈百刻而成日也。

帝曰：六气应五行之变如何？岐伯曰：位有终始，气有初中，上下不同，求之亦异也。帝曰：求之奈何？岐伯曰：天气始于甲，地气始于子，子甲相合，命曰岁立，谨候其时，气可与期。

帝曰：愿闻其岁六气始终早晏何如？岐伯曰：明乎哉问也。甲子之岁，初之气，天数始于水下一刻，终于八十七刻半。二之气，始于八十七刻六分，终于七十五刻。三之气，始于七十六刻，终于六十二刻半。四之气，始于六十二刻六分，终于五十刻。五之气，始于五十一刻，终于三十七刻半。六之气，始于三十七刻六分，终于二十五刻。所谓初六天之数也。

乙丑岁，初之气，天数始于二十六刻，终于一十二刻半。二之气，始于一十二刻六分，终于水下百刻。三之气，始于一刻，终于八十七刻半。四之气，始于八十七刻六分，终于七十五刻。五之气，始于七十六刻，终于六十二刻半。六之气，始于六十二刻六分，终于五十刻。所谓六二天之数也。

丙寅岁，初之气，天数始于五十一刻，终于三十七刻半。二之气，始于三十七刻六分，终于二十五刻。三之气，始于二十六刻，终于一十二刻半。四之气，始于一十二刻六分，终于水下百刻。五之气，始于一刻，终于八十七刻半。六之气，始于八十七刻六分，终于七十五刻。所谓六三天之数也。

丁卯岁，初之气，天数始于七十六刻，终于六十二刻半。二之气，始于六十二刻六分，终于五十刻。三之气，始于五十一刻，终于三十七刻半。四之气，始于三十七刻六分，终于二十五刻。五之气，始于二十六刻，终于一十二刻半。六之气，始于一十二刻六分，终干水下百刻。所谓六四，天之数也。次戊辰岁初之气复始于一刻，常如是无已，周而复始。

帝曰：愿闻其岁候何如？岐伯曰：悉乎哉问也。日行一周，天气始于一刻。日行再周，天气始于二十六刻。日行三周，天气始于五十一刻。日行四周，天气始于七十六刻。日行五周，天气复始于一刻，所谓一纪也。是故寅午戌岁气会同，卯未亥岁气会同，辰申子岁气会同，巳酉丑岁气会同，终而复始。

帝曰：愿闻其用也？岐伯曰：言天者求之本，言地者求之位，言人者求之气交。

帝曰：何谓气交？岐伯曰：上下之位，气交之中，人之居也。故曰：天枢之上，天气主之；天枢之下，地气主之；气交之分，人气从之，万物由之，此之谓也。

帝曰：何谓初中？岐伯曰：初凡三十度而有奇，中气同法。

帝曰：初中何也？岐伯曰：所以分天地也。

帝曰：愿卒闻之！岐伯曰：初者地气也，中者天气也。

帝曰：其升降何如？岐伯曰：气之升降，天地之更用也。

帝曰：愿闻其用何如？岐伯曰：升已而降，降者谓天；降已而升，升者谓地。天气下降，气流于地，地气上升，气腾于天，故高下相召，升降相因，而变作矣。

帝曰：善。寒湿相遘，燥热相临，风火相值，其有闻乎？

岐伯曰：气有胜复，胜复之作，有德有化，有用有变，变则邪气居之。

帝曰：何谓邪乎？岐伯曰：夫物之生，从于化，物之极，由乎变，变化之相薄，成败之所由也。故气有往复，用有迟速，四者之有，而化而变，风之来也。

帝曰：迟速往复，风所由生，而化而变，故因盛衰之变耳。成败倚伏游乎中，何也？

岐伯曰：成败倚伏，生乎动，动而不已，则变作矣。

帝曰：有期乎？岐伯曰：不生不化，静之期也。

帝曰：不生化乎？岐伯曰：出入废，则神机化灭；升降息，则气立孤危。故非出入，则无以生、长、壮、老、已；非升降，则无以生、长、化、收、藏。是以升降出入，无器不有。故器者，生化之宇，器散则分之，生化息矣。故无不出入，无不升降。化有小大，期有近远。四者之有而贵常守，反常则灾害至矣。故曰：无形无患，此之谓也。

帝曰：善。有不生不化乎？岐伯曰：悉乎哉问也！与道合同，惟真人也。帝曰：善。

四、《素问·气交变大论》

黄帝问曰：五运更治，上应天期，阴阳往复，寒暑迎随，真邪相薄，内外分离，六经波荡，五气倾移，太过不及，专胜兼并，愿言其始，而有常名，可得闻乎？

岐伯稽首再拜对曰：昭乎哉问也！是明道也。此上帝所贵，先师传之，臣虽不敏，往闻其旨？

帝曰：余闻得其人不教，是谓失道，传非其人，慢泄天宝。余诚菲德，未足以受至道；然而众子哀其不终，愿夫子保于无穷，流于无极，余司其事，则而行之，奈何？

岐伯曰：请遂言之也。上经曰：上知天文，下知地理，中知人事，可以长久，此之谓也。

帝曰：何谓也？岐伯曰：本气位也。位天者，天文也。位地者，地理也。通于人气之变化者，人事也。故太过者先天，不及者后天，所谓治化，而人应之也。

帝曰：五运之化，太过何如？

岐伯曰：岁木太过，风气流行，脾土受邪。民病飧泄，食减，体重，烦冤，肠鸣，腹支满，上应岁星。甚则忽忽善怒，眩冒巅疾。化气不政，生气独治，云物飞动，草不不宁，甚而摇落，反胁痛而吐甚，冲阳绝者，死不治，上应太白星。

岁火太过，炎暑流行，金肺受邪。民病疟，少气，咳喘，血溢，血泄，注下，嗌燥，耳聋，中热，肩背热，上应灾惑星。甚则胸中痛，胁支满，胁痛，膺背肩胛间痛，两臂内痛，身热骨痛而为浸淫。收气不行，长气独明，雨水霜寒，上应辰星。上临少阴少阳、火燔焫，冰泉涸，物焦槁，病反谵妄狂越，咳喘息鸣，下甚，血溢泄不已，太渊绝者，死不治，上应荧惑星。

岁土太过，雨湿流行，肾水受邪。民病腹痛，清厥，意不乐，体重烦冤，上应镇星。甚则肌肉痿，足痿不收，行善瘛，脚下痛，饮发中满，食减，四肢不举。变生得位，藏气伏，化气独治之，泉涌河衍，涸泽生鱼，风雨大至，土崩溃，鳞见于陆，病腹满溏泄、肠鸣，反下甚，而太溪绝者，死不治。上应岁星。

岁金太过，燥气流行，肝木受邪。民病两胁下少腹痛，目赤痛，眦疡，耳无所闻。肃杀而甚，则体重烦冤，胸痛引背，两胁满且痛引少腹，上应太白星。甚则喘咳逆气，肩背痛，尻阴股膝髀腨胻足皆病，上应荧惑星。收气峻，生气下，草木敛，苍干雕陨，病反暴痛，胠胁不可反侧，咳逆甚而血溢，太冲绝者，死不治。上应太白星。

岁水太过，寒气流行，邪害心火。民病身热烦心，躁悸，阴厥，上下中寒，谵妄心痛，寒气早至，上应辰星。甚则腹大胫肿，喘咳寝汗出，憎风，大雨至，埃雾朦郁，上应镇星。上临太阳，雨冰雪霜不时降，湿气变物，病反腹满肠鸣溏泄，食不化，渴而妄冒，神门绝者，死不治，上应荧惑辰星。

帝曰：善。其不及何如？

岐伯曰：悉乎哉问也！岁木不及，燥乃大行，生气失应，草木晚荣，肃杀而甚，则刚木辟著，悉萎苍干，上应太白星。民病中清，胠胁痛，少腹痛，肠鸣，溏泄。凉雨时至，上应太白星，其谷苍。上临阳明，生气失政，草木再荣，化气乃急，上应太白镇星，其主苍早。复则炎暑流火，湿性燥，柔脆草木焦槁，下体再生，华实齐化，病寒热疮疡痱胗痈痤，上应荧惑太白，其谷白坚。白露早降，收杀气行，寒雨害物，虫食甘黄，脾土受邪，赤气后化，心气晚治，上胜肺金，白气乃屈，其谷不成，咳而鼽，上应荧惑太白星。

岁火不及，寒乃大行，长政不用，物荣而下。凝惨而甚，则阳气不化，乃折荣美，上应辰星。民病胸中痛，胁支满，两胁痛，膺背肩胛间及两臂内痛，郁冒蒙昧，心痛暴瘖，胸腹大，胁下与腰背相引而痛，甚则屈不能伸，髋髀如别，上应荧惑辰星，其谷丹。复则埃郁，大雨且至，黑气乃辱，病鹜溏，腹满，食饮不下，寒中，肠鸣泄注，腹痛，暴挛痿痹，足不任身，上应镇星辰星，玄谷不成。

岁土不及，风乃大行，化气不令，草木茂荣。飘扬而甚，秀而不实，上应岁星。民病飧泄，霍乱，体重腹痛，筋骨繇复，肌肉𥆧酸，善怒，藏气举事，蛰虫早附，咸病寒中，上应岁星镇星，其谷黅。复则收政严峻，名木苍雕，胸胁暴痛，下引少腹，善太息，虫食甘黄，气客于脾，黅谷乃减，民食少失味，苍谷乃损，上应太白岁星。上临厥阴，流水不冰，蛰虫来见，藏气不用，白乃不复，上应岁星，民乃康。

岁金不及，炎火乃行，生气乃用，长气专胜，庶物以茂，燥烁以行，上应荧惑星。民病肩背瞀重，鼽嚏，血便注下，收气乃后，上应太白星，其谷坚芒。复则寒雨暴至，乃寒冰雹霜雪杀物，阴厥且格，阳反上行，头脑户痛，延及囟顶，发热，上应辰星，丹谷不成，民病口疮，甚则心痛。

岁水不及，湿乃大行，长气反用，其化乃速，暑雨数至，上应镇星。民病腹满，身重濡泄，寒疡流水，腰股痛发，腘、腨、股、膝不便，烦冤，足痿清厥，脚下痛，甚则跗肿，藏气不政，肾气不衡，上应辰星，其谷秬。上临太阴，则大寒数举，蛰虫早藏，地积坚冰，阳光不治，民病寒疾于下，甚则腹满浮肿，上应镇星，其主黅谷。复则大风暴发，草偃木零，生长不鲜，面色时变，筋骨并辟，肉瞤，目视㿠㿠，物疏璺，肌肉胗发，气并膈中，痛于心腹，黄气乃损，其谷不登，上应岁星。

帝曰：善。愿闻其时也。

岐伯曰：悉哉问也！木不及，春有鸣条律畅之化，则秋有雾露清凉之政。春有惨凄残贼之胜，则夏有炎暑燔烁之复，其眚东，其脏肝，其病内舍胠胁，外在关节。

火不及，夏有炳明光显之化，则冬有严肃霜寒之政。夏有惨凄凝冽之胜，则不时有埃昏大雨之复，其眚南，其脏心，其病内舍膺胁，外在经络。

土不及，四维有埃云润泽之化，则春有鸣条鼓拆之政。四维发振拉飘腾之变，则秋有肃杀霖霪之复，其眚四维，其脏脾，其病内舍心腹，外在肌肉四肢。

金不及，夏有光显郁蒸之令，则冬有严凝整肃之应。夏有炎烁燔燎之变，则秋有冰雹霜雪之复，其眚西，其脏肺，其病内舍膺胁肩背，外在皮毛。

水不及，四维有湍润埃云之化，则不时有和风生发之应。四维发埃昏骤注之变，则不时有飘荡振拉之夏，其眚北，其脏肾，其病内舍腰脊骨髓，外在溪谷踹膝。

夫五运之政，犹权衡也。高者抑之，下者举之，化者应之，变者复之，此生长化成收藏之理，气之常也，失常则天地四塞矣。故曰天地之动静，神明为之纪，阴阳之往复，寒暑彰其兆，此之谓也。

帝曰：夫子之言五气之变，四时之应，可谓悉矣。夫气之动乱，触遇而作，发无常会，卒然灾合，何以期之？

岐伯曰：夫气之动变，固不常在，而德化政令灾变，不同其候也。

帝曰：何谓也？岐伯曰：东方生风，风生木，其德敷和，其化生荣，其政舒启，其令风，其变振发，其灾散落。

南方生热，热生火，其德彰显，其化蕃茂，其政明耀，其令热，其变销烁，其灾燔焫。

中央生湿，湿生土，其德溽蒸，其化丰备，其政安静，其令湿，其变骤注，其灾霖溃。

西方生燥，燥生金，其德清洁，其化紧敛，其政劲切，其令燥，其变肃杀，其灾苍陨。

北方生寒，寒生水，其德凄沧，其化清谧，其政凝肃，其令寒，其变溧冽，其灾冰雪霜雹。

是以察其动也，有德、有化、有政、有令、有变、有灾，而物由之，而人应之也。

帝曰：夫子之言岁候，不及其太过而上应五星，今夫德化政令灾眚变易非常而有也，卒然而动，其亦为之变乎？

岐伯曰：承天而行之，故无妄动，无不应也。卒然而动者，气之交变也，其不应焉。故曰应常不应卒，此之谓也。

帝曰：其应奈何？岐伯曰：各从其气化也。

帝曰：其行之徐疾逆顺何如？

岐伯曰：以道留久，逆守而小，是谓省下。以道而去，去而速来，曲而过之，是谓省遗过也。久留而环，或离或附，是谓议灾，与其德也。应近则小，应远则大。芒而大，倍常之一，其化甚，大常之二，其眚即也；小常之一，其化减；小常之二，是谓临视，省下之过与其德也。德者福之，过者伐之。是以象之见也，高而远则小，下而近则大，故大则喜怒迩，小则祸福远。岁运太过，则运星北越。运气相得，则各行以道。故岁运太过，畏星失色，而兼其母；不及则色兼其所不胜。

肖者瞿瞿，莫知其妙，闵闵之当，孰者为良，妄行无征，示畏候王。

帝曰：其灾应何如？岐伯曰：亦各从其化也，故时至有盛衰，凌犯有逆顺，留守有多少，形见有善恶，宿属有胜负，征应有吉凶矣。

帝曰：其善恶何谓也？岐伯曰：有喜有怒，有忧有丧，有泽有燥，此象之常也。必谨察之。

帝曰：六者高下异乎？岐伯曰：象见高下，其应一也，故人亦应之。

帝曰：善。其德化政令之动静损益皆何如？岐伯曰：夫德化政令灾变，不能相加也；胜负盛衰，不能相多也；往来小大，不能相过也；用之升降，不能相无也；各从其动而复之耳。

帝曰：其病生何如？岐伯曰：德化者，气之祥；政令者，气之章；变易者，复之纪，灾眚者，伤之始；气相胜者和，不相胜者病；重感于邪则甚也。

帝曰：善。所谓精光之论，大圣之业，宣明大道，通于无穷，究于无极也。余闻之，善言天者，必应于人，善言古者，必验于今，善言气者，必彰于物，善言应者，同天地之化，善言化言变者，通神明之理，非夫子熟能言至道欤。乃择良兆而藏灵室，每旦读之，命曰气交变，非斋戒不敢发，慎传也。

五、《素问·五常政大论》

黄帝问曰：太虚寥廓，五运回薄，衰盛不同，损益相从，愿闻平气，何如而名，何如而纪也？岐伯对曰：昭乎哉问也！木曰敷和，火曰升明，土曰备化，金曰审平，水曰静顺。

帝曰：其不及奈何？岐伯曰：木曰委和，火曰伏明，土曰卑监，金曰从革，水曰涸流。

帝曰：太过何谓？岐伯曰：木曰发生，火曰赫曦，土曰敦阜，金曰坚成，水曰流衍。

帝曰：三气之纪，愿闻其候。岐伯曰：悉乎哉问也！敷和之纪，木德周行，阳舒阴布，五化宣平。其气端，其性随，其用曲直，其化生荣，其类草木，其政发散，其候温和，其令风，其脏肝，肝其畏清；其主目，其谷麻，其果李，其实核，其应春，其虫毛，其畜犬，其色苍；其养筋，其病里急支满，其味酸，其音角，其物中坚，其数八。

升明之纪，正阳而治，德施周普，五化均衡。其气高，其性速，其用燔灼，其化蕃茂，其类火，其政明曜，其候炎暑，共令热，其脏心，心其畏寒；其主舌，其谷麦，其果杏，其实络，其应夏，其虫羽，其畜马，其色赤；其养血，其病瞤瘛，其味苦，其音徵，其物脉，其数七。

备化之纪，气协天休，德流四政，五化齐修。其气平，其性顺，其用高下，其化丰满，其类土，其政安静，其候溽蒸，其令湿，其脏脾，脾其畏风；其主口，其谷稷，其果枣，其实肉，共应长夏，其虫倮，其畜牛，其色黄；其病否，其味甘，其音宫，其物肤，其数五。

审平之纪，收而不争，杀而无犯，五化宣明。其气洁，其性刚，其用散落，其化坚敛，其类金，其政劲肃，其候清切，其令燥，其脏肺，肺其畏热；其主鼻，其谷稻，其果桃，其实壳，其应秋，其虫介，其畜鸡，其色白；其养皮毛，其病咳，其味辛，其音商，其物外坚，其数九。

静顺之纪，藏而勿害，治而善下，五化咸整。其气明，其性上，其用沃衍，其化凝坚，其类水，其政流演，其候凝肃，其令寒，其脏肾，肾其畏湿；其主二阴，其谷豆，其果栗，其实濡，其应冬，其虫鳞，其畜彘，其色黑；其养骨髓，其病厥，其味咸，其音羽，其物濡，其数六。

故生而勿杀，长而勿罚，化而勿制，收而勿害，藏而勿抑，是谓平气。

委和之纪，是谓胜生，生气不政，化气乃扬，长气自平，收令乃早，凉雨时降，风云并兴，草木晚荣，苍干雕落，物秀而实，肤肉内充。其气敛，其用聚，其动软戾拘缓，其发惊骇，其脏肝，其果枣李，其实核壳，其谷稷稻，其味酸辛，其色白苍，其畜犬鸡，其虫毛介，其主雾露凄沧，其声角商，其病摇动注恐，从金化也。少角与判商同，上角与正角同，上商与正商同。其病支废，痈肿疮疡，其甘虫，邪伤肝也。上宫与正宫同。萧瑟肃杀，则炎赫沸腾，眚于三，所谓复也，其主飞蠹蛆雉，乃为雷霆。

伏明之纪，是为胜长。长气不宣，藏气反布，收气自政，化令乃衡，寒清数举，暑令乃薄，承化物主，生而不长，成实而稚，遇化已老，阳气屈伏，蛰虫早藏。其气郁，其用暴，其动彰伏变易，其发痛，其脏心，其果栗桃，其实络濡，其谷豆稻，其味苦咸，其色玄丹，其畜马彘，其虫羽鳞，其主冰雪霜寒，其声徵羽，其病昏惑悲忘。从水化也。少徵与少羽同，上商与正商同。邪伤心也。凝惨凓冽，则暴雨霖霪，眚于九，其主骤注，雷霆震惊，沉黔淫雨。

卑监之纪，是谓减化。化气不令，生政独彰，长气整，雨乃愆，收气平，风寒并兴，草木荣美，秀而不实，成而秕也。其气散，其用静定，其动疡涌，分溃痈肿，其发濡滞，其脏脾，其果李栗，其实濡滞，其谷豆麻，其味酸甘，其色苍黄，其畜牛犬，其虫倮毛，其主飘怒振发，其声宫角，其病留满否塞，从木化也。少宫与少角同，上宫与正宫同，上角与正角同，其病飧泄，邪伤脾也。振拉飘扬，则苍干散落，其眚四维，其主败折，虎狼清气乃用，生政乃辱。

从革之纪，是为折收。收气乃后，生气乃扬，长化合德，火政乃富，庶类以蕃。其气扬，其用躁切，其动铿禁瞀厥，其发咳喘，其脏肺，其果李杏，其实壳络，其谷麻麦，其味苦辛，其色白丹，其畜鸡羊，其虫介羽，其主明曜炎烁，其声商徵，其病嚏咳鼽衄，从火化也。少商与少徵同，上商与正商同，上角与正角同，邪伤肺也。炎光赫烈，则冰雪霜雹，眚于七，其主鳞伏彘鼠，岁气早至，乃生大寒。

涸流之纪，是为反阳，藏令不举，化气乃昌，长气宣布，蛰虫不藏，土润水泉减，草木繁茂，荣秀满盛。其气滞，其用渗泄，其动坚止，其发燥槁，其脏肾，其果枣杏，其实濡肉，其谷黍稷，其味苦咸，其色黅玄，其畜彘牛，其虫鳞倮，其主埃郁昏翳，其声羽宫，其病痿厥坚下，从土化也。少羽与少宫同，上宫与正宫同，其病癃闭，邪伤肾也。埃昏骤雨，则振拉摧拔，眚于一，其主毛显狐貉，变化不藏。

故乘危而行，不速而至，暴虐无德，灾反及之，微者复微，甚者复甚，气之常也。

发生之纪，是为启陈。土疏泄，苍气达，阳和布化，阴气乃随，生气淳化，万物以荣。其化生，其气美，其政散，其令条舒，其动掉眩巅疾，其德鸣靡启坼，其变振拉摧拔，其谷麻稻，其畜鸡犬，其果李桃，其色青黄白，其味酸甘辛，其象春，其经足厥阴少阳，其脏肝脾，其虫毛介，其物中坚外坚，其病怒。太角与上商同。上徵则其气逆，其病吐利。不务其德，则收气复，秋气劲切，甚则肃杀，清气大至，草木雕零，邪乃伤肝。

赫曦之纪，是为蕃茂。阴气内化，阳气外荣，炎暑施化，物得以昌。其化长，其气高，其政动，其令明显，其动炎灼妄扰，其德暄暑郁蒸，其变炎烈沸腾，其谷麦豆，其畜羊彘，其果杏栗，其色赤白玄，其味苦辛咸，其象夏，其经手少阴太阳，手厥阴少阳，其脏心肺，其虫羽鳞，其物脉濡，其病笑疟疮疡血流狂妄目赤，上羽与正徵同。其收齐，其病痓，上徵而收气也。暴烈其政，藏气乃复，时见凝惨，甚则雨水、霜雹、切寒，邪伤心也。

郭阜之纪，是为广化。厚德清静，顺长以盈，至阴内实，物化充成。烟埃朦郁，见于厚土，大雨时行，湿气乃用，燥政乃辟。其化圆，其气丰，其政静，其令周备，其动濡积并稸，其德柔润重淖，其变震惊，飘骤崩溃，其谷稷麻，其畜牛犬，其果枣李，其色黅玄苍，其味甘咸酸，其象长夏，其经足太阴阳明，其脏脾肾，其虫倮毛，其物肌核，其病腹满，四肢不举，大风迅至，邪伤脾也。

坚成之纪，是为收引。天气洁，地气明，阳气随阴治化，燥行其政，物以司成，收气繁布，化洽不终。其化成，其气削，其政肃，其令锐切，其动暴折疡疰，其德雾露萧瑟，其变肃杀凋零，其谷稻黍，其畜鸡马，其果桃杏，其色白青丹，其味辛酸苦，其象秋，其经手太阴阳明，其脏肺肝，其虫介羽，其物壳络，其病喘咳，胸凭仰息。上徵与正商同。其生齐，其病咳。政暴变，则名木不荣，柔脆焦首，长气斯救，大火流炎，烁且至，蔓将槁，邪伤肺也。

流衍之纪，是为封藏。寒司物化，天地严凝，藏政以布，长令不扬。其化凛，其气坚，其政谧，其令流注，其动漂泄沃涌，其德凝惨寒雾，其变冰雪霜雹，其谷豆稷，其蓄彘牛，其果栗枣，其色黑丹黅，其味咸苦甘，其象冬，其经足少阴太阳，其脏肾心，其虫鳞倮，其物濡满，其病胀。上羽而长气不化也。政过则化气大举，而埃昏气交，大雨时降，邪伤肾也。

故曰：不恒其德，则所胜来复；政恒其理，则所胜同化，此之谓也。

帝曰：天不足西北，左寒而右凉；地不满东南，右热而左温，其故何也？岐伯曰：阴阳之气，高下之理，太少之异也。东南方，阳也。阳者，其精降于下，故右热而左温。西北方，阴也。阴者，其精奉于上，故左寒而右凉。是以地有高下，气有温凉。高者气寒，下者气热，故适寒凉者胀之，温热者疮，下之则胀已，汗之则疮已，此腠理开闭之常，太少之异耳。

帝曰：其于寿夭，何如？岐伯曰：阴精所奉其人寿；阳精所降其人夭。

帝曰：善。其病也，治之奈何？岐伯曰：西北之气，散而寒之，东南之气，收而温之，所谓同病异治也。故曰气寒气凉，治以寒凉，行水渍之；气温气热，治以温热，强其内守，必同其气，可使平也，假者反之。

帝曰：善。一州之气，生化寿夭不同，其故何也？岐伯曰：高下之理，地势使然也。崇高则阴气治之，污下则阳气治之，阳胜者先天，阴胜者后天，此地理之常，生化之道也。

帝曰：其有寿夭乎？岐伯曰：高者其气寿，下者其气夭，地之小大异也。小者小异，大者大异，故治病者，必明天道地理，阴阳更胜，气之先后，人之寿夭，生化之期，乃可知人之形气矣。

帝曰：善。其岁有不病，而藏气不应不用者，何也？岐伯曰：天气制之，气有所从也。

帝曰：愿卒闻之。岐伯曰：少阳司天，火气下临，肺气上从，白起金用，草木眚，火见燔炳，革金且耗，大暑以行，咳嚏，鼽衄，鼻窒口疡，寒热胕肿。风行于地，尘沙飞扬，心痛胃脘痛，厥逆鬲不通，其主暴速。

阳明司天，燥气下临，肝气上从，苍起木用而立，土乃眚，凄沧数至，木伐草萎，胁痛目赤，掉振鼓慄，筋痿不能久立。

暴热至，土乃暑，阳气郁发，小便变，寒热如疟，甚则心痛；火行于槁，流水不冰，蛰虫乃见。

太阳司天，寒气下临，心气上从，而火且明。丹起，金乃眚，寒清时举，胜则水冰，火气高明，心热烦，嗌干，善渴，鼽嚏，喜悲，数欠，热气妄行，寒乃复，霜不时降，善忘，甚则心痛。土乃润，水丰衍，寒客至，沈阴化，湿气变物，水饮内稸，中满不食，皮痛肉苛，筋脉不利，甚则胕肿，身后痈。

厥阴司天，风气下临，脾气上从，而土且隆，黄起，水乃眚，土用革。体重，肌肉痿，食减口爽，风行太虚，云物摇动。目转耳鸣。火纵其暴，地乃暑，大热消烁，赤沃下，蛰虫数见，流水不冰，其发机速。

少阴司天，热气下临，肺气上从，白起金用，草木眚。喘呕，寒热，嚏鼽，血，鼻窒，大暑流行，甚则疮疡燔灼，金烁石流。地乃燥清，凄沧数至，胁痛，善太息，肃杀行，草木变。

太阴司天，湿气下临，肾气上从，黑起水变，埃冒云雨，中不利，阴痿气大衰，而不起不用，当其时，反腰脽痛，动转不便也，厥逆。地乃藏阴，大寒且至，蛰虫早附，心下痞痛，地裂冰坚，少腹痛，时害于食，乘金则止，水增，味乃咸，行水减也。

帝曰：岁有胎孕不育，治之不全，何气使然？岐伯曰：六气五类，有相胜制也，同者盛之，异者衰之，此天地之道，生化之常也。故厥阴司天，毛虫静，羽虫育，介虫不成；在泉，毛虫育，倮虫耗，羽虫不育。

少阴司天，羽虫静，介虫育，毛虫不成；在泉，羽虫育，介虫耗，不育。

太阴司天，倮虫静，鳞虫育，羽虫不成；在泉，倮虫育，鳞虫不成。

少阳司天，羽虫静，毛虫育，倮虫不成；在泉，羽虫育，介虫耗，毛虫不育。

阳明司天，介虫静，羽虫育，介虫不成；在泉，介虫育，毛虫耗，羽虫不成。

太阳司天，鳞虫静，倮虫育；在泉，鳞虫耗，倮虫不育。

诸乘所不成之运，则甚也。故气主有所制。岁立有所生，地气制己胜，天气制胜己，天制色，地制形，五类衰盛，各随其气之所宜也。故有胎孕不育，治之不全，此气之常也。

所谓中根也，根于外者亦五，故生化之别，有五气、五味、五色、五类、五宜也。

帝曰：何谓也？岐伯曰：根于中者，命曰神机，神去则机息；根于外者，命曰气立，气止则化绝。故各有制，各有胜，各有生，各有成，故曰不知年之所加，气之同异，不足以言生化，此之谓也。

帝曰：气始而生化，气散而有形，气布而蕃育，气终而象变，其致一也。然而五味所资，生化有薄厚，成熟有多少，终始不同，其故何也？岐伯曰：地气制之也，非天不生，地不长也。帝曰：愿闻其道，岐伯曰：寒热燥湿不同其化也，故少阳在泉，寒毒不生，其味辛，其治苦酸，其谷苍丹。

阳明在泉，湿毒不生，其味酸，其气湿，其治辛苦甘，其谷丹素。

太阳在泉，热毒不生，其味苦，其治淡咸，其谷黔秬。

厥阴在泉，清毒不生，其味甘，其治酸苦，其谷苍赤，其气专，其味正。

少阴在泉，寒毒不生，其味辛，其治辛苦甘，其谷白丹。

太阴在泉，燥毒不生，其味咸，其气热，其治甘咸，其谷黔秬。

化淳则咸守，气专则辛化而俱治。

故曰：补上下者从之，治上下者逆之，以所在寒热盛衰而调之。

故曰：上取下取，内取外取，以求其过；能毒者以厚药，不胜毒者以薄药，此之谓也。

气反者，病在上，取之下；病在下，取之上；病在中，傍取之。

治热以寒，温而行之；治寒以热，凉而行之；治温以清，冷而行之；治清以温，热而行之。

故消之，削之，吐之，下之，补之，泻之，久新同法。

帝曰：病在中而不实不坚，且聚且散，奈何？岐伯曰：悉乎哉问也！无积者求其脏，虚则补之，药以祛之，食以随之，行水渍之，和其中外，可使毕已。

帝曰：有毒无毒，服有约乎？岐伯曰：病有久新，方有大小，有毒无毒，固宜常制矣。大毒治病，十去其六，常毒治病，十去其七，小毒治病，十去其八，无毒治病，十去其九。谷肉果菜，食养尽之，无使过之，伤其正也。不尽，行复如法，必先岁气，无伐天和，无盛盛，无虚虚，而遗人夭殃，无致邪，无失正，绝人长命。

帝曰：其久病者，有气从不康，病去而瘠，余何？岐伯曰：昭乎哉！圣人之问也，化不可代，时不可违。夫经络以通，血气以从，复其不足，与众齐同，养之和之，静以待时，谨守其气，无使倾移，其形乃彰，生气以长，命曰圣王。故大要曰：无代化，无违时，必养必和，待其来复，此之谓也。帝曰：善。

六、《素问·六元正纪大论》

黄帝问曰：六化六变，胜复淫治，甘苦辛咸酸淡先后，余知之矣。夫五运之化，或从五气，或逆天气，或从天气而逆地气，或从地气而逆天气，或相得，或不相得，余未能明其事，欲通天之纪，从地之理，和其运，调其化，使上下合德，无相夺伦，天地升降，不失其宜，五运宣行，勿乖其政，调之正味，从逆奈何？

岐伯稽首再拜对曰：昭乎哉问也！此天地之纪，变化之渊源，非圣帝孰能穷其至理欤！臣虽不敏，请陈其道，令终不灭，久而不易。

帝曰：愿夫子推而次之，从其类序，分其部主，别其宗司，昭其气数，明其正化，可得闻乎？

岐伯曰：先立其年，以明其气，金木水火土，运行之数；寒暑燥湿风火，临御之化，则天道可见，民气可调，阴阳卷舒，近而无惑，数之可数者，请遂言之。

帝曰：太阳之政奈何？岐伯曰：辰戌之纪也。

太阳、太角、太阴、壬辰、壬戌，其运风，其化鸣紊启拆，其变振拉摧拔，其病眩掉目瞑。

太角（初正）、少徵、太宫、少商、太羽（终）。

太阳、太徵、太阴、戊辰、戊戌同正徵，其运热，其化暄暑郁燠，其变炎烈沸腾，其病热郁。

太徵、少宫、太商、少羽（终）、少角（初）。

太阳、太宫、太阴、甲辰岁会同天符、甲戌岁会同天符，其运阴埃，其化柔润重泽，其变震惊飘骤，其病湿下重。

太宫、少商、太羽（终）、太角（初）、少徵。

太阳、太商、太阴、庚辰、庚戌，其运凉，其化雾露萧飔；其变肃杀凋零；其病燥，背瞀胸满。

太商、少羽（终）、少角（初）、太徵、少宫。

太阳、太羽、太阴、丙辰天符、丙戌天符，其运寒，其化凝惨凓冽，其变冰雪霜雹，其病大寒留于溪谷。

太羽（终）、太角（初）、少徵、太宫、少商。

凡此太阳司天之政，气化运行先天，天气肃，地气静。寒临太虚，阳气不令，水土合德，上应辰星镇星。其谷玄黅，其政肃，其令徐。寒政大举，泽无阳焰，则火发待时。少阳中治，时雨乃涯。止极雨散，还于太阴，云朝北极，湿化乃布，泽流万物。寒敷于上，雷动于下，寒湿之气，持于气交，民病寒湿，发肌肉痿，足痿不收，濡泻血溢。

初之气，地气迁，气乃大温，草乃早荣，民乃厉，温病乃作，身热，头痛，呕吐，肌腠疮疡。

二之气，大凉反至，民乃惨，草乃遇寒，火气遂抑，民病气郁中满，寒乃始。

三之气，天政布，寒气行，雨乃降，民病寒，反热中，痛疸注下，心热瞀闷，不治者死。

四之气，风湿交争，风化为雨，乃长，乃化，乃成，民病大热少气，肌肉痿，足痿，注下赤白。

五之气，阳复化，草乃长、乃化、乃成，民乃舒。

终之气，地气正，湿令行。阴凝太虚，埃昏郊野，民乃惨凄，寒风以至，反者孕乃死。

故岁宜苦以燥之温之，必折其郁气，先资其化源，抑其运气，扶其不胜，无使暴过而生其疾。食岁谷以全其真，避虚邪以安其正，适气同异，多少制之。同寒湿者燥热化，异寒湿者燥湿化，故同者多之，异者少之，用寒远寒，用凉远凉，用温远温，用热远热，食宜同法，有假者反常，反是者病，所谓时也。

帝曰善。阳明之政奈何？岐伯说：卯酉之纪也。

阳明、少角、少阴，清热胜复同，同正商，丁卯（岁会）、丁酉，其运风清热。

少角（初正）、太徵、少宫、太商、少羽（终）。

阳明、少徵、少阴、寒雨胜复同，同正商，癸卯（同岁会）、癸酉（同岁会），其运热寒雨。

少徵、太宫、少商、太羽（终）、太角（初）。

阳明、少宫、少阴，风凉胜复同，己卯、己酉，其运雨风凉。

少宫、太商、少羽（终）、少角（初），太徵。

阳明、少商、少阴，热寒胜复同，同正商，乙卯天符、乙酉岁会、太一天符，其运凉热寒。

少商、太羽（终）、太角（初）、少徵、太宫。

阳明、少羽、少阴，雨风胜复同，辛卯少宫同，辛酉、辛卯，其运寒雨风。

少羽（终）、少角（初）、太徵、太宫、太商。

凡此阳明司天之政，气化运行后天，天气急，地气明，阳专其令，炎暑大行，物燥以坚，淳风乃治。风燥横运，流于气交，多阳少阴，云趋雨府，湿化乃敷，燥极而泽。其谷白丹，间谷命太者。其耗白甲品羽。金火合德，上应太白荧惑。其政切，其令暴，蛰虫乃见，流水不冰。民病咳，嗌塞，寒热发暴，振凓癃闭，清先而劲，毛虫乃死，热后而暴，介虫乃殃。其发躁，胜复之作，扰而大乱。清热之气，持于气交。

初之气，地气迁，阴始凝，气始肃，水乃冰，寒雨化。其病中热胀，面目浮肿，善眠，衄蚵，嚏欠，呕，小便黄赤，甚则淋。

二之气，阳乃布，民乃舒，物乃生荣。厉大至，民善暴死。

三之气，天政布，凉乃行，燥热交合，燥极而泽，民病寒热。

四之气，寒雨降，病暴仆，振溧谵妄，少气嗌干，引饮，及为心痛，痈肿疮疡，疟寒之疾，骨痿血便。

五之气，春令反行，草乃生荣，民气和。

终之气，阳气布，候反温，蛰虫来见，流水不冰。民乃康平，其病温。

故食岁谷以安其气，食间谷以去其邪，岁宜以咸、以苦、以辛，汗之、清之、散之。安其运气，无使受邪，折其郁气，资其化源。以寒热轻重少多其制，同热者多天化，同清有多地化，用凉远凉，用热远热，用寒远寒，用温远温，食宜同法。有假者反之，此其道也，反是者，乱天地之经，扰阴阳之纪也。

帝曰：善。少阳之政奈何？岐伯曰：寅申之纪也。

少阳、太角、厥阴、壬寅（同大符）、壬申（同天符），其运风鼓，其化鸣紊启坼，其变振拉摧拔，其病掉眩、支胁、惊骇。

太角（初正）、少徵、太宫、少商、太羽（终）。

少阳、太徵、厥阴、戊寅天符、戊申天符，其运暑，其化喧嚣郁懊，其变炎烈沸腾。其病上热郁、血溢、血泄、心痛。

太徵、少宫、太商、少羽（终）、少角（初）。

少阳、太宫、厥阴，甲寅、甲申，其运阴雨，其化柔润重泽，其变震惊飘骤。其病体重、胕肿、痞饮。

太宫、少商、太羽（终）、太角（初）、少徵。

少阳、太商、厥阴、庚寅、庚申，同正商，其运凉，其化雾露清切，其变肃杀雕零。其病肩背胸中。

太商、少羽（终）、少角（初）、太徵、少宫。

少阳、太羽、厥阴、丙寅、丙申，其运寒肃，其化凝惨溧冽，其变冰雪霜雹，其病寒，浮肿。

太羽（终）、太角（初）、少徵、太宫、少商。

凡此少阳司天之政，气化运行先天。天气正，地气扰，风乃暴举，木偃沙飞，炎火乃流，阴行阳化，雨乃时应，火木同德，上应荧惑岁星。其谷丹苍，其政严，其令扰。故风热参布，云物沸腾。太阴横流，寒乃时至，凉雨并起。民病寒中，外发疮疡，内为泄满，故圣人遇之，和而不争。往复之作，民病寒热，疟、泄、聋、瞑、呕吐、上怫、肿色变。

初之气，地气迁，风胜乃摇，寒乃去，候乃大温，草木早荣，寒来不杀，温病乃起，其病气怫于上，血溢目赤，咳逆头痛、血崩、胁满、肤腠中疮。

二之气，火反郁，白埃四起，云趋雨府，风不胜湿，雨乃零，民乃康。其病热郁于上，咳逆呕吐，疮发于中，胸嗌不利，头痛身热，昏愦脓疮。

三之气，天政布，炎暑至，少阳临上，雨乃涯。民病热中，聋瞑、血溢、脓疮、咳、呕、鼽、渴、嚏欠、喉痹、目赤、善暴死。

四之气，凉乃至，炎暑间化，白露降。民气和平，其病满，身重。

五之气，阳乃去，寒乃来，雨乃降，气门乃闭，刚木早雕。民避寒邪，君子周密。

终之气，地气正，风乃至，万物反生，霜雾以行，其病关闭不禁，心痛，阳气不藏而咳。

抑其运气，赞所不胜。必折其郁气，先取化源，暴过不生，苛疾不起。故岁宜咸辛宜酸，渗之泄之，渍之发之，观气寒温以调其过。同风热者多寒化，异风热者少寒化，用热远热，用温远温，用寒远寒，用凉远凉，食宜同法，此其道也。有假者反之，反是者病之阶也。

帝曰：善。太阴之政奈何？岐伯曰：丑未之纪也。

太阴、少角、太阳，清热胜复同，同正宫，丁丑、丁未，其运风清热。

少角（初正）、太徵、少宫、太商、少羽（终）。

太阴、少徵、太阳，寒雨胜复同，癸丑、癸未，其运热寒雨。

少徵、太宫、少商、太羽（终）、太角（初）。

太阴、少宫、太阳，风清胜复同，同正宫，己丑太乙天符、己未太乙天符，其运雨风清。

少宫、太商、少羽（终）、少角（初）、太徵。

太阴、少商、太阳，热寒胜复同，乙丑、乙未，其运凉热寒。

少商、太羽（终）、太角（初）、少徵、太宫。

太阴、少羽、太阳，雨风胜复同，同正宫，辛丑（同岁会）、辛未（同岁会），其运寒雨风。

少羽（终）、少角（初）、太徵、少宫、太商。

凡此太阴司天之政，气化运行后天。阴专其政，阳气退辟，大风时起，天气下降，地气上腾，原野昏霿，白埃四起，云奔南极，寒雨数至，物成于差夏。民病寒湿腹满，身䐜愤，胕肿痞逆，寒厥拘急。湿寒合德，黄黑埃昏，流行气交，上应镇星辰星。其政肃，其令寂，其谷黅玄。故阴凝于上，寒积于下，寒水胜火则为冰雹；阳光不治，杀气乃行。故有余宜高，不及宜下，有余宜晚，不及宜早。土之利，气之化也。民气亦从之，间谷命其太也。

初之气，地气迁，寒乃去，春气正，风乃来，生布万物以荣，民气条舒，风湿相薄，雨乃后。民病血溢，筋络拘强，关节不利，身重筋痿。

二之气，大火正，物承化，民乃和。其病温厉大行，远近咸若，湿蒸相薄，雨乃时降。

三之气，天政布，湿气降，地气腾，雨乃时降，寒乃随之，感于寒湿，则民病身重，胕肿，胸腹满。

四之气，畏火临，溽蒸化，地气腾，天气否隔，寒风晓暮，蒸热相薄，草木凝烟，湿化不流，则白露阴布，以成秋令。民病腠理热，血暴溢、疟、心腹满热、胪胀，甚则胕肿。

五之气，惨令已行，寒露下，霜乃早降，草木黄落，寒气及体，君子周密，民病皮腠。

终之气，寒大举，湿大化，霜乃积，阴乃凝，水坚冰，阳光不治。感于寒，则病人关节禁锢，腰脽痛，寒湿推于气交而为疾也。

必折其郁气，而取化源，益其岁气，无使邪胜。食岁谷以全其真，食间谷以保其精。故岁宜以苦燥之温之，甚者发之泄之，不发不泄，则湿气外溢，肉溃皮折，而水血交流。必赞其阳火，令御甚寒，从气异同，少多其判也。同寒者以热化，同湿者以燥化；异者少之，同者多之。用凉远凉，用寒远寒，用温远温，用热远热，食宜同法。假者反之，此其道也。反是者病也。

帝曰：善。少阴之政奈何？岐伯曰：子午之纪也。

少阴、太角、阳明、壬子、壬午，其运风鼓，其化鸣紊启拆，其变振拉摧拔，其病支满。

太角（初正）、少徵、太宫、少商、太羽（终）。

少阴、太徵、阳明、戊子天符、戊午太乙天符，其运炎暑；其化暄曜郁燠；其变炎烈沸腾；其病上热，血溢。

太徵、少宫、太商、少羽（终）、少角（初）。

少阴、太宫、阳明、甲子、甲午，其运阴雨，其化柔润时雨。其变震惊飘骤，其病中满身重。

太宫、少商、太羽（终）、太角（初）、少徵。

少阴、太商、阳明、庚子（同天符）、庚午（同天符）、同正商，其运凉劲，其化雾露萧瑟，其变肃杀凋零，其病下清。

太商、少羽（终）、少角（初）、太徵、少宫。

少阴、太羽、阳明、丙子岁会，丙午，其运寒，其化凝惨溧洌，其变冰雪霜雹，其病寒下。

太羽（终）、太角（初）、少徵、太宫、少商。

凡此少阴司天之政，气化运行先天，地气肃，天气明，寒交暑，热加燥，云驰雨府，湿化乃行，时雨乃降。金火合德，上应荧惑、太白。其政明，其令切，其谷丹白。水火寒热持于气交，而为病始也。热病生于上，清病生于下，寒热凌犯而争于中，民病咳喘，血溢血泄，鼽嚏目赤，眦疡，寒厥入胃、心痛、腰痛、腹大、嗌干、肿上。

初之气，地气迁，燥将去，寒乃始，蛰复藏，水乃冰，霜复降，风乃至，阳气郁，民反周密，关节禁锢，腰脽痛，炎暑将起，中外疮疡。

二之气，阳气布，风乃行，春气以正，五物应荣，寒气时至，民乃和。其病淋，目瞑目赤，气郁于上而热。

三之气，天政布，大火行，庶类蕃鲜，寒气时至。民病气厥心痛，寒热更作，咳喘目赤。

四之气，溽暑至，大雨时行，寒热互至。民病寒热、嗌干、黄瘅、鼽衄、饮发。

五之气，畏火临，暑反至，阳乃化，五物乃生、乃长，民乃康。其病温。

终之气，燥令行，余火内格，肿于上，咳喘，甚则血溢。寒气数举，则霿雾翳。病生皮腠，内舍于胁，下连少腹而作寒中，地将易也。

必抑其运气，资其岁胜，折其郁发，先取化源，无使暴过而生其病也。食岁谷以全真气，食间谷以辟虚邪，岁宜咸以软之，而调其上，甚则以苦发之；以酸收之，而安其下，甚则以苦泄之。适气同异而多少之，同天气者以寒清化，同地气者以温热化。用热远热，用凉远凉，用温远温，用寒远寒，食宜同法，有假则反，此其道也，反是者病作矣。

帝曰：善。厥阴之政奈何？岐伯曰：巳亥之纪也。

厥阴、少角、少阳，清热胜复同，同正角，丁巳天符、丁亥天符，其运风清热。

少角（初正）、太徵、少宫、太商、少羽（终）。

厥阴、少徵、少阳，寒雨胜复同，癸巳（痛岁会）、癸亥（同岁会），其运热寒雨。

少徵、太宫、少商、太羽（终）、太角（初）。

厥阴、少宫、少阳，风清胜复同，同正角，己巳、己亥，共运雨风清。

少宫、太商、少羽（终）、少角（初）、太徵。

厥阴、少商、少阳，热寒胜复同，同正角，乙巳、乙亥，共运凉热寒。

少商、太羽（终）、太角（初）、少徵、太宫。

厥阴、少羽、少阳，风雨胜复同，辛巳、辛亥，其运寒雨风。

少羽（终）、少角（初）、太徵、少宫、太商。

凡此厥阴司天之政，气化运行后天，诸同正岁，气化运行同天，天气扰，地气正，风生高远，炎热从之，云趋雨府，湿化乃行。风火同德，上应岁星、荧惑。其政挠，其令速，其谷苍丹，间谷言太者。其耗文角品羽。风燥火热，胜复更作，蛰虫来见，流水不冰，热病行于下，风病行于上，风燥胜复形于中。

初之气，寒始肃，杀气方至，民病寒于右之下。

二之气，寒不去，华雪水冰，杀方施化，霜乃降，名草上焦，寒雨数至。阳复化，民病热于中。

三之气，天政布，风乃时举。民病泣出，耳鸣掉眩。

四之气，溽暑湿热相薄，争于左之上。民病黄瘅而为胕肿。

五之气，燥湿更胜，沉阴乃布，寒气及体，风雨乃行。

终之气，畏火司令，阳乃大化，蛰虫出见，流水不冰，地气大发，草乃生，人乃舒。其病温厉。

必折其郁气，资其化源，赞其运气，无使邪胜。岁宜以辛调上，以咸调下，畏火之气，无妄犯之。用温远温，用热远热，用凉远凉，用寒远寒，食宜同法。有假以常，此之道也。反是者病。

帝曰：善。夫子言可谓悉矣，然何以明其应乎？岐伯曰：昭乎哉问也。夫六气者，行有次，止有位，故常以正月朔日平旦视之，睹其位而知其所在矣。运有余其至先，运不及其至后，此天之道，气之常也。运非有余，非不足，是谓正岁，其正当其时也。帝曰：胜复之气，其常在也，灾眚时至，候也奈何？岐伯曰：非气化者，是谓灾也。

帝曰：天地之数，终始奈何？岐伯曰：悉乎哉问也。是明道也。数之始起于上，而终于下，岁半之前，天气主之，岁半之后，地气主之，上下交互，气交主之，岁纪毕矣。故曰位明，气月可知乎，所谓气也。

帝曰：余司其事，则而行之，不合其数何也？岐伯曰：气用有多少，化洽有盛衰，衰盛多少，同其化也。帝曰：愿闻同化何如？岐伯曰：风温春化同，热曛昏火夏化同，胜与复同，燥清烟露秋化同，云雨昏暝埃长夏化同，寒气霜雪冰冬化同，此天地五运六气之化，更用盛衰之常也。

帝曰：五运行同天化者命曰天符，余知之矣。愿闻同地化者何谓也？岐伯曰：太过而同天化者三，不及而同天化者亦三；太过而同地化者三，不及而同地化者亦三。此凡二十四岁也。

帝曰：愿闻其所谓也？岐伯曰：甲辰甲戌太宫下加太阴，壬寅壬申太角下加厥阴，庚子庚午太商下加阳明，如是者三。

癸巳癸亥少徵下加少阳，辛丑辛未少羽下加太阳，癸卯癸酉少徵下加少阴，如是者三。

戊子戊午太徵上临少阴，戊寅戊申太徵上临少阳，丙辰丙戌太羽上临太阳，如是者三。

丁巳丁亥少角上临厥阴，乙卯乙酉少商上临阳明。己丑己未少宫上临太阴。如是者三，除此二十四岁，则不加不临也。

帝曰：加者何谓。岐伯曰：太过而加同天符，不及而加同岁会也。帝曰：临者何谓？岐伯曰：太过不及，皆曰天符，而变行有多少，病形有微甚，生死有早晏耳！

帝曰：夫子言用寒远寒，用热远热，余未知其然也。愿闻何谓远？岐伯曰：热无犯热，寒无犯寒，从者和，逆者病，不可不敬畏而远之，所谓时兴六位也。

帝曰：温凉何如？岐伯曰：司气以热，用热无犯，司气以寒，用寒无犯，司气以凉，用凉无犯，司气以温，用温无犯。间气同其主无犯，异其主则小犯之，是谓四畏，必谨察之。

帝曰：善。其犯者何如？岐伯曰：天气反时，则可依时，及胜其主则可犯，以平为期，而不可过，是谓邪气反胜者。故曰：无失天信，无逆气宜，无翼其胜，无赞其复，是谓至治。

帝曰：善。五运气行主岁之纪，其有常数乎？岐伯曰：臣请次之。

甲子、甲午岁，上少阴火，中太宫土运，下阳明金。热化二，雨化五，燥化四，所谓正化日也。其化上咸寒，中苦热，下酸热，所谓药食宜也。

乙丑、乙未岁，上太阴土，中少商金运，下太阳水。热化寒化胜复同，所谓邪气化日也，灾七宫。湿化五，清化四，寒化六，所谓正化日也。其化上苦热，中酸和，下甘热，所谓药食宜也。

丙寅、丙申岁，上少阳相火，中太羽水远，下厥阴木，火化二，寒化六，风化三，所谓正化日也，其化上咸寒，中咸温，下辛温，所谓药食宜也。

丁卯（岁会）、丁酉岁，上阳明金，中少角木运，下少阴火。清化热化胜复同，所谓邪气化日也，灾三宫，燥化九，风化三，热化七，所谓正化日也，其化上苦小温，中辛和，下咸寒，所谓药食宜也。

戊辰、戊戌岁，上太阳水，中太徵火运，下太阴土，寒化六，热化七，湿化五，所谓正化日也。其化上苦温，中甘和，下甘温，所谓药食宜也。

己巳、己亥岁，上厥阴木，中少宫土运，下少阳相火，风化清化胜复同。所谓邪气化日也，灾五宫。风化三，湿化五，火化七，所谓正化日也。其化上辛凉，中甘和，下咸寒，所谓药食宜也。

庚午（同天符）、庚子岁（同大符），上少阴火，中太商金运，下阳明金，热化七，清化九，燥化九，所谓正化日也，其化上咸寒，中辛温，下酸温，所谓药食宜也。

辛未（同岁会）、辛丑岁（同岁会），上太阴土，中少羽水运，下太阳水，雨化风化胜复同，所谓邪气化日也，灾一宫。雨化五，寒化一，所谓正化日也。其化上苦热，中苦和，下苦热，所谓药食宜也。

壬申（同天符）、壬寅岁（同天符），上少阳相火，中太角木运，下厥阴木。火化二，风化八，所谓正化日也。其化上咸寒，中酸和，下辛凉，所谓药食宜也。

癸酉（同岁会）、癸卯岁（同岁会），上阳明金，中少徵火运，下少阴火。寒化雨化胜复同，所谓邪气化日也，灾九宫。燥化九，热化二，所谓正化日也。其化上苦小温，中咸温，下咸寒，所谓药食宜也。

甲戌（岁会同天符）、甲辰（岁会同天符），上太阳水，中太宫土运，下太阴土，寒化六，湿化五，正化日也。其化上苦热，中苦温，下苦温，药食宜也。

乙亥、乙巳岁，上厥阴木，中少商金运，下少阳相火，热化寒化胜复同，邪气化日也，灾七宫。风化八，清化四，火化二，正化度也。其化上辛凉，中酸和，下咸寒，药食宜也。

丙子（岁会）、丙午岁，上少阴火，中太羽水运，下阳明金，热化二，寒化六，清化四，正化度也。其化上咸寒，中咸热，下酸温，药食宜也。

丁丑、丁未岁，上太阴土，中少角木运，下太阳水，清化热化胜复同，邪气化度也，灾三宫。雨化五，风化三，寒化一，正化度也。其化上苦温，中辛温，下甘热，药食宜也。

戊寅、戊申岁（天符），上少阳相火，中太徵火运，下厥阴木，火化七，风化三，正化度也。其化上咸寒，中甘和，下辛凉，药食宜也。

己卯、己酉岁，上阳明金，中少宫土运，下少阴火，风化清化胜复同，邪气化度也，灾五宫。清化九，雨化五，热化七，正化度也。其化上苦小温，中甘和，下咸寒，药食宜也。

庚辰、庚戌岁，上太阳水，中太商金运，下太阴土，寒化一，清化九，雨化五，正化度也。其化上苦热，中辛温，下甘热，药食宜也。

辛巳、辛亥岁，上厥阴木，中少羽水运，下少阳相火，雨化风化胜复同，邪气化度也，灾一宫。风化三，寒化一，火化七，正化度也。其化上辛凉，中苦和，下咸寒，药食宜也。

壬午、壬子岁，上少阴火，中太角木运，下阳明金，热化二，风化八，清化四，正化度也。其化上咸寒，中酸凉，下酸温，药食宜也。

癸未、癸丑岁，上太阴土，中少徵火运，下太阳水，寒化雨化胜复同，邪气化度也，灾九宫。雨化五，火化二，寒化一，正化度也。其化上苦温，中咸温，下甘热，药食宜也。

甲申、甲寅岁，上少阳相火，中太宫土运，下厥阴木，火化二，雨化五，风化八，正化度也。其化上咸寒，中咸和，下辛凉，药食宜也。

乙酉（太乙天符）、乙卯岁（天符），上阳明金，中少商金运，下少阴火，热化寒化胜复同，邪气化度也，灾七宫。燥化四，清化四，热化二，正化度也。其化上苦小温，中苦和，下咸寒，药食宜也。

丙戌（天符）、丙辰岁（天符），上太阳水，中太羽水运，下太阴土，寒化六，雨化五，正化度也。其化上苦热，中咸温，下甘热，药食宜也。

丁亥（天符）、丁巳岁（天符），上厥阴木，中少角木运，下少阳相火，清化热化胜复同，邪气化度也，灾三宫。风化三，火化七，正化度也。其化上辛凉，中辛和，下咸寒，药食宜也。

戊子（天符）、戊午岁（太乙天符），上少阴火，中太徵火运，下阳明金，热化七，清化九，正化度也。其化上咸寒，中甘寒，下酸温，药食宜也。

己丑（太乙天符）、己未岁（太乙天符），上太阴土，中少宫土运，下太阳水，风化清化胜复同，邪气化度也，灾五宫。雨化五，寒化一，正化度也。其化上苦热，中甘和，下甘热，药食宜也。

庚寅、庚申岁，上少阳相火，中太商金运，下厥阴木，火化七，清化九，风化三，正化度也。其化上咸寒，中辛温，下辛凉，药食宜也。

辛卯、辛酉岁，上阳明金，中少羽水运，下少阴火，雨化风化胜复同，邪气化度也，灾一宫。清化九，寒化一，热化七，正化度也。其化上苦小温，中苦和，下咸寒，药食宜也。

壬辰、壬戌岁，上太阳水，中太角木运，下太阴土，寒化六，风化八，雨化五，正化度也。其化上苦温，中酸和，下甘温，药食宜也。

癸巳（同岁会）、癸亥岁（同岁会），上厥阴木，中少徵火运，下少阳相火，寒化雨化胜复同，邪气化度也，灾九宫。风化八，火化二，正化度也。其化上辛凉，中咸和，下咸寒，药食宜也。

凡此定期之纪，胜复正化，皆有常数，不可不察，故知其要者，一言而终，不知其要，流散无穷，此之谓也。

帝曰：善。五运之气，亦复岁乎？岐伯曰：郁极乃发，待时而作也。

帝曰：请问其所谓也。岐伯曰：五常之气，太过不及，其发异也。帝曰：愿卒闻之。岐伯曰：太过者暴，不及者徐，暴者为病甚，徐者为病持。帝曰：太过不及，其数何如？岐伯曰：太过者其数成，不及者其数生，土常以生也。

帝曰：其发也何如？岐伯曰：土郁之发，岩谷震惊，雷殷气交，埃昏黄黑，化为白气，飘骤高深，击石飞空，洪水乃从，川流漫衍，田牧土驹。化气乃敷，善为时雨。始生始长，始化始成。故民病心腹胀，肠鸣而为数后，甚则心痛胁瞋，呕吐霍乱，饮发注下，胕肿身重。云奔雨府，霞拥朝阳，山泽埃昏，其乃发也，以其四气，云横天山，浮游生灭，怫之先兆。

金郁之发，天洁地明，风清气切，大凉乃举，草树浮烟，燥气以行，霜雾数起，杀气来至，草木苍干，金乃有声。故民病咳逆，心胁满引少腹，善暴痛，不可反侧，嗌干面尘，色恶。山泽焦枯，土凝霜卤，怫乃发也，其气五。夜零白露，林莽声悽，怫之兆也。

水郁之发，阳气乃辟，阴气暴举，大寒乃至，川泽岩凝，寒雾结为霜雪，甚则黄黑昏翳，流行气交，乃为霜杀，水乃见祥。故民病寒客心痛，腰脽痛，大关节不利，屈伸不便，善厥逆，痞坚，腹满。阳光不治，空积沉阴，白埃昏瞑，而乃发也，其气二火前后。太虚深玄，气犹麻散，微见而隐，色黑微黄，怫之先兆也。

木郁之发，太虚埃昏，云物以扰，大风乃至，屋发折木，木有变。故民病胃脘当心而痛，上支两胁，膈咽不通，食饮不下，甚则耳鸣眩转，目不识人，善暴僵仆。太虚苍埃，天山一色，或气浊色黄黑，郁若横云不起雨，而乃发也，其气无常。长川草偃，柔叶呈阴，松吟高山，虎啸岩岫，怫之先兆也。

火郁之发，太虚肿翳，大明不彰，炎火行，大暑至，山泽燔燎，材木流津，广厦腾烟，土浮霜卤，止水乃减，蔓草焦黄，风行惑言，湿化乃后。故民病少气，疮疡痈肿，胁腹胸背面首四肢瞋愤，胪胀疡痱，呕逆瘛疭，骨痛，节乃有动，注下温疟，腹中暴痛，血溢流注，精液乃少，目赤心热，甚则瞀闷懊憹，善暴死。刻终大温，汗濡玄府，其乃发也，其气四。动复则静，阳极反阴，湿令乃化乃成，华发水凝，山川冰雪，焰阳午泽，沸之先兆也。

有怫之应而后报也，皆观其极而乃发也。木发无时，水随火也。谨候其时，病可与期，失时反岁，五气不行，生化收藏，政无恒也。

帝曰：水发而雹雪，土发而飘骤，木发而毁折，金发而清明，火发而曛昧，何气使然？岐伯曰：气有多少，发有微甚。微者当其气，甚者兼其下，征其下气，而见可知也。

帝曰：善。五气之发不当位者何也？岐伯曰：命其差。帝曰：差有数乎？岐伯曰：后皆三十度而有奇也。

帝曰：气至而先后者何？岐伯曰：运太过则其至先，运不及则其至后，此候之常也。帝曰：当时而至者何？岐伯曰：非太过非不及，则至当时，非是者眚也。

帝曰：善。气有非时而化者何也？岐伯曰：太过者，当其时，不及者，归其己胜也。

帝曰：四时之气，至有早晏高下左右，其候何如？岐伯曰：行有逆顺，至有迟速，故太过者化先天，不及者化后天。

帝曰：愿闻其行何谓也？岐伯曰：春气西行，夏气北行，秋气东行，冬气南行。故春气始于下，秋气始于上，夏气始于中，冬气始于标，春气始于左，秋气始于右，冬气始于后，夏气始于前，此四时正化之常。故至高之地，冬气常在，至下之地，春气常在。必谨察之。帝曰：善。

黄帝问曰：五运六气之应见，六化之正，六变之纪，何如？岐伯对曰：夫六气正纪，有化有变，有胜有复，有用有病，不同其候，帝欲何乎？帝曰：愿尽闻之。

岐伯曰：请遂言之。夫气之所至也，厥阴所至为和平，少阴所至为暄，太阴所至为埃溽，少阴所至为炎暑，太阴所至为清劲，太阳所至为寒雾，时化之常也。

厥阴所至为风府，为璺启；少阴所至为热府，为舒荣；太阴所至为雨府，为员盈；少阳所至为火府，为行出；阳明所至为司杀府，为庚苍；太阳所至为寒府，为归藏；司化之常也。

厥阴所至，为生为风摇；少阴所至，为荣为形见；太阴所至，为化为云雨；少阳所至，为长为蕃鲜；阳明所至，为收为雾露；太阳所至，为藏为周密；气化之常也。

厥阴所至，为风生，终为肃；少阴所至，为热生，为中寒；太阴所至，为湿生，终为注雨；少阳所至，为火生，终为蒸溽；阳明所至，为燥生，终为凉；太阳所至，为寒生，中为温；德化之常也。

厥阴所至为毛化，少阴所至为羽化，太阴所至为倮化，少阳所至为羽化，阳明所至为介化，太阳所至为鳞化，德化之常也。

厥阴所至为生化，少阴所至为荣化，太阴所至为濡化，少阳所至为茂化，阳明所至为坚化，太阳所至为藏化，布政之常也。

厥阴所至为飘怒大凉，少阴所至为太暄寒，太阴所至为雷霆骤注烈风，少阳所至为飘风燔燎霜凝，阳明所至为散落温，太阳所至为寒雪冰雹白埃，气变之常也。

厥阴所至为挠动，为迎随；少阴所至为高明焰，为曛；太阴所至为沉阴，为白埃，为晦暝；少阳所至为光显，为彤云，为曛；阳明所至为烟埃，为霜，为劲切，为凄鸣；太阳所至为刚固，为坚芒，为立；令行之常也。

厥阴所至为里急，少阴所至为疡胗身热，太阴所至为积饮否隔，少阳所至为嚏呕，为疮疡；阳明所至为浮虚，太阳所至为屈伸不利，病之常也。

厥阴所至为支痛，少阴所至为惊惑、恶寒战慄、谵妄，太阴所至为稸满，少阳所至惊躁、瞀昧暴病，阳明所至为鼽、尻阴股膝髀腨胻足病，太阳所至为腰痛，病之常也。

厥阴所至为缓戾，少阴所至为悲妄衄衊，太阴所至为中满霍乱吐下，少阳所至为喉痹耳鸣呕涌，阳明所至皴揭，太阳所至为寝汗痉，病之常也。

厥阴所至为胁痛、呕泄，少阴所至为语笑，太阴所至为重胕肿，少阳所至为暴注、瞤瘛、暴死，阳明所至为鼽嚏，太阳所至为流泄、禁止，病之常也。

凡此十二变者，报德以德，报化以化，报政以政，报令以令，气高则高，气下则下，气后则后，气前则前，气中则中，气外则外，位之常也。故风胜则动，热胜则肿，燥胜则干，寒胜则浮，湿胜则濡泄，甚则水闭胕肿，随气所在，以言其变耳。

帝曰：愿闻其用也。岐伯曰：夫六气之用，各归不胜而为化，故太阴雨化，施于太阳；太阳寒化，施于少阴；少阴热化，施于阳明；阳明燥化，施于厥阴；厥阴风化，施于太阴；各命其所在以征之也。

帝曰：自得其位何如？岐伯曰：自得其位，常化也。帝曰：愿闻所在也。岐伯曰：命其位而方月可知也。帝曰：六位之气，盈虚何如？岐伯曰：太少异也。太者之至徐而常，少者暴而亡。

帝曰：天地之气，盈虚何如？岐伯曰：天气不足，地气随之；地气不足，天气从之，运居其中而常先也。恶所不胜，归所同和，随运归从，而生其病也。故上胜则天气降而下，下胜则地气迁而上。多少而差其分，微者小差，甚者大差，甚则位易气交，易则大变生而病作矣。大要曰：甚纪五分，微纪七分，甚差可见，此之谓也。

帝曰：善。论言热无犯热，寒无犯寒，余欲不远寒、不远热，奈何？岐伯曰：悉乎哉问也。发表不远热，攻里不远寒。帝曰：不发不攻，而犯寒犯热何如？岐伯曰：寒热内贼，其病益甚。

帝曰：愿闻无病者何如？岐伯曰：无者生之，有者甚之。帝曰：生者何如？岐伯曰：不远热则热至，不远寒则寒至，寒至则坚否，腹满，痛急，下利之病生矣。热至则身热，吐下霍乱，痈疽疮疡，瞀郁，注下，瞤瘛，肿胀，呕，鼽衄，头痛，骨节变，肉痛，血溢，血泄，淋闭之病作矣。

帝曰：治之奈何？岐伯曰：时必顺之，犯者治以胜也。

黄帝问曰：妇人重身，毒之何如？岐伯曰：有故无殒，亦无殒也。帝曰：愿闻其故，何谓也？岐伯曰：大积大聚，其可犯也。衰其太半而止，过者死。

帝曰：善。郁之甚者，治之奈何？岐伯曰：木郁达之，火郁发之，土郁夺之，金郁泄之，水郁折之，然调其气。过者折之，以其畏也，所谓泻之。帝曰：假者何如？岐伯曰：有假其气，则无禁也。所谓主气不足，客气胜也。

帝曰：至哉圣人之道，天地大化，运行之节，临御之纪，阴阳之政，寒暑之令，非夫子孰能通之，请藏之灵兰之室，署曰六元正纪，非斋戒不敢示，慎传也。

七、《素问·至真要大论》

黄帝问曰：五气交合，盈虚更作，余知之矣。六气分治，司天地者，其至何如？岐伯再拜对曰：明乎哉问也。天地之大纪，人神之通应也。

帝曰：愿闻上合昭昭，下合冥冥奈何？岐伯曰：此道之所主，工之所疑也。

帝曰：愿闻其道也。岐伯曰：厥阴司天，其化以风；少阴司天，其化以热；太阴司天，其化以湿；少阳司天，其化以火；阳明司天，其化以燥；太阳司天，其化以寒。以所临脏位，命其病也。

帝曰：地化奈何？岐伯曰：司天同候，间气皆然。

帝曰：间气何谓？岐伯曰：司左右者是谓间气也。

帝曰：何以异之？岐伯曰：主岁者纪岁，间气者纪步也。

帝曰：善。岁主奈何？岐伯曰：厥阴司天为风化，在泉为酸化，司气为苍化，间气为动化。

少阴司天为热化，在泉为苦化，不司气化，居气为灼化。

太阴司天为湿化，在泉为甘化，司气为黔化，间气为柔化。

少阳司天为火化，在泉为苦化，司气为丹化，间气为明化。

阳明司天为燥化，在泉为辛化，司气为素化，间气为清化。

太阳司天为寒化，在泉为咸化，司气为玄化，间气为藏化。

故治病者，必明六化分治，五味五色所生，五脏所宜，乃可以言盈虚病生之绪也。

帝曰：厥阴在泉，而酸化先，余知之矣。风化之行也何如？岐伯曰：风行于地，所谓本也，余气同法。本乎天者，天之气也；本乎地者，地之气也。天地合气，六节分而万物化生矣。故曰：谨候气宜，无失病机，此之谓也。

帝曰：其主病何如？岐伯曰：司岁备物，则无遗主矣。

帝曰：先岁物何也？岐伯曰：天地之专精也。

帝曰：司气者何如？岐伯曰：司气者主岁同，然有余不足也。

帝曰：非司岁物何谓也？岐伯曰：散也，故质同而异等也。气味有薄厚，性用有躁静，治保有多少，力化有浅深，此之谓也。

帝曰：岁主脏害何谓？岐伯曰：以所不胜命之，则其要也。

帝曰：治之奈何？岐伯曰：上淫于下，所胜平之；外淫于内，所胜治之。

帝曰：善。平气何如？岐伯曰：谨察阴阳所在而调之，以平为期。正者正治，反者反治。

帝曰：夫子言察阴阳所在而调之，论言人迎与寸口相应，若引绳，小大齐等，命曰平。阴之所在寸口，何如？岐伯曰：视岁南北可知之矣。帝曰：愿卒闻之。岐伯曰：北政之岁，少阴在泉，则寸口不应；厥阴在泉，则右不应；太阴在泉，则左不应；南政之岁，少阴司天，则寸口不应；厥阴司天，则右不应；太阴司天，则左不应；诸不应者，反其诊则见矣。

帝曰：尺候何如？岐伯曰：北政之岁，三阴在下，则寸不应。三阴在上，则尺不应。南政之岁，三阴在天，则寸不应，三阴在泉，则尺不应。左右同。故曰：知其要者，一言而终，不知其要，流散无穷，此之谓也。

帝曰：善。天地之气，内淫而病何如？岐伯曰：岁厥阴在泉，风淫所胜，则地气不明，平野昧，草乃早秀。民病洒洒振寒，善伸数欠，心痛支满，两胁里急，饮食不下，鬲咽不通，食则呕，腹胀善噫，得后与气，则快然如衰，身体皆重。

岁少阴在泉，热淫所胜，则焰浮川泽，阴处反明。民病腹中常鸣，气上冲胸，喘不能久立，寒热皮肤痛，目暝齿痛，颐肿，恶寒发热如疟，少腹中痛，腹大，蛰虫不藏。

岁太阴在泉，草乃早荣，湿淫所胜，则埃昏岩谷，黄反见黑，至阴之交。民病饮积心痛，耳聋，浑浑焞焞，嗌肿喉痹，阴病血见，少腹痛肿，不得小便，病冲头痛，目似脱，项似拔，腰似折，髀不可以回，腘如结，腨如别。

岁少阳在泉，火淫所胜，则焰明效野，寒热更至。民病注泄赤白，少腹痛，溺赤，甚则血便，少阴同候。

岁阳明在泉，燥淫所胜，则霧雾清暝。民病喜呕，呕有苦，善太息，心胁痛，不能反侧，甚则嗌干，面尘，身无膏泽，足外反热。

岁太阳在泉，寒淫所胜，则凝肃惨慄。民病少腹控睾引腰脊，上冲心痛，血见，嗌痛颔肿。

帝曰：善。治之奈何？岐伯曰：诸气在泉，风淫于内，治以辛凉，佐以苦，以甘缓之，以辛散之；热淫于内，治以咸寒，佐以甘苦，以酸收之，以苦发之；湿淫于内，治以苦热，佐以酸淡，以苦燥之，以淡泄之；火淫于内，治以咸冷，佐以苦辛，以酸收之，以苦发之；燥淫于内，治以苦温，佐以甘辛，以苦下之；寒淫于内，治以甘热，佐以苦辛，以咸泻之，以辛润之，以苦坚之。

帝曰：善。天气之变何如？岐伯曰：厥阴司天，风淫所胜，则太虚埃昏，云物以扰，寒生春气，流水不冰，蛰虫不去。民病胃脘当心而痛，上支两胁，鬲咽不通，饮食不下，舌本强，食则呕，冷泄腹胀，溏泄瘕水闭，病本于脾。冲阳绝，死不治。

少阴司天，热淫所胜，怫热至，火行其政，大雨且至。民病胸中烦热，嗌干，右胠满，皮肤痛，寒热咳喘，唾血血泄，鼽衄，嚏呕，溺色变，甚则疮疡胕肿，肩背臂臑及缺盆中痛，心痛肺䐜，腹大满，膨膨而喘咳，病本于肺，尺泽绝，死不治。

太阴司天，湿淫所胜，则沉阴且布，雨变枯槁，胕肿骨痛，阴痹。阴痹者，按之不得，腰脊头项痛、时眩、大便难，阴气不用，饥不欲食，咳唾则有血，心如悬。病本于肾，太溪绝，死不治。

少阳司天，火淫所胜，则温气流行，金政不平。民病头痛，发热恶寒而疟，热上皮肤痛，色变黄赤，传而为水，身面胕肿，腹满仰息，泄注赤白，疮疡，咳唾血，烦心，胸中热，甚则鼽衄，病本于肺，天府绝，死不治。

阳明司天，燥淫所胜，则木乃晚荣，草乃晚生，筋骨内变。大凉革候，名木敛生，菀于下，草焦上首。民病左胠胁痛，寒清于中，感而疟，咳，腹中鸣，注泄鹜溏，心胁暴痛，不可反侧，嗌干面尘腰痛，丈夫㿉疝，妇人少腹痛，目昧眦疡疮痤痈，蛰虫来见，病本于肝，太冲绝，死不治。

太阳司天，寒淫所胜，则寒气反至，水且冰，运火炎烈，雨暴乃雹。民病血变于中，发为痈疡。厥心痛，呕血，血泄，衄衊，善悲，时眩仆。胸腹满，手热肘挛，腋肿，心澹澹大动，胸胁胃脘不安，面赤目黄，善噫，嗌干，甚则色炲，渴而欲饮，病本于心。神门绝，死不治。

所谓动气，知其脏也。

帝曰：善。治之奈何？岐伯曰：司天之气，风淫所胜，平以辛凉，佐以苦甘，以甘缓之，以酸泻之。热淫所胜，平以咸寒，佐以苦甘，以酸收之。湿淫所胜，平以苦热，佐以酸辛，以苦燥之，以淡泄之。湿上甚而热，治以苦温，佐以甘辛，以汗为故而止。火淫所胜，平以酸冷，佐以苦甘，以酸收之，以苦发之，以酸复之。热淫同。燥淫所胜，平以苦湿，佐以酸辛，以苦下之。寒淫所胜，平以辛热，佐以甘苦，以咸泻之。

帝曰：善。邪气反胜，治之奈何？岐伯曰：风司于地，清反胜之，治以酸温，佐以苦甘，以辛平之。热司于地，寒反胜之，治以甘热，佐以苦辛，以咸平之。湿司于地，热反胜之，治以苦冷，佐以咸甘，以苦平之。火司于地，寒反胜之，治以甘热，佐以苦辛，以咸平之。燥司于地，热反胜之，治以平寒，佐以苦甘。以酸平之，以和为利。寒司于地，热反胜之，治以咸冷，佐以甘辛，以苦平之。

帝曰：其司天邪胜何如？岐伯曰：风化于天，清反胜之，治以酸温，佐以甘苦。热化于天，寒反胜之，治以甘温，佐以苦酸辛。湿化于天，热反胜之，治以苦寒，佐以苦酸。火化于天，寒反胜之，治以甘热，佐以苦辛。燥化于天，热反胜之，治以辛寒，佐以苦甘。寒化于天，热反胜之，治以咸冷，佐以苦辛。

帝曰：六气相胜奈何？岐伯曰：厥阴之胜，耳鸣头眩，愦愦欲吐，胃鬲如寒。大风数举，倮虫不滋。胠胁气并，化而为热，小便黄赤，胃脘当心而痛，上支两胁，肠鸣飧泄，少腹痛，注下赤白，甚则呕吐，鬲咽不通。

少阴之胜，心下热，善饥，齐下反动，气游三焦。炎暑至，木乃津，草乃萎。呕逆躁烦，腹满痛，溏泄，传为赤沃。

太阴之胜，火气内郁，疮疡于中，流散于外，病在胠胁，甚则心痛，热格，头痛，喉痹，项强。独胜则湿气内郁，寒迫下焦，痛留顶，互引眉间，胃满。雨数至，燥化乃见。少腹满，腰脽重强，内不便，善注泄，足下温，头重，足胫胕肿，饮发于中，胕肿于上。

少阳之胜，热客于胃，烦心，心痛，目赤，欲呕，呕酸，善饥，耳痛，溺赤，善惊，谵妄。暴热消烁，草萎水涸，介虫乃屈。少腹痛，下沃赤白。

阳明之胜，清发于中，左胠胁痛，溏泄，内为嗌塞，外发癞疝。大凉肃杀，华英改容，毛虫乃殃。胸中不便，嗌塞而咳。

太阳之胜，凝溧且至，非时水冰，羽乃后化。痔疟发，寒厥入胃则内生心痛，阴中乃疡，隐曲不利，互引阴股，筋肉拘苛，血脉凝泣，络满变色，或为血泄，皮肤否肿，腹满食减，热反上行，头项囟顶脑户中痛，目如脱；寒入下焦，传为濡泻。

帝曰：治之奈何？岐伯曰：厥阴之胜，治以甘清，佐以苦辛，以酸泻之。

少阴之胜，治以辛寒，佐以苦咸，以甘泻之。

太阴之胜，治以咸热，佐以辛甘，以苦泻之。

少阳之胜，治以辛寒，佐以甘咸，以甘泻之。

阳明之胜，治以酸温，佐以甘辛，以苦泄之。

太阳之胜，治以甘热，佐以辛酸，以咸泻之。

帝曰：六气之复何如？岐伯曰：悉乎哉问也。厥阴之复，少腹坚满，里急暴痛。偃木飞沙，倮虫不荣。厥心痛，汗发呕吐，饮食不入，入而复出，筋骨掉眩清厥，甚则入脾，食痹而吐。冲阳绝，死不治。

少阴之复，懊热内作，烦躁鼽嚏，少腹绞痛，火见燔焫，嗌燥，分注时止，气动于左，上行于右，咳，皮肤痛，暴瘖，心痛，郁冒不知人，乃洒淅恶寒振溧，谵妄，寒已而热，渴而欲饮，少气骨痿，隔肠不便，外为浮肿，哕噫。赤气后化，流水不冰，热气大行，介虫不复。病痱胗疮疡，痈疽痤痔，甚则入肺，咳而鼻渊。天府绝，死不治。

太阴之复，湿变乃举，体重中满，食饮不化，阴气上厥，胸中不便，饮发于中，咳喘有声。大雨时行，鳞见于陆，头顶痛重，而掉瘛尤甚，呕而密默，唾吐清液，甚则入肾，窍泻无度。太溪绝，死不治。

少阳之复，大热将至，枯燥燔爇，介虫乃耗。惊瘛咳衄，心热，烦躁，便数，憎风，厥气上行，面如浮埃，目乃瞤瘛，火气内发，上为口糜，呕逆，血溢血泄，发而为疟，恶寒鼓慄，寒极热反，嗌络焦槁，渴引水浆，色变黄赤，少气脉萎，化而为水，传为胕肿，甚则入肺，咳而血泄。尺泽绝，死不治。

阳明之复，清气大举，森木苍干，毛虫乃厉。病生胠胁，气归于左，善太息，甚则心痛，否满，腹胀而泄，呕苦咳哕，烦心，病在膈中，头痛，甚则入肝，惊骇筋挛。太冲绝，死不治。

太阳之复，厥气上行，水凝雨冰，羽虫乃死。心胃生寒，胸膈不利，心痛，否满，头痛，善悲，时眩仆，食减，腰脽反痛，屈伸不便，地裂冰坚，阳光不治，少腹控睾，引腰脊，上冲心，唾出清水，乃为哕噫，甚则入心，善忘善悲，神门绝，死不治。

帝曰：善。治之奈何？岐伯曰：厥阴之复，治以酸寒，佐以甘辛，以酸泻之，以甘缓之。

少阴之复，治以咸寒，佐以苦辛，以甘泻之，以酸收之，辛苦发之，以咸软之。

太阴之复，治以苦热，佐以酸辛，以苦泻之、燥之、泄之。

少阳之复，治以咸冷，佐以苦辛，以咸软之，以酸收之，辛苦发之；发不远热，无犯温凉。少阴同法。

阳明之复，治以辛温，佐以苦甘，以苦泄之，以苦下之，以酸补之。

太阳之复，治以咸热，佐以甘辛，以苦坚之。

治诸胜复，寒者热之，热者寒之，温者清之，清者温之，散者收之，抑者散之，燥者润之，急者缓之，坚者软之，脆者坚之，衰者补之，强者泻之，各安其气，必清必静，则病气衰去，归其所宗，此治之大体也。

帝曰：善。气之上下何谓也？岐伯曰：身半以上，其气三矣，天之分也，天气主之；身半以下，其气三矣，地之分也，地气主之。以名命气，以气命处，而言其病。半，所谓天枢也。

故上胜而下俱病者，以地名之；下胜而上俱病者，以天名之。所谓胜至，报气屈伏而未发也。复至则不以天地异名，皆如复气为法也。

帝曰：胜复之动，时有常乎？气有必乎？岐伯曰：时有常位，而气无必也。帝曰：愿闻其道也。岐伯曰：初气终三气，天气主之，胜之常也；四气尽终气，地气主之，复之常也。有胜则复，无胜则否。

帝曰：善。复已而胜何如？岐伯曰：胜至而复，无常数也，衰乃止耳。复已而胜，不复则害，此伤生也。

帝曰：复而反病何也？岐伯曰：居非其位，不相得也。大复其胜，则主胜之，故反病也。所谓火燥热也。

帝曰：治之何如？岐伯曰：夫气之胜也，微者随之，甚者制之；气之复也，和者平之，暴者夺之，皆随胜气，安其屈伏，无问其数，以平为期，此其道也。

帝曰：善。客主之胜复奈何？岐伯曰：客主之气，胜而无复也。帝曰：其逆从何如？岐伯曰：主胜逆，客胜从，天之道也。

帝曰：其生病何如？岐伯曰：厥阴司天，客胜则耳鸣掉眩，甚则咳；主胜则胸胁痛，舌难以言。

少阴司天，客胜则鼽、嚏、颈项强、肩背瞀热、头痛、少气、发热、耳聋、目瞑，甚则胕肿、血溢、疮疡、咳喘。主胜则心热烦躁，甚则胁痛支满。

太阴司天，客胜则首面胕肿，呼吸气喘。主胜则胸腹满，食已而瞀。

少阳司天，客胜则丹胗外发，及为丹熛、疮疡、呕逆、喉痹、头痛、嗌肿、耳聋、血溢，内为瘛疭。主胜则胸满、咳、仰息，甚而有血，手热。

阳明司天，清复内余，则咳、衄、嗌寒、心鬲中热，咳不止，而白血出者死。

太阳司天，客胜则胸中不利，出清涕，感寒则咳，主胜则喉嗌中鸣。

厥阴在泉，客胜则大关节不利，内为痉强拘瘛，外为不便：主胜则筋骨繇并，腰腹时痛。

少阴在泉，客胜则腰痛、尻、股、膝、髀、腨、胻、足痛，瞀热以酸，胕肿不能久立，溲便变。主胜则厥气上行，心痛发热、鬲中，众痹皆作，发于胠胁，魄汗不藏，四逆而起。

太阴在泉，客胜则足痿下重，便溲不时；湿客下焦，发而濡泻及为肿，隐曲之疾。主胜则寒气逆满，食欲不下，甚则为疝。

少阳在泉，客胜则腰腹痛而反恶寒，甚则下白溺白：主胜热反上行，而客于心，心痛发热，格中而呕，少阴同候。

阳明在泉，客胜则清气动下，少腹坚满，而数便泻。主胜则腰重腹痛，少腹生寒，下为鹜溏，则寒厥于肠，上冲胸中，甚则喘，不能久立。

太阳在泉，寒复内余，则腰尻痛，屈伸不利，股胫足膝中痛。

帝曰：善。治之奈何？岐伯曰：高者抑之，下者举之，有余折之，不足补之，佐以所利，和以所宜，必安其主客，适其寒温，同者逆之，异者从之。

帝曰：治寒以热，治热以寒，气相得者逆之，不相得者从之，余以知之矣。其于正味何如？岐伯曰：木位之主，其泻以酸，其补以辛；火位之主，其泻以甘，其补以咸：土位之主，其泻以苦，其补以甘；金位之主，其泻以辛，其补以酸；水位之主，其泻以咸，其补以苦。

厥阴之客，以辛补之，以酸泻之，以甘缓之；少阴之客，以咸补之，以甘泻之，以咸收之；太阴之客，以甘补之，以苦泻之，以甘缓之。少阳之客，以咸补之，以甘泻之，以咸软之；阳明之客，以酸补之，以辛泻之，以苦泄之；太阳之客，以苦补之，以咸泻之，以苦坚之，以辛润之，开发腠理，致津液通气也。

帝曰：善。愿闻阴阳之三也。何谓？岐伯曰：气有多少异同也。

帝曰：阳明何谓也？岐伯曰：两阳合明也。

帝曰：厥阴何也？岐伯曰：两阴交尽也。

帝曰：气有多少，病有盛衰，治有缓急，方有大小，愿闻其约奈何？岐伯曰：气有高下，病有远近，证有中外，治有轻重，适其至所为故也。大要曰：君一臣二，奇之制也；君二臣四，偶之制也；君二臣三，奇之制也；君二臣六，偶之制之。故曰：近者奇之，远者偶之；汗者不以奇，下者不以偶；补上治上制以缓，补下治下制以急；急则气味厚，缓则气味薄，适其至所，此之谓也。

病所远而中道气味之者，食而过之，无越其制度也。是故平气之道，近而奇偶，制小其服也；远而奇偶，制大其服也；大则数少，小则数多，多则九之，少则二之。

奇之不去则偶之，是谓重方；偶之不去则反佐以取之，所谓寒热温凉反从其病也。

帝曰：善。病生于本，余知之矣。生于标者，治之奈何？岐伯曰：病反其本，得标之病，治反其本，得标之方。

帝曰：善。六气之胜，何以候之？岐伯曰：乘其至也，清气大来，燥之胜也，风木受邪，肝病生焉；热气大来，火之胜也，金燥受邪，肺病生焉；寒气大来，水之胜也，火热受邪，心病生焉；湿气大来，土之胜也，寒水受邪，肾病生焉；风气大来，木之胜也，土湿受邪，脾病生焉。所谓感邪而生病也。乘年之虚，则邪甚也。失时之和亦邪甚也。遇月之空，亦邪甚也。重感于邪，则病危矣。有胜之气，其必来复也。

帝曰：其脉至何如？岐伯曰：厥阴之至其脉弦，少阴之至其脉钩，太阴之至其脉沉。少阳之至大而浮，阳明之至短而涩，太阳之至大而长。至而和则平，至而甚则病，至而反者病，至而不至得病，未至而至者病。阴阳易者危。

帝曰：六气标本所从不同奈何？岐伯曰：气有从本者，有从标者，有不从标本者也。帝曰：愿卒闻之。岐伯曰：少阳太阴从本，少阴太阳从本从标，阳明厥阴不从标本，从乎中也。故从本者化生于本，从标本者有标本之化，从中者以中气为化也。

帝曰：脉从而病反者，其诊何如？岐伯曰：脉至而从，按之不鼓，诸阳皆然。帝曰：诸阴之反，其脉何如？岐伯曰：脉至而从，按之鼓甚而盛也。

是故百病之起，有生于本者，有生于标者，有生于中气者，有取本而得者，有取标而得者，有取中气而得者，有取标本而得者，有逆取而得者，有从取而得者。逆，正顺也，若顺，逆也。

故曰：知标与本，用之不殆，明知逆顺，正行无问，此之谓也。不知是者，不足以言诊，足以乱经。故大要曰：粗工嘻嘻，以为可知，言热未已，寒病复始，同气异形，迷诊乱经，此之谓也。

夫标本之道，要而博，小而大，可以言一而知百病之害。言标与本，易而勿损，察本与标，气可令调，明知胜复，为万民式，天之道毕矣。

帝曰：胜复之变，早晏何如？岐伯曰：夫所胜者，胜至已病，病已愠愠，而复已萌也。夫所复者，胜尽而起，得位而甚，胜有微甚，复有少多，胜和而和，胜虚而虚，天之常也。

帝曰：胜复之作，动不当位，或后时而至，其故何也？岐伯曰：夫气之生与其化，衰盛异也。寒暑温凉盛衰之用，其在四维，故阳之动，始于温，盛于暑；阴之动，始于清，盛于寒；春夏秋冬各差其分。故大要曰：彼春之暖，为夏之暑，彼秋之忿，为冬之怒。谨按四维，斥候皆归，其终可见，其始可知，此之谓也。

帝曰：差有数乎？岐伯曰：又凡三十度也。

帝曰：其脉应皆何如？岐伯曰：差同正法，待时而去也。脉要曰：春不沉，夏不弦，冬不涩，秋不数，是谓四塞。沉甚曰病，弦甚曰病，涩甚曰病，数甚曰病，参见曰病，复见曰病，未去而去曰病，去而不去曰病，反者死。故曰：气之相守可也，如权衡之不得相失也。夫阴阳之气，清净则生化治，动则苛疾起，此之谓也。

帝曰：幽明何如？岐伯曰：两阴交尽，故曰幽，两阳合明，故曰明。幽明之配，寒暑之异之也。帝曰：分至何如？岐伯曰：气至之谓至，气分之谓分。至则气同，分则气异，所谓天地之正纪也。

帝曰：夫子言春秋气始于前，冬夏气始于后，余已知之矣。然六气往复，主岁不常也，其补泻奈何？岐伯曰：上下所主，随其攸利，正其味，则其要也。左右同法。大要曰：少阳之主，先甘后咸；阳明之主，先辛后酸；太阳之主，先咸后苦；厥阴之主，先酸后辛；少阴之主，先甘后咸；太阴之主，先苦后甘。佐以所利，资以所生，是谓得气。

帝曰：善。夫百病之生也，皆生于风寒暑湿燥火，以之化之变也。经言盛者泻之，虚者补之，余锡以方士，而方士用之尚未能十全，余欲令要道必行，桴鼓相应，犹拔刺雪污，工巧神圣，可得闻乎？岐伯曰：审察病机，无失气宜，此之谓也。

帝曰：愿闻病机何如？岐伯曰：诸风掉眩，皆属于肝；诸寒收引，皆属于肾；诸气膹郁，皆属于肺；诸湿肿满，皆属于脾；诸热瞀瘛，皆属于火；诸痛痒疮，皆属于心；诸厥固泄，皆属于下；诸痿喘呕，皆属于上；诸禁鼓慄，如丧神守，皆属于火；诸痉项强，皆属于湿；诸逆冲上，皆属于火；诸胀腹大，皆属于热；诸燥狂越，皆属于火；诸暴强直，皆属于风；诸病有声，鼓之如鼓，皆属于热；诸病胕肿，疼酸惊骇，皆属于火；诸转反戾，水液浑浊，皆属于热；诸病水液，澄澈清冷，皆属于寒；诸呕吐酸，暴注下迫，皆属于热。

故大要曰：谨守病机，各司其属，有者求之，无者求之，盛者责之，虚者责之，必先五胜，疏其血气，令其调达，而致和平，此之谓也。

帝曰：善。五味阴阳之用何如？岐伯曰：辛甘发散为阳，酸苦涌泄为阴，咸味涌泄为阴，淡味渗泄为阳。六者或收或散，或缓或急，或燥或润，或软或坚，以所利而行之，调其气，使其平也。

帝曰：非调气而得者，治之奈何？有毒无毒，何先何后，愿闻其道。岐伯曰：有毒无毒，所治为主，适大小为制也。

帝曰：请言其制？岐伯曰：君一臣二，制之小也；君一臣三佐五，制之中也；君一臣三佐九，制之大也。寒者热之，热者寒之，微者逆之，甚者从之，坚者削之，客者除之，劳者温之，结者散之，留者攻之，燥者濡之，急者缓之，散者收之，损者温之，逸者行之，惊者平之，上之下之，摩之浴之，薄之劫之，开之发之，适事为故。

帝曰：何谓逆从？岐伯曰：逆者正治，从者反治，从少从多，观其事也。

帝曰：反治何谓？岐伯曰：热因寒用，寒因热用，塞因塞用，通因通用，必伏其所主，而先其所因，其始则同，其终则异，可使破积，可使溃坚，可使气和，可使必已。

帝曰：善。气调而得者何如？岐伯曰：逆之从之，逆而从之，从而逆之，疏气令调，则其道也。

帝曰：善。病之中外何如？岐伯曰：从内之外者，调其内，从外之内者，治其外；从内之外而盛于外者，先调其内而后治其外，从外之内而盛于内者，先治其外而后调其内；中外不相及，则治主病。

帝曰：善。火热复，恶寒发热，有如疟状，或一日发，或间数日发，其故何也？岐伯曰：胜复之气，会遇之时，有多少也。阴气多而阳气少，则其发日远；阳气多而阴气少，则其发日近。此胜复相薄，盛衰之节，疟亦同法。

帝曰：论言治寒以热，治热以寒，而方士不能废绳墨而更其道也。有病热者寒之而热，有病寒者热之而寒，二者皆在，新病复起，奈何治？岐伯曰：诸寒之而热者，取之阴；热之而寒者，取之阳，所谓求其属也。

帝曰：善。服寒而反热，服热而反寒，其故何也？岐伯曰：治其王气是以反也。

帝曰：不治王而然者何也？岐伯曰：悉乎哉问也。不治五味属也。夫五味入胃，各归所喜攻，酸先入肝，苦先入心，甘先入脾，辛先入肺，咸先入肾，久而增气，物化之常也。气增而久，夭之由也。

帝曰：善。方制君臣，何谓也？岐伯曰：主病之谓君，佐君之谓臣，应臣之谓使，非上下三品之谓也。

帝曰：三品何谓？岐伯曰：所以明善恶之殊贯也。

帝曰：善。病之中外何如？岐伯曰：调气之方，必别阴阳，定其中外，各守其乡。内者内治，外者外治，微者调之，其次平之；盛者夺之，汗者下之，寒热温凉，衰之以属，随其攸利，谨道如法，万举万全，气血正平，长有天命。帝曰：善。

参考文献

[1] 江晓原. 天学真原 [M]. 沈阳：辽宁教育出版社，1991.

[2] 南京中医学院医经教研组. 黄帝内经素问译释 [M]. 上海：上海科学技术出版社，1959.

[3] 田合禄，田峰. 中国古代历法解谜——周易真原 [M]. 太原：山西科学技术出版社，1999.

[4] 陈美东. 古历新探 [M]. 沈阳：辽宁教育出版社，1995.

[5] 金祖孟. 中国古宇宙论 [M]. 上海：华东师范大学出版社，1991.

[6] 雷顺群.《内经》多学科研究 [M]. 南京：江苏科学技术出版社，1990.

[7] 江国樑. 周易原理与古代科技 [M]. 福建：鹭江出版社，1990.

[8] 朱一. 紫微预测学 [M]. 河南：中州古籍出版社，1994.

[9] 曹福倞，张月明. 大六壬精解 [M]. 哈尔滨：黑龙江人民出版社，1995.

[10] 郭志诚，李至高. 揭开奇门遁甲之谜 [M]. 长春：东北师范大学出版社，1993.

[11] 潘启明. 周易参同契通析 [M]. 上海：上海翻译出版公司，1990.

[12] 张巨湘. 三象年历 [M]. 太原：山西经济出版社，1993.

[13] 栾巨庆. 星体运动与长期天气地震预报 [M]. 北京：北京师范大学出版社，1988.

[14] 龙伯坚. 黄帝内经概论 [M]. 上海：上海科学技术出版社，1984.

[15] 冯时. 星汉流年 [M]. 成都：四川教育出版社，1996.

[16] 任继愈. 老子新译 [M]. 上海：上海古籍出版社，1988.

[17] 上海古籍出版社编. 纬书集成 [M]. 上海：上海古籍出版社，1994.

[18] 徐子评. 中医天文医学概论 [M]. 武汉：湖北科学技术出版社，1990.

[19] 王九思.难经集注 [M].北京：人民卫生出版社，1982.

[20] 陈江风.天文与人文 [M].北京：国际文化出版公司，1988.

[21] 郑军.太极太玄体系 [M].北京：中国社会科学出版社，1992.

[22] 金日光.模糊群子论 [M].哈尔滨：黑龙江科技出版社，1985.

[23] 陈继元.数字 5，8，10，12 与阴阳循环现象 [J].海南师院学报，1991（4）：24–31+19.

[24] 李零.中国方术考 [M].上海：东方出版社，2000.

[25] 安阳周易研究会.羑里易学 [M].河南：中州古籍出版社，1994.

[26] 郑军.太极太玄体系 [M].北京：中国社会科学出版社，1992.

[27] 董光璧.易学与科技 [M].沈阳：沈阳出版社，1997.

[28] 王文清.大科学家讲科学：先有鸡还是先有蛋 [M].桂林：广西师范大学出版社，1999.

[29] 陈继元.论证"三极之道"[J].海南师院学报，1992（3）：44–48.

[30] 陈继元.六十甲子循环与"天道"[J].海南师院学报，1994（2）：5–9.

[31] 焦蔚芳.太极图与 DNA [J].世界科学，1997（11）：24–27.

[32] 何光岳.炎黄源流史 [M].南昌：江西教育出版社，1992.

[33] 何新.爱情与英雄 [M].北京：时事出版社，1992.

[34] 杨力.中医运气学 [M].北京：北京科学技术出版社，1995.

[35] 翁文波，张清.天干地支纪历与预测 [M].北京：石油工业出版社，1996.

[36] 田合禄.论太极图是原始天文图 [J].晋阳学刊，1992（5）：23–28.

[37] 方药中，许家松.黄帝内经素问运气七篇讲解 [M].北京：人民卫生出版社，1984.

[38] 郭增建，秦保燕.灾害物理学 [M].西安：陕西科学技术出版社，1989.

[39] 徐志锐.周易大传新注 [M].山东：齐鲁书社，1986.

[40] 田合禄.中医外感三部六经说 [M].太原：山西科学教育出版社，1990.

[41] 江晓原.天学外史 [M].上海：上海人民出版社，1998.

[42] 冈本为竹.运气论奥谚解 [M].南京：江苏人民出版社，1958.

[43] 田合禄. 中医内伤火病学 [M]. 太原：山西科学技术出版社，1993.

[44] 张巨湘. 三象年历 [M]. 太原：山西经济出版社，1993.

[45] 王国维. 观堂集林 [M]. 上海：上海古籍书店，1983.

[46] 徐振林. 内经五运六气学 [M]. 上海：上海科学技术文献出版社，1990.

[47] 亢羽. 中华建筑之魂：易学堪舆与建筑 [M]. 北京：中国书店，1999.